W0011670

Prof. Dr. E. Rudolf Froesch/Elisabetta Matelli

Diabetes –
600 Fragen, 600 Antworten
für Typ 1 und Typ 2

Patient und Arzt im Dialog

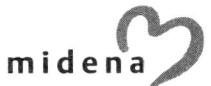

Wichtiger Hinweis
Die im Buch veröffentlichten Ratschläge wurden mit größter Sorgfalt von den Ver-
fassern und vom Verlag erarbeitet und geprüft. Eine Garantie kann jedoch nicht übernommen werden. Ebenso ist eine Haftung der Verfasser bzw. des Verlages und seiner Beauftragten für Personen-, Sach- oder Vermögensschäden ausgeschlossen.

Die Deutsche Bibliothek – CIP-Einheitsaufnahme

Ein Titeldatensatz für diese Publikation ist bei der Deutschen Bibliothek erhältlich.

Midena Verlag, München
© 2001 Weltbild Ratgeber Verlage GmbH & Co.KG
Alle Rechte vorbehalten

Projektleitung: Franz Leipold
Redaktion: Annerose Sieck, Falkendorf
Umschlagkonzeption: H3A GmbH, München bzw.
Literatur- und Medienagentur Weiner, München
Druck und Bindung: Wiener Verlag, Himberg
Printed in Austria

ISBN 3-310-00736-7
(Ausgabe Weltbild: 3-310-00767-7)

Unseren Kindern gewidmet

Danksagung

An dieser Stelle möchten wir Martha Salman ganz besonders danken. In vielen langen Überstunden machte sie das wett, was Ernst Rudolf Froesch nicht konnte. Sie schrieb fast das gesamte Buch auf dem Computer, korrigierte, verbesserte und gab viele gute Ratschläge inhaltlicher Art (sie ist auch Diabetikerin). Unser Dank geht auch an die Ernährungsberaterin N. Zumbrunn, die uns half, die Fragen und Antworten über Ernährung (früher Diät) auf den heutigen Stand zu bringen. Erika Oeler und Vreni Hegglin, Diabetesschwestern am Universitätsspital Zürich, amteten als aufmunternde »Supervisorinnen«. A. Müller von der Firma Novo Nordisk hat die Insulingraphiken auf den neuesten Stand verbessert.

Wichtig für Ernst Rudolf Froesch war das Verständnis und die Geduld seiner Ehefrau Claudia und für Elisabetta Matelli die Unterstützung ihrer Eltern Guido und Clelia, ihres Mannes Carlo Maria Mazzucchi und ihrer Tochter Valeria.

ΓΝΩΘΙ ΣΑΥΤΟΝ
(Erkenne dich Selbst)
aus einer Inschrift am Eingang des Apollo-Tempels in Delphi

Inhalt

Vorwort 8
Die Autoren stellen sich vor 9
Die Geschichte des Diabetes im Rückblick 12

**Das Wesen der Zuckerkrankheit und ihrer verschiedenen
Formen** 13

Die Diabetes-Ernährung 31
   Ernährung bei Diabetes 33
   Das Wesen der Ernährung 39
   Stoffwechselwirkungen der Nahrung 42
   Austauschtabellen 45
   Das Hungergefühl 59
   Ernährung des insulinpflichtigen Typ-1-Diabetikers 61
   Süßspeisen und Süßstoffe 64
   Ernährung in speziellen Lebenssituationen 65
   Die psychologischen Schwierigkeiten des Diabetikers
   mit der Ernährung im Alltag 69

Die Therapie des Typ-2-Diabetes 71
   Ratschläge zur Gewichtsreduktion 73
   Therapie mit oralen Antidiabetika 81
   Insulintherapie 88
   Besondere Probleme des Diabetes bei alten Menschen 91
   Therapie des MODY-Diabetes 93

Die Therapie des Typ-1-Diabetes 94
   Behandlung mit Insulin 95
   Wege zur Verbesserung der Insulintherapie 107
   Therapeutische Synergien zwischen Ernährung und
   Insulin (Basis-Bolus) 110
   Fragen, Probleme und Zweifel rund um die Insulintherapie . . 116
   Die Hypoglykämie bei der Insulintherapie 127
   Diabetes bei Pankreas-Erkrankungen 135

Die Selbstkontrolle des diabetischen Patienten 136

Die Schulung und Beratung des Diabetikers 149
   Schulung 150
   Funktionelle Insulintherapie (FIT-Programm) 156
   Beziehungen zwischen Diabetiker, Arzt und Diabetes-
   Schulungsteam 158
   Die Selbsthilfegruppen 162

**Probleme im Zusammenhang mit Pubertät, Partnerschaft,
Menopause und Sexualität** 165

Der Diabetes bei Kindern und Jugendlichen 173

Schwangerschaft, Geburt und Kind bei Diabetikerinnen . . . 185

Der Schwangerschaftsdiabetes 199

Diabetes und Sport 209

Reisen und Zeitverschiebung 220

Die psychologischen Schwierigkeiten des Diabetikers 229
   Mit der Krankheit leben lernen: Stufen der Akzeptanz 230
   Leben mit einem diabetischen Kind 236
   Adoleszenz und Diabetes 242
   Ängste des Diabetikers 246

Spätkomplikationen des Diabetes 254

Neue Behandlungswege: Was bringt die Zukunft? 267
   Typ-1-Diabetes 268
   Typ-2-Diabetes 273

Anhang 277
   Alle Fragen im Überblick 278
   Wichtige Adressen 318
   Informationen aus dem Internet 321
   Literatur zum Weiterlesen 322
   Glossar 324
   Register 329

Vorwort

Der Stand von Erkenntnis und Wissen zur Gesundheit und deren Risiken, zu den Krankheiten und deren Gefahren, über die Möglichkeiten von Prävention, Therapien und (Selbst-)Hilfe ist für jeglichen Interessenten/Betroffenen über das Internet ohne Barrieren zugänglich. Und doch bleibt der Dialog zwischen Patient und Arzt gerade für den chronisch Kranken eine wichtige Voraussetzung für den erfolgreichen Umgang mit der Krankheit. Dies scheint beim Diabetes von besonderer Bedeutung zu sein. Nur über den persönlichen Dialog können Empathie und Freundschaft zwischen Betroffenem und Behandelndem als wesentliche Faktoren für den Erfolg eingebracht werden. Aus einer solchen Freundschaft heraus entstand das vorliegende Buch: Elisabetta Matelli formuliert als Betroffene 646 Fragen an den behandelnden Experten Rudolf Froesch. Diese Form der Vermittlung von Wissen und Erfahrung – ausgehend von den Bedürfnissen der Person mit Diabetes – ist neu, ermöglicht die Fokussierung auf das für die Betroffenen (praktisch) Wesentliche und begünstigt eine Atmosphäre der Partnerschaft. So weisen Elisabetta Matelli und Rudolf Froesch uns den Weg zu einer problemorientierten Weiterentwicklung der Arzt-Patienten-Interaktion auf der Basis einer gleichberechtigten Kooperation hin auf ein Personenbezogenes Ziel, i.e. den aus der Sicht des Individuums erfolgreichen Umgang mit der chronischen Krankheit. Dieser Dialog wird sich fortentwickeln: Die Betroffene wird die Antworten des Experten auf der Grundlage der Paradigmen der Evidence-based Medicine hinterfragen; ja der Dialog wird immer weniger den reinen Wissenstransfer als vielmehr die Wertung und Gewichtung der Erkenntnisse für das Leben des Einzelnen zum Gegenstand haben und ihr/ihm auf diese Weise die Möglichkeiten für die informierte Entscheidung eröffnen.

Auf diesem schwierigen Weg haben Rudolf Froesch und Elisabetta Matelli die Richtung aufgezeigt. Dafür gebühren ihnen beiden unsere Anerkennung und unser Dank.

Prof. Dr. med. Dres. h.c. mult. Michael Berger
Direktor der Klinik für Stoffwechselkrankheiten und Ernährung
Heinrich-Heine-Universität Düsseldorf

Die Autoren stellen sich vor

Liebe Leserin, lieber Leser,

seit meinem 18. Lebensjahr bin ich, **Elisabetta Matelli**, insulinpflichtige Typ-1-Diabetikerin. 1975, als meine Krankheit diagnostiziert wurde, steckte die Insulintherapie noch in den Kinderschuhen. In Italien verwendete man damals Glasspritzen, die nach jeder Injektion sterilisiert werden mussten. Die Möglichkeit, selbst den Blutzucker zu messen, war nicht allzu weit verbreitet. Entsprechende Laborgeräte ermöglichten zwar die Blutzucker-Messung, konnten aber auf Grund ihres hohen Gewichts nicht transportiert werden. Zudem benötigten sie ständig eine neue Kalibrierung. Auch die automatischen Fingerstechgeräte gab es noch nicht. Das Leben mit der Krankheit war schwer und oft frustrierend.

Auf der Suche nach einer »Zucker-Uhr«, die den Blutzucker messen und die richtige Insulindosis gleich injizieren konnte, konsultierte ich im Oktober 1981 Prof. Rudolf Froesch an der Universitätsklinik Zürich. Die Wunderuhr fand ich zwar nicht, dafür zeigte mir Prof. Froesch mit Unterstützung von Diabetesfachschwestern neue Wege der Therapie auf, insbesondere alle Möglichkeiten einer sorgfältigen Selbstkontrolle. Ich lernte die massiven Blutzucker-Ausschläge kontrollieren, also selbstständig und ohne Überreaktion das »Steuer« in der Hand zu halten. Ich bin fast ein bisschen stolz darauf, dass ich eine der ersten Patientinnen war, die von der Spritze auf den Insulin-Pen umgeschult wurden. Trotz meinem mittlerweile 26-jährigen Diabetesleiden haben mich viele günstige Faktoren bis heute vor den allgemein gefürchteten Spätkomplikationen der Krankheit bewahrt.

Selbstkontrolle und Verantwortung für die Therapie zu übernehmen ist nicht einfach und muss immer wieder geübt werden, damit man trotz der Diabetes-Erkrankung ein lebenswertes Leben führen kann. Im Dialog mit Prof. Froesch habe ich gelernt, dass die Ursache einer nächtlichen Hypoglykämie eine anstrengende Bergwanderung oder Gymnastik am Tag zuvor sein kann und besonders schwerer Stress oder Seelenschmerz häufig der Auslöser einer unerwarteten Blutzuckerentgleisung sind.

Heute weiß ich, dass – wenn es mir nicht gut geht – ich meine Probleme hinterfragen und die wahre Ursache für meine Befindlichkeit finden muss. Dabei ist es wichtig, sich nicht mit Halbwahrheiten zufrieden zu geben. Ich habe verstanden, dass ich nicht den Mut verlieren und in eine Depression fallen darf, wenn ich den Eindruck bekomme, es nicht mehr zu schaffen.

Nach dem Medizinstudium in Zürich bin ich, **Ernst Rudolf Froesch**, eher zufällig in endokrinologische und diabetologische Bahnen gelenkt worden. Ausschlaggebend war meine Tätigkeit an der endokrinologischen Abteilung des Peter Bent Brigham Hospital in Boston. Dort wie auch später in Zürich fiel mir auf, wie sehr die Diabetes-Praxis der Forschung hinterherhinkt bzw. wie wenig der Diabetespatient davon profitiert. Durch die Arbeit mit Diabetikern und insbesondere mit Elisabetta Matelli begann ich zu verstehen, wie wichtig es ist, dass der Arzt nicht nur hartnäckige Fragen stellt, aus denen die Therapievorschläge resultieren, sondern dass er sich vor allem die Fragen des Diabetikers anhört und ihn ermuntert, diese Fragen zu vertiefen.
Als Elisabetta Matelli vorschlug, ein Diabetes-Buch für Patienten zu schreiben, lehnte ich als nicht Betroffener aus innerer Überzeugung ab. Einige Jahre später konfrontierte sie mich mit folgendem Vorschlag: Was würden sie dazu meinen? Ich stelle die Fragen und Sie antworten. Das gefiel mir besser, und ich ging darauf ein. Ich bin mir bewusst, dass viele Antworten in Anbetracht der Unterschiede in der Persönlichkeit von diabetischen Menschen auch anders lauten könnten. Die Antworten sind deshalb auch als Anstoß gedacht, neue Fragen oder Fragen anders zu stellen.
Rund vier Jahre hat es gedauert, bis dieses Frage-Antwort-Buch fertig war. Es fehlte nicht an Zweifeln und harten Auseinandersetzungen. Ich nörgelte an den Fragen herum und Elisabetta Matelli nicht selten an den Antworten. Erschwert wurde das Projekt durch meine Ignoranz in Sachen Computer, die zwei unterschiedlichen Muttersprachen der Autoren und die Distanz zwischen Mailand und Zürich.
Dialog und Freundschaft sind wichtige menschliche Erfahrungen, nicht immer einfach zu realisieren, aber von fundamentaler Bedeutung – vor allem im Leben eines Menschen, der an einer chronischen Krankheit leidet.

Wir – die Autoren – wünschen uns, dass die Lektüre Sie darin unterstützt, die Mauern der Einsamkeit, in die eine chronische Krankheit den Betroffenen führen kann, zu durchbrechen. Auch aus diesem Grund haben wir für dieses Buch die Form des Dialogs gewählt. Es liegt uns daran, die Probleme des Lebens mit Diabetes aus dem wirklichen Leben heraus zu beleuchten.

Damit sich der Leser in diesem Frage-Antwort-Text zurecht findet, haben wir Lese- und Suchhilfen eingebaut: Vor jedem Hauptkapitel eine kurze Übersicht der Inhalte mit Angabe der Fragenummern. Ein Glossar dient der Erklärung von Begriffen und diabetesspezifischen Wörtern. Wer im Stichwortverzeichnis sucht, sollte dort alles Gewünschte finden.

Zürich, im Frühjahr 2001

Ernst Rudolf Froesch
Elisabetta Matelli

Die Geschichte des Diabetes im Rückblick

Ein kurzer Abriss der Geschichte des Diabetes sei hier gestattet. Sie zeigt, wie lange es von der ersten Beschreibung der Symptome bis zur Entdeckung des Insulins dauerte und wie rasant seither die Entwicklung – nicht nur zum Überleben, sondern zu einem fast normalen Leben der Diabetiker geführt hat.

Die ersten Beschreibungen von Symptomen der Zuckerkrankheit, wie Durst und Harnruhr, stammen von Ärzten in Ägypten und Griechenland und gehen zurück bis ins 15. Jahrhundert v. Chr. Im 6. Jahrhundert v. Chr. unterschieden indische Ärzte bereits zwei Formen von Diabetes, die asthenische (»magere«) von der sthenischen (»dicken«) Form. Damals wurde die Krankheit mit dem Wort »Madhumeha«, was soviel wie »Honig-Urin« heißt, bezeichnet.

1682 bemerkte der Schweizer Chirurg Johann Brunner im Tierexperiment beim Hund eine Harnflut nach operativer Entfernung der Bauchspeicheldrüse. 1869 beschrieb Paul Langerhans die Beta-Inselzellen in der Bauchspeicheldrüse. Entscheidend für die weitere Entwicklung waren die Versuche von Oskar Minkowski und Josef Freiherr von Mering 1889, die beim Versuchstier nach totaler Pankreatektomie einen Diabetes beschrieben und später durch Reimplantation des Organs den Diabetes vorübergehend »heilten«.

1921 entdeckten unabhängig voneinander Paulesco in Rumänien und Sir Frederic Banting und Charles Herbert Best in Toronto das Insulin. Damit konnte die erste wirksame Therapie des Typ-1-Diabetes durch Joslin in Boston und bald viele andere Ärzte beginnen. Im Tagebuch von Joslin kann man die eindrucksvollen Patientenberichte vor der Insulinära nachlesen: Ein Patient nach dem anderen verstarb innerhalb weniger Tage im ketoacidosischen Coma diabeticum. Schon Joslin gelang es, mit mehreren Insulinspritzen am Tag und einer strikten Diät viele Diabetiker sehr gut einzustellen.

Die Entdeckung des Insulins brachte für die Diabetiker den ganz großen Umschwung. Diese chronische Krankheit ist zwar noch nicht heilbar, aber beherrschbar geworden.

Die Probleme, die sich auch heute noch stellen, sind vielfältig und immer mehr davon abhängig, wie viel der Diabetiker vom Wesen seiner Krankheit versteht.

Das Wesen der Zuckerkrankheit und ihrer verschiedenen Formen

Dieses Kapitel dient der Einführung in die Natur der verschiedenen Formen der Zuckerkrankheit. Die wichtigsten Zeichen und Symptome, die alle Formen der Zuckerkrankheit kennzeichnen, sind: erhöhter Blutzucker, Zuckerverlust im Harn, der zu Harnflut und vermehrtem Durst führt und gelegentlich auch zu einem Anstieg der Ketosäuren bzw. des Azetons im Blut und Urin (Fragen 1–10). Beim Typ-1-Diabetes sind die Insulin produzierenden Zellen in den Inseln der Bauchspeicheldrüse zerstört, sodass kein Insulin mehr im Blut vorhanden ist und dieses zum Überleben gespritzt werden muss (Fragen 11, 161–219).

Bei vielen anderen Formen der Zuckerkrankheit ist zwar noch Insulin vorhanden, die Organe sprechen aber schlecht darauf an, sie sind »insulinresistent« geworden. Dies ist der Fall beim Alters- bzw. Erwachsenen-Diabetes, den wir heute als Typ-2-Diabetes bezeichnen, und auch beim Schwangerschaftsdiabetes (Fragen 11–39, 117–174). Wie diese Störungen zu Stande kommen, welche genetischen Komponenten eine Rolle spielen, die wichtigsten Symptome und anderes mehr werden hier besprochen (Fragen 1–39).

1 Was ist die Zuckerkrankheit?

Die Zuckerkrankheit (Diabetes mellitus) ist die häufigste Stoffwechselkrankheit. Sie beruht auf einem gestörten Gleichgewicht zwischen dem Blutzucker (Glukose im Blut) und dem wichtigsten den Blutzucker regulierenden Hormon der Bauchspeicheldrüse (Insulin). Blutzucker kann nur mit Hilfe von Insulin in die Körperzellen transportiert werden und dort den Energiebedarf der Zellen decken oder als Stärke (Glykogen) gespeichert werden. Wenn zu wenig Insulin von der Bauchspeicheldrüse an das Blut abgegeben wird, steigt der Blutzucker an.

2 Was ist Glykogen und wozu dient es?

Glykogen ist die Speicherform der Glukose im Gewebe. Glykogen besteht aus vielen miteinander verknüpften Zuckermolekülen und wird vor allem in der Leber und der Muskulatur gelagert. Wenn der Blutzuckerwert sinkt, werden mit Hilfe von Blutzucker steigernden Hormonen Zuckermoleküle aus dem Glykogendepot der Leber wieder freigesetzt und an das Blut abgegeben. Die gesunde Leber schafft so den Ausgleich zwischen Über- und Unterzuckerung (Hyper- und Hypoglykämie).

Nach dem Essen steigt die Blutglukose an und wird unter dem Einfluss von Insulin in der Leber zu Glykogen umgewandelt. Sinkt der Blutzucker ab, werden Glukagon (aus den A-Zellen der Bauchspeicheldrüse) und Adrenalin (aus dem Nebennierenmark) ausgeschüttet; sie helfen der Leber, das Glykogen abzubauen und als Glukose ans Blut abzugeben.

LEBER

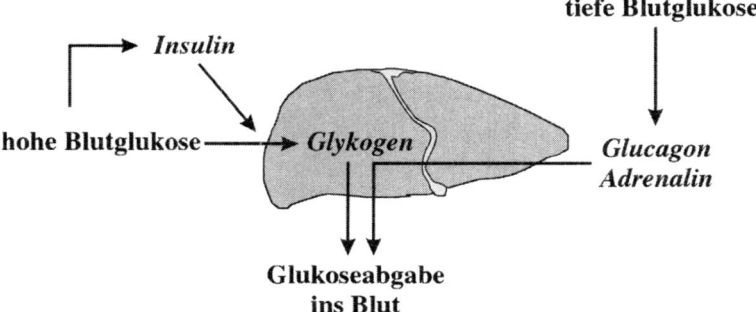

3 Welche Funktion hat das Glykogen in der Muskulatur?
Glykogen ist das wichtigste Energiedepot des Muskels. Es wird unter dem Einfluss von Insulin aus der Blutglukose hergestellt. Der Muskel baut Glykogen zu Milchsäure ab oder verbrennt es für den Energiebedarf bei der Muskelarbeit zu Kohlendioxid (CO_2) und Wasser (H_2O).

MUSKEL

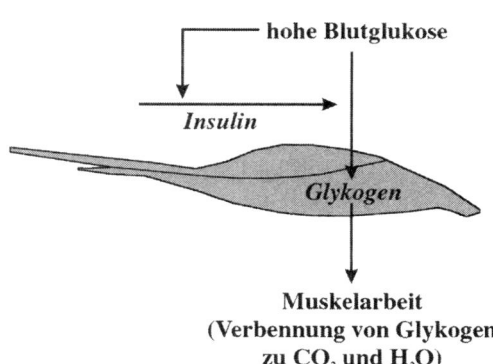

**Muskelarbeit
(Verbennung von Glykogen
zu CO_2 und H_2O)**

4 Dann ist also die Nutzung des Blutzuckers als Energiequelle beim Diabetes gestört?
Aus der Verbrennung des Blutzuckers gewinnt die Muskelzelle ihre Energie, d. h. für die Arbeit dieser Zellen muss Zucker aus dem Blut in die Zelle transportiert werden. Dieser Vorgang ist nur möglich, wenn Insulin die Zellmembran für Zucker durchlässig macht. Wenn Insulin fehlt, funktioniert dieser Vorgang nicht, der Blutzucker kann also nicht als Energiequelle genutzt werden. Die Folge: Der Blutzucker steigt, und Zucker wird über den Urin ausgeschieden (Harnzucker).

5 Welches sind die wichtigsten Betriebsstoffe bzw. Energiequellen des Körpers?
Zucker bzw. Traubenzucker (Glukose) gehört zu den Kohlenhydraten und ist wichtiger Energielieferant. Den Großteil der Kohlenhydrate nimmt der Mensch in Form von Stärke (z. B. Getreide, Kartoffeln, Reis) zu sich, die dann bei der Verdauung zu Glukose abgebaut wird. Nach dem Essen steigt der Blutzuckerspiegel vorübergehend an. Die Ab-

senkung des Blutzuckers wird durch das Hormon Insulin angeregt, das dafür sorgt, dass die Zellen Zucker aufnehmen können. In der Folge sinkt der Blutzuckerspiegel wieder ab und entsprechend auch das Insulin.

Eine weitere Energiequelle ist das Fettgewebe unter der Haut, wo Neutralfett (Triglyzeride) gespeichert ist. Während des Fastens wird Neutralfett mobilisiert und von den Fettzellen als freie Fettsäuren (FFS) ins Blut abgegeben. Diese gelangen ohne Hilfe von Insulin in die Zellen und werden nun zur wichtigsten Energiequelle.

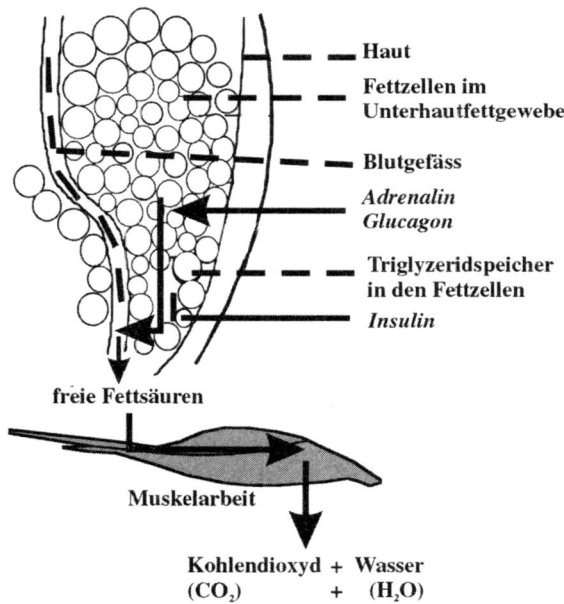

6 Das Fettgewebe unter der Haut scheint doch eine träge Masse zu sein, die auch nur mühsam reagiert, wenn man an Gewicht abnehmen soll. Wie muss man sich die aktive Stoffwechselrolle der Fettzellen vorstellen?

Die Fettzellen bestehen zu 80–90 Prozent aus Neutralfett (Triglyceride). Jede Zelle verfügt aber über ein intensives Innenleben mit vielen Enzymen, die unterschiedliche Funktionen haben. Besonders wichtig ist das Fettgewebe als Energiedepot, weil es in Sekundenschnelle der Muskulatur Brennmaterial in Form von freien Fettsäuren (FFS) zur Verrichtung von Arbeit zur Verfügung stellen kann.

Triglyceride werden in der Fettzelle durch Enzyme zu freien Fettsäuren umgewandelt und gelangen ins Blut. Sie dienen als Brennstoff für Muskeln. Insulin bremst die Umwandlung der Triglyzeride zu freien Fettsäuren. Wenn Insulin fehlt, ist die Umwandlung ungehemmt. Die Konzentration der FFS im Blut steigt an. Die FFS werden dann von der Leber in Ketosäuren umgewandelt, und es kommt zur Vergiftung des Körpers, im schlimmsten Fall zum ketoazidotischen Coma diabeticum mit beschleunigter Atmung, Übelkeit, Erbrechen, Bauchschmerzen, starkem Durstgefühl und schließlich Bewusstlosigkeit, Organversagen und Tod. Die Luft beim Ausatmen riecht als Folge des vermehrten Fettabbaus starkt nach Azeton (Geruch von faulen Äpfeln).

7 Welches sind die Symptome des Diabetes?

Wenn die Glukose im Blut über 11 mmol/l (200 mg/dl) ansteigt (Hyperglykämie), können die Nieren den Traubenzucker nicht mehr zurückhalten. Die Glukose wird mit dem Urin ausgeschieden, und der Urinzucker reißt Wasser mit (osmotische Diurese). Der Betroffene verspürt starken Durst und trinkt mehr als gewöhnlich.

Vermehrtes Wasserlassen und übermäßiger Durst sind die allerersten Anzeichen eines Diabetes. Dazu gesellt sich allmählich die Gewichtsabnahme, denn mit der Glukose gehen dem Körper auch Kalorien verloren. Der fehlende Zucker in den Zellen wird durch den verstärkten Abbau von Eiweiß und Fetten ausgeglichen. Der Betroffene nimmt nicht nur ab, er fühlt sich zudem müde und schwach, zumal ihm wichtige Nährstoffe wie Vitamine und Mineralien fehlen, die ebenfalls mit dem Urin ausgeschieden werden. Da der Betroffene unter vermehrtem Harndrang leidet und entsprechend nachts oft aufstehen muss, fühlt er sich auch am Tag müde und abgespannt (siehe auch Frage 117).

8 Was bedeuten Hyperglykämie und Hypoglykämie?

Der Begriff Hyperglykämie stammt aus dem Griechischen: Glykämie bedeutet »Zucker (Glyk-) im Blut (-ämie)«, hyper »über« oder »zu viel«, hypo »unter« oder »zu wenig«. Hyperglykämie ist also gleichbedeutend mit erhöhter Glukose im Blut, Hypoglykämie mit verminderter Glukose im Blut.

Die Blutzuckerwerte liegen normalerweise zwischen etwa 3,5 und 7,8 mmol/l (63–140 mg/dl). Bei Werten über 7,8 mmol/l sprechen wir von Hyperglykämie, bei solchen unter 3,5 mmol/l von Hypoglykämie.

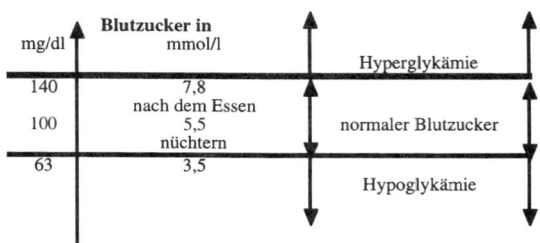

9 Bei welchem Blutzuckerwert »beginnt« der Diabetes?

Der normale Blutzucker schwankt zwischen 3,5 mmol/l (63 mg/dl) während des Fastens und 7,8 mmol/l (140 mg/dl) nach dem Essen. Man spricht von einem sicher »diabetischen« Blutzucker bei einem Wert über 10 mmol/l (180 mg/dl). Im Alter sind die Blutzuckerwerte auch beim Gesunden höher als in der Jugend. Deshalb ist man bei älteren Menschen zurückhaltender mit der Diagnose »Diabetes«.

10 Was bedeuten Glukosurie und Azetonurie, und was hat Insulin damit zu tun?

Normalerweise gibt es im Urin nur Spuren von Glukose, die kaum nachweisbar sind. Wenn der Blutzucker allerdings auf über 11 mmol/l (200 mg/dl) ansteigt, kann die Niere die Glukose nicht mehr vollständig zurückhalten, und es kommt zu einem erhöhten Glukosegehalt des Urins, eben zur Glukosurie, die dann zur Harnflut führt.

Die Regulation des Glukosestoffwechsels ist aber nicht die einzige Aufgabe des Insulins. Wie schon erwähnt, dient Insulin im Körper ganz allgemein dem Aufbau und der Erhaltung der Energiedepots. Dies trifft vor allem auch auf das Fettgewebe zu, wo Neutralfett (Triglyzeride) gespeichert ist. Beim Fehlen von Insulin werden die Triglyzeridspeicher abgebaut, und es gelangen freie Fettsäuren ins Blut. Diese werden in der Leber zu Ketokörpern bzw. Azeton umgewandelt und dann zum Teil mit dem Urin ausgeschieden. Azetonurie bedeutet also, dass viel zu wenig Insulin im Körper ist, Fett abgebaut und in Form von Ketokörpern bzw. Azeton im Urin ausgeschieden wird. Durch den Verlust von Ketokörpern im Urin wird das Energiedefizit noch größer, und der Betroffene nimmt ab (siehe auch Fragen 177, 342, 607).

11 Was ist der Unterschied zwischen Typ-1- und Typ-2-Diabetes?

Der Typ-2-Diabetes ist eine viel häufigere Krankheit als der Typ-1-Diabetes. Diese beiden Krankheiten haben nur die Glukosurie und Hyperglykämie und einige wichtige Symptome des Diabetes gemeinsam, etwa die Spätkomplikationen. Sie kommen aber nicht bei ein und derselben Person gleichzeitig vor oder auch nicht gehäuft innerhalb einer Familie. Es sind also zwei von der Ursache her grundsätzlich verschiedene Krankheiten. Patienten mit Typ-2-Diabetes sind fast immer übergewichtig und waren schon lange übergewichtig, bevor der Diabetes diagnostiziert wurde. Übergewicht und Typ-2-Diabetes sind also assoziiert. Generell kann man sagen, dass es umso mehr Typ-2-Diabetiker gibt, je mehr Übergewichtige in einer Völkergruppe vorkommen. Typ-2-Diabetiker können also viele Jahre vor Ausbruch der Krankheit bereits übergewichtig sein, bis sich dann der Blutzucker allmählich erhöht und zu Glukosurie, Polyurie und Polydipsie führt. Erst zu diesem Zeitpunkt wird dann der Diabetes diagnostiziert. Mehr als die Hälfte der Kinder zweier vom Typ-2-Diabetes betroffenen Eltern werden früher oder später ebenfalls Typ-2-Diabetiker.

Der Typ-2-Diabetes ist ein familiäres genetisches Leiden, aber kein einheitliches, weil bei verschiedenen Familien der Typ-2-Diabetes sehr unterschiedlich verläuft.

Im Gegensatz dazu tritt der Typ-1-Diabetes perakut und häufig, aber nicht nur bei jungen Menschen und Kindern auf. Typischerweise erkranken Kinder aus völliger Gesundheit mit enormem Durst, Harnflut, Müdigkeit, Konzentrationsschwäche, Gewichtsverlust. Ohne Insulintherapie würden sie innerhalb weniger Tage oder Wochen am Typ-1-Diabetes im Coma diabeticum sterben. Es ist eindrucksvoll, wie im Tagebuch von Dr. Joslin aus Boston (der erste Diabetologe, der Diabetiker erstmals 1921 mit Insulin gerettet hat) der kurze Verlauf der ihm überwiesenen Typ-1-Diabetiker beschrieben wird und immer der Tod im Coma diabeticum am Ende der Krankengeschichte steht (vor dem Insulin, wohl gemerkt). Nach der Entdeckung des Insulins und der Herstellung genügender Insulinmengen für die weltweite Therapie des Typ-1-

Diabetes sind immer weniger Typ-1-Diabetiker im Coma diabeticum
verstorben. Der Typ-1-Diabetes wird auch als insulinpflichtiger Diabetes (IDDM =
Insulin-Dependent Diabetes Mellitus) bezeichnet. Da der Typ-2-
Diabetiker lange kein Insulin benötigt, wird er als nicht insulinpflichtiger Diabetes mellitus (NIDDM = Non Insulin-Dependent Diabetes Mellitus) bezeichnet (siehe auch Fragen 25, 117, 381, 385).

12 Gibt es beim Typ-1-Diabetes auch eine genetische Komponente?

Ja. In Familien, in denen ein Mitglied am Typ-1-Diabetes erkrankt ist,
kommen weitere Typ-1-Diabetes-Fälle gehäuft vor, allerdings seltener,
als dies bei der »Vererbung« des Typ-2-Diabetes der Fall ist. Die genetische Komponente macht beim Typ-1-Diabetes ursächlich höchstens 40
Prozent aus und betrifft das Immunsystem, völlig verschieden vom Typ-
2-Diabetes.
Während in der Bevölkerung die Häufigkeit des Typ-1-Diabetes bei uns
etwa 0,5–1 Prozent beträgt, ist die Chance des Kindes einer Mutter mit
Typ-1-Diabetes zu erkranken immerhin etwa sieben Prozent, also 14-
mal höher als bei einer nicht diabetischen Mutter. Dass die Genetik
wichtig, aber nicht alles ist, zeigt auch die Zahl der Erkrankungen an
Diabetes bei eineiigen Zwillingen. Wenn ein eineiiger Zwilling an
einem Typ-1-Diabetes erkrankt ist, beträgt das Risiko für seinen
Zwillingsbruder, ebenfalls an einem Typ-1-Diabetes zu erkranken, etwa
50 Prozent.

13 Welches ist die Häufigkeit der beiden Diabetes-Typen?

Die Häufigkeit des Typ-2-Diabetes in unserer westlichen Gesellschaft
liegt zwischen vier und fünf Prozent, während die Häufigkeit des Typ-1-
Diabetes im Norden Europas bis zu einem Prozent beträgt, in den südli-
chen Ländern etwa 0,5 Prozent.

14 Werden alle übergewichtigen Menschen früher oder später Diabetiker?

Sicher nicht alle, aber viele. Übergewicht und Typ-2-Diabetes werden
zusammen vererbt. Als allgemeine Regel gilt: Je massiver das Übergewicht, desto früher tritt der Diabetes auf. Das Auftreten des Diabetes

kann verhindert werden, wenn es dem Übergewichtigen gelingt, sein Gewicht zu reduzieren. Die starke genetische Komponente des Typ-2-Diabetes wird durch folgende Beobachtung belegt: Fast jeder eineiige Zwilling eines Typ-2-Diabetikers wird früher oder später ebenfalls Diabetiker.

15 Sterben auch heute noch Diabetiker im diabetischen Koma?

Bei Typ-1-Diabetes ist das Koma heute dank der verbesserten Modalitäten der Insulintherapie eher selten. In der dritten Welt, bei schlechter ärztlicher Versorgung und bei Drogenmissbrauch gibt es immer wieder Diabetiker, die ins Koma fallen und sterben.

16 Kann auch der Typ-2-Diabetiker ins Koma fallen?

Ja. In der Tat ist das hyperosmolare Coma diabeticum bei Typ-2-Diabetikern in letzter Zeit immer häufiger geworden. Im Alter nimmt die Nierenfunktion ab, und die Nierenschwelle für Glukose erhöht sich, d. h. Glukose staut sich im Blut auf sehr hohe Werte an, bevor sie im Urin ausgeschieden wird. Blutzuckerwerte können bis auf 70 mmol/l (1260 mg/dl) ansteigen und innerhalb von zwei bis drei Tagen zum Bewusstseinsverlust und schließlich zum Tod führen.

17 Benötigt der Typ-2-Diabetiker denn wirklich nie Insulin?

Doch. Zu Beginn der Krankheit kann der übergewichtige Typ-2-Diabetiker durch eine Umstellung der Ernährung und durch eine Gewichtsabnahme eine Besserung herbeiführen. Mit der Zeit allerdings nimmt die Funktion der Bauchspeicheldrüse ab, so dass er früher oder später mit Insulin behandelt werden muss. Etwa 70 Prozent des gespritzten Insulins werden von Typ-2-Diabetikern verbraucht.

18 Gibt es noch andere Diabetesformen?

Neben den erwähnten Hauptformen des Typ-1- und Typ-2-Diabetes gibt es noch mehrere Ursachen für den Diabetes, etwa die chronische Entzündung der Bauchspeicheldrüse, welche zur Zerstörung der endokrinen Zellen und zum Diabetes führen kann, die chirurgische Entfernung der Bauchspeicheldrüse wegen zystischer Veränderungen oder krebsartiger Geschwülste und anderer entzündlicher oder tumoraler Veränderungen.

Eine besondere Form des Diabetes, die familiär ebenfalls sehr gehäuft auftritt, ist der Typ-2-Diabetes bei schlanken Menschen, der auch als MODY-Diabetes, d. h. »Maturity Onset Diabetes of the Young« bezeichnet wird. Dies ist eine meist gutartige Form des Diabetes, die relativ früh im Leben auftritt, aber nicht zu extremen Blutzuckerveränderungen und nur selten zum Coma diabeticum führt und in der Regel mit einer niedrig dosierten Insulintherapie gut kontrolliert werden kann.

19 Was ist der Schwangerschaftsdiabetes?

Frauen, in deren Familien Typ-2-Diabetes und Übergewicht gehäuft vorkommen, neigen in der zweiten Hälfte der Schwangerschaft zu einer verminderten Glukosetoleranz oder gar zu einem richtigen Typ-2-Diabetes. Für den Ausgang der Schwangerschaft und für die Entwicklung des Kindes ist von allergrößter Bedeutung, dass diese verminderte Glukosetoleranz bzw. der Diabetes mellitus sofort erkannt wird.

In der Schwangerschaft produziert die Plazenta Hormone, welche dem Insulin entgegenwirken. Deshalb benötigt eine schwangere Frau etwa vom fünften bis sechsten Monat an wesentlich mehr Insulin. Am Ende der Schwangerschaft beträgt der Insulinbedarf das Zwei- bis Dreifache des Normalen. Die Schwangerschaft führt auf diesem Weg also zu einer Insulinresistenz, wie wir sie auch bei übergewichtigen Typ-2-Diabetikern kennen. Eine Frau, bei der in der Familie gehäuft Typ-2-Diabetes vorkommt und die in der Schwangerschaft stark an Gewicht zulegt, kann also im fünften oder sechsten Schwangerschaftsmonat diabetisch werden. Die Zeichen: erhöhte Nüchtern-Blutzuckerwerte und erhöhte Blutzuckerwerte nach dem Essen. Nach der Geburt verschwindet die Insulinresistenz, und die Blutzuckerwerte normalisieren sich (siehe auch Fragen 461 ff.).

20 Kommt der Schwangerschaftsdiabetes auch bei Frauen mit negativer Familienanamnese bezüglich Diabetes vor?

Ja. Auch der Typ-2-Diabetes wird nicht nach bekannten Gesetzen vererbt. Er kann immer und überall auftreten. Bei allen schwangeren Frauen sollte der Blutzucker zu Beginn der Schwangerschaft und dann vom fünften Schwangerschaftsmonat an monatlich geprüft werden. Am besten misst man den Blutzucker eine bis zwei Stunden nach einer kohlenhydratreichen Mahlzeit. Wenn der Blutzucker dann über 7,6 mmol/l

(136 mg/dl) ansteigt, ist eine Ernährungsberatung, möglicherweise sogar eine Insulinbehandlung nötig.

21 Hat der erhöhte Blutzucker auch bei Diabetikerinnen einen schlechten Einfluss auf die Schwangerschaft bzw. die Entwicklung des Kindes?

Diabetische Mütter können ohne Weiteres eine normale Schwangerschaft durchmachen und gesunde Kinder zur Welt bringen. Voraussetzung ist ein möglichst gut eingestellter, normaler Blutzucker. Wir raten Diabetikerinnen in keiner Weise davon ab, schwanger zu werden, versuchen aber, ihren Blutzucker während der Schwangerschaft gut einzustellen.

Das Kind einer Diabetikerin ist zweifach gefährdet. Der erhöhte Blutzucker zu Beginn der Schwangerschaft führt zu einer Häufung von Missbildungen des zentralen Nervensystems, des Herz-Kreislauf-Systems und anderer Organe, der hohe Blutzucker am Ende der Schwangerschaft zur diabetischen Fötopathie, also zu übergewichtigen Kindern mit den vorher erwähnten Risiken. Dies alles kann durch eine gute Einstellung des Stoffwechsels vermieden werden. Bei nicht gut eingestellten Diabetikerinnen sind Aborte und Totgeburten stark gehäuft.

22 Was ist eigentlich Insulin?

In der Bauchspeicheldrüse befinden sich die so genannten Langerhansschen Zellen mit den B-Zellen. Sie produzieren Insulin und geben es bei Bedarf ins Blut ab. Wenn der Blutzucker beim Essen ansteigt, setzt die Bauchspeicheldrüse sofort vermehrt Insulin frei, sodass der Blutzucker wieder abfällt. Wenn wir längere Zeit fasten und der Blutzucker auf 3 mmol/l (54 mg/dl) absinkt, wird nur noch sehr wenig Insulin freigesetzt. Insulin ist also das wichtigste Blutzucker regulierende Hormon. Es fördert viele Aufbauprozesse im Organismus, insbesondere die Synthese wichtiger Eiweißstoffe (Enzyme, Muskelfasern) wie auch die Energiespeicherung von Glykogen in Leber und Muskeln und von Neutralfett im Fettgewebe.

23 Wie entsteht der Insulinmangel beim Typ-1-Diabetes?

Beim Typ-1-Diabetes handelt es sich um eine Autoimmunerkrankung. Man spricht von Autoimmunkrankheiten, wenn Antikörper gegen be-

stimmte Zellen im Blut eines Menschen als Zeichen der immunologi-
schen Abstoßung dieser Zellen nachweisbar sind. Im Fall des Typ-1-
Diabetes findet man Antikörper gegen verschiedene Bestandteile der B-
Zellen der Bauchspeicheldrüse, welche das Insulin produzieren. Der
Körper führt also eine Abwehrreaktion ganz spezifisch gegen seine eigenen B-Inselzellen durch, die am Schluss zur Zerstörung der Zellen
führt.
Die Ursachen für diese Autoaggression bzw. die Immunabwehr gegen
körpereigene Zellen sind noch nicht definitiv geklärt. Gesichert ist
allerdings, dass auch der Typ-1-Diabetes eine genetische Komponente
aufweist.

24 **Was ist die Ursache dieser Autoaggressions- oder Autoimmunkrankheit, die zum Untergang der B-Inselzellen führt?**
Zusätzlich zu einer gewissen genetischen Konstellation, die wir im Detail noch nicht kennen, muss irgendein krank machender Faktor (es
könnte sich um einen Virus, um Toxine oder andere Fremdsubstanzen
handeln) den Entzündungsprozess um die B-Inselzellen auslösen und zu
deren Untergang führen. Es ist aber nicht bekannt, ob es nur einen derartigen Faktor (Agens) gibt oder mehrere Faktoren (Agenzien), denn kein
einziges ist bis jetzt als definitiver Bösewicht erkannt worden (siehe
auch Frage 381).

25 **In welchen Altersgruppen tritt der Diabetes gehäuft auf?**
Der Typ-2-Diabetes wurde früher als »Altersdiabetes« und später, dem
Alter gegenüber höflicher, als »Erwachsenendiabetes« bezeichnet, auf
englisch »maturity onset diabetes«. Er tritt selten vor dem 30. Lebensjahr auf. Von da an wird er immer häufiger, sodass 10–15 Prozent aller
75-jährigen Menschen an einem Altersdiabetes leiden.
Der Typ-1-Diabetes kann in jedem Alter auftreten. Nicht selten bricht er
schon bei kleinen Kindern zwischen zwei und sechs Jahren aus, dann
gehäuft in der Pubertät und schließlich verstärkt im Alter zwischen 18
und 30 Jahren. Das Alter schützt aber keineswegs vor einem Typ-1-
Diabetes. Er tritt auch bei 60- und 70-jährigen vorher gesunden Menschen auf. Auch diese benötigen eine sofortige Insulintherapie.

26 Sind Personen, die sich zucker- und fettreich ernähren, besonders gefährdet, einen Diabetes zu entwickeln?

Diese Frage kann so nicht beantwortet werden. Eine Person, die im Büro arbeitet und keinen Sport betreibt, benötigt etwa 30 kcal/kg Körpergewicht/Tag, eine 60 Kilogramm schwere Frau also etwa 1800 Kilokalorien. Ein 90 Kilogramm schwerer Athlet, der vier bis sechs Stunden täglich hart trainiert, nimmt etwa 5000–6000 kcal/Tag zu sich, ohne dabei übergewichtig zu werden. Beide Personen essen also richtig, ausreichend, aber nicht zu viel. Wenn die 60 Kilogramm schwere Frau statt der benötigten 1800 Kilokalorien 2400 Kilokalorien zu sich nähme, würde sie zunehmen, anfänglich etwa 0,5–0,6 kg pro Woche. Die absolute Kalorienzahl, die ein Mensch benötigt, um gesund zu bleiben und sein Gewicht zu halten, ist also genau bestimmbar, und die meisten Menschen essen dementsprechend.

Im Fettgewebe wird ein Hormon produziert und ins Blut abgegeben, das so genannte Leptin. Es übermittelt dem zentralen Nervensystem, ob zu wenig oder zu viel gegessen wird. Dementsprechend regelt der normalgewichtige Mensch sein Gewicht. Beim übergewichtigen Menschen und beim Typ-2-Diabetes ist dieses Gleichgewicht gestört. Übergewichtige Menschen haben zu viel Insulin und zu viel Leptin im Blut. Das Leptin und das Insulin wirken aber beide schlecht. Das Insulin erhöht die Fettreserven und führt dadurch zu Fettansatz, das Leptin kann seine eigentliche Funktion nicht mehr erfüllen. Übergewichtige Personen sind relativ insulin- und auch leptinresistent.

27 Ist nur die Quantität oder auch die Qualität der Nahrungsmittel für das Übergewicht entscheidend?

Die Verteilung der Nahrungsmittel auf Kohlenhydrate, Fett und Protein ist nicht entscheidend. Je nach Essgewohnheiten wird eine Person sehr viel Kohlenhydrate essen, eine andere mehr Protein und damit auch Fett. Wichtig zu wissen ist, dass das Fett doppelt so viele Kalorien enthält wie Kohlenhydrate. Menschen, die viel Brot, Reis und Teigwaren essen, werden nicht so rasch übergewichtig. Jene hingegen, die Kohlenhydrate mit viel Fett in Form von Fleisch kombinieren, neigen eher dazu, zuzunehmen. Auch Alkohol enthält 7 kcal/g und muss bei der Ernährungsanamnese, die wichtig für die Abklärung von Übergewicht ist, mit einbezogen werden.

Es geht im Grunde genommen nicht darum, was der Mensch isst, sondern wie viel er isst und ob er so viel isst, dass er sein Normalgewicht erhalten kann oder ob er zu viel isst und dabei übergewichtig wird. Es ist das Übergewicht, welches beim Typ-2-gefährdeten Menschen schließlich zum Diabetes führt. Ein wichtiger Faktor für das Übergewicht ist die körperliche Inaktivität. Je mehr körperliche Arbeit geleistet oder Sport betrieben wird, desto mehr Kalorien verbraucht ein Mensch und desto insulinempfindlicher bleibt auch sein Organismus (siehe auch Fragen 72, 125, 128).

28 Was bedeuten insulinempfindlich und insulinresistent?

Jede Zelle im Körper hat an ihrer Zellmembran (Oberfläche) so genannte Insulinrezeptoren, die das Insulin ganz spezifisch erkennen und binden, damit es als Botschafter seine Information der Zelle vermitteln kann. Die Reaktion der Zelle hängt von der Anzahl der Insulinrezeptoren und von der Art und Weise ab, wie das Insulinsignal in der Zelle verarbeitet wird.

Übergewichtige Menschen haben einen erhöhten Insulinspiegel im Blut und eine verminderte Zahl an Insulinrezeptoren. Sie sprechen schlecht auf ihr eigenes Insulin an. Man bezeichnet diesen Zustand als verminderte Insulinsensibilität bzw. Insulinresistenz. Wenn übergewichtige Menschen dank einer kalorienreduzierten Ernährung und/oder vermehrter körperlicher Aktivität schlanker werden, sind die obigen Veränderungen reversibel. Deshalb kann ein übergewichtiger Typ-2-Diabetiker oft allein mit diesen Maßnahmen den Blutzucker normalisieren.

Die Insulinresistenz wird durch Übergewicht (Fett) und körperliche Inaktivität gefördert.

29 Ist diese Insulinsensibilität am Tag und in der Nacht konstant, und ist sie abhängig von den Jahreszeiten?

Nein, die Sensitivität des Körpers gegenüber Insulin ist starken Schwankungen unterworfen. Der Mensch unterliegt nämlich Tagesschwankungen des vegetativen Nervensystems und gewisser Hormone. In der Nacht überwiegt die Aktivität des Vagus-Nerven, und die Kortisol-Sekretion aus der Nebennierenrinde sinkt auf ein Minimum. In dieser Zeit fehlen also die Gegenspieler des Insulins, die den Blutzucker erhöhen, und die Insulinsensibilität ist hoch. Gegen vier Uhr in der Nacht wird der Sympathikus-Nerv aktiv, die Nebennierenrinde schüttet Kortisol aus und die Hypophyse Wachstumshormone. Ab vier Uhr morgens steigt auch beim Gesunden der Blutzucker wieder an, also lange, bevor er frühstückt. Mit anderen Worten: Der Mensch spricht besonders gut zwischen 22 und vier Uhr früh auf sein eigenes oder injiziertes Insulin an. Danach, besonders in den Morgenstunden, ist der Organismus relativ insulinresistent.

Jahreszeitliche Änderungen der Insulinsensibilität haben damit zu tun, dass wir im Winter eher mehr schlafen, uns weniger bewegen und tendenziell mehr essen.

30 Wann spricht man von einem »labilen« Diabetes?

Der Diabetes ist labil, wenn der Blutzucker oft zwischen sehr hohen und tiefen Werten pendelt. Die meisten Typ-1-Diabetiker sind gut einstellbar, solange sie noch eine endogene Insulinreserve haben, meist ein bis zwei Jahre nach Auftreten des Diabetes. Danach beginnen die Einstellungsschwierigkeiten mit Insulin. Folgende Situationen führen tendenziell zur Labilität: endogene Hormonumstellungen, wie etwa die Pubertät, Schilddrüsenüberfunktion, Menstruationszyklus. Entzündliche, fieberhafte Infektionskrankheiten (Lungen-, Nierenbecken-, Gallenblasen-, Magen-Darm-Entzündungen, Grippe etc.) führen zu Insulinresistenz und Blutzuckerentgleisungen. Häufig sind Exzesse beim Essen und Trinken sowie Therapiefehler schuld. Therapeutische Überreaktionen vonseiten des Arztes und des Patienten führen zur dauernder Labilität. Die Instabilität des Blutzuckers ist viel häufiger auf Ernährungs- und Spritzfehler zurückzuführen als auf eine endogene übermäßige Reaktivität des Blutzucker regulierenden Systems. Ehrlicherweise sei hinzugefügt, dass es noch keine ideale Insulintherapie gibt und sie kaum je zu einer vollständigen Blutzuckernormalisierung führt.

31 Wird eine übergewichtige Person eher diabetisch als eine magere?

Diese Frage habe ich eigentlich schon beantwortet. Beim Typ-1-Diabetes kommt Übergewicht in der prädiabetischen Phase kaum je vor. Diese Menschen sind nicht insulinresistent, und der Mechanismus, der zum Diabetes führt, ist eine Autoimmunkrankheit, die nichts mit Essen oder Übergewicht zu tun hat. Ganz anders verhält es sich bei den Typ-2-

Diabetikern, welche zu 80 Prozent übergewichtig sind. Je mehr Übergewicht ein zu Typ-2-Diabetes neigender Mensch hat, desto früher wird
sein Diabetes ausbrechen.

32 Gibt es einen Zustand, den wir als Prädiabetes bezeichnen?

Als Prädiabetes bezeichnet man die Zeit, in der ein Diabetes noch nicht
diagnostiziert werden kann. Beim Typ-1-Diabetes ist die Periode meist
kurz. Definitionsgemäß ist die prädiabetische Periode beim Typ-1-
Diabetes dadurch gekennzeichnet, dass sich in dieser Zeit schon Antikörper gegen Inselzellen im Blut nachweisen lassen. Wie lange es dann
noch dauert, bis der Diabetes ausbricht, ist nicht genau zu sagen.
Beim Typ-2-Diabetes besteht im Allgemeinen zuerst Übergewicht. Es
lassen sich bereits erhöhte Insulinwerte, allerdings noch kein diabetischer Blutzucker nachweisen. Mit der Zeit steigt Letzterer nach dem Essen auf zu hohe Werte an, später auch im Nüchternzustand. Bei Blutzuckerwerten, die schon erhöht sind, aber noch nicht als diabetisch bezeichnet werden, spricht man von der verminderten Glukosetoleranz.
Aus der Glukoseintoleranz heraus kann sich ein richtiger Diabetes entwickeln, insbesondere, wenn der Patient nicht bereit ist, eine Diabetes-
Ernährung einzuhalten und an Gewicht abzunehmen. Falls er abnimmt,
kann sich die Glukoseintoleranz zurückentwickeln.

33 Was bedeutet die Unterscheidung zwischen verminderter Glukosetoleranz und Diabetes?

Patienten mit verminderter Glukosetoleranz können durch Gewichtsreduktion und körperliche Aktivität wieder gesund werden. Für Patienten
mit diabetischen Blutzuckerwerten ist dies weitaus schwieriger. Der
gravierende Unterschied besteht in den Versicherungsleistungen: Der
Diabetiker ist hier benachteiligt, und der Arzt muss mit der Diagnose
Diabetes vorsichtig umgehen.

34 Gibt es Mittel und Wege, den Diabetes vorauszusehen oder ihm vorzubeugen?

Der Typ-2-Diabetes ist voraussehbar und könnte, wenn der Patient sich
an eine Diabetes-Ernährung hält und nicht übergewichtig wird, auch
präventiv verhindert werden. Leider ist dies auf Grund der genetischen
Komponente schwierig. In Einzelfällen gelingt dies, insbesondere dann,

wenn der Patient einen eisernen Willen hat und eine entsprechende Ernährung einhält. Beim Typ-1-Diabetes ist die Vorhersage, ob jemand
Diabetes bekommt, viel schwieriger.

35   Ist es möglich, den Diabetes in seiner Evolution zu stoppen, wenn man ihn rechtzeitig erkennt?

Sicher ist es wichtig, den Typ-1-Diabetes rechtzeitig zu erkennen, weil
eine frühzeitige, gut durchgeführte Insulintherapie dazu führt, dass eine
Restfunktion der Inselzellen und damit eine basale Insulinsekretion erhalten bleibt. Patienten, die noch Insulin produzieren, sind viel besser
einstellbar und weniger labil als solche, die überhaupt keine eigene Insulinsekretion mehr haben. Die frühzeitige Erkennung des Diabetes und
die bessere Einstellung führen dann auch dazu, dass die diabetischen
Spätkomplikationen später oder überhaupt nicht auftreten werden. Dasselbe trifft natürlich auch für den Typ-2-Diabetes zu, wo eine Früherkennung viel einfacher ist, die Patienten sich häufig aber nicht damit ab-
finden können, dass eine geringere Nahrungsaufnahme die ganze Evolution zum Typ-2-Diabetes aufhalten würde und sich damit auch die
Spätkomplikationen vermeiden ließen (siehe auch Fragen 601 ff.).

36   Weshalb spricht man nach Ausbruch des Typ-1-Diabetes vom »honey moon«?

Der »honey moon« bezieht sich auf frühe Stadien des Typ-1-Diabetes,
wenn sich ein Teil der noch nicht zerstörten B-Inselzellen wieder erholt
hat. Nach Beginn der Insulintherapie nehmen sie ihre Funktion wieder
auf und ermöglichen es somit vielen Patienten, eine Zeit lang nur eine
sehr geringe Insulindosis zu spritzen. Dieser »honey moon« dauert wie
in einer Paarbeziehung einige Tage, aber auch wochen-, monate-, in
Ausnahmefällen sogar jahrelang.

37   Ist der Diabetes bei Frau und Mann verschieden?

Grundsätzlich gibt es beim Typ-2-Diabetes bei Frau und Mann keine
echten Unterschiede. Der Typ-1-Diabetes kann bei der Frau im gebär-
fähigen Alter labiler sein als beim Mann, weil der Hormonstatus bzw.
Menstruationszyklus eine Rolle spielt (siehe auch Fragen 365 ff.,
408 ff., 461 ff.).

38 Welche Faktoren beeinflussen den Zuckerstoffwechsel beim Diabetiker?

Insulin ist das Blutzucker senkende Hormon. Mehrere Hormone wirken dem Insulin entgegen und erhöhen den Blutzucker akut. Hier sind vor allem das Glukagon, das ebenfalls aus der Bauchspeicheldrüse stammt, und das Adrenalin aus dem Nebennierenmark zu nennen. Wenn der Blutzucker zu tief abfällt, d. h. wenn es zu einer Hypoglykämie kommt, dann steigt die Produktion dieser beiden Hormone an und normalisiert den Blutzuckerspiegel durch den Abbau von Stärke zu Glukose. Eine längerfristige Glukosespiegel steigernde Wirkung haben das Kortisol der Nebennierenrinde und das Wachstumshormon der Hypophyse (siehe auch Frage 29).

Im Leben des Diabetikers agieren diese Hormone weniger normal als beim Stoffwechselgesunden. Die wichtigsten Blutzucker steigernden Faktoren sind und bleiben der Zucker und die Kohlenhydrate in der Ernährung. Wenn ein Diabetiker rasch zu viele Kohlenhydrate zu sich nimmt, dann steigt der Blutzucker auf übernormale Werte an und kann nur durch Verabreichung von Insulin normalisiert werden.

Aber auch die Psyche spielt mit. Stress, Angst und belastende Situationen führen zum Teil über das vegetative Nervensystem zu unvorhersehbaren Blutzuckerschwankungen. Je eher ein Diabetiker sein Leben und seine Aktivitäten einteilen und eine gewisse Regelmäßigkeit einhalten kann, desto besser ist er meist eingestellt. Körperliche Aktivität erhöht die Sensibilität auf Insulin und hat eine ausgeprägte Blutzucker senkende Wirkung (siehe auch Fragen 2, 3, 28, 29, 59–72, 486 ff., 540 ff.).

39 Man hört manchmal, dass auch seelische Probleme und Stress den Diabetes verursachen können. Stimmt das?

Psychischer Stress führt oft zu einem Blutzuckeranstieg. Stress kann den Diabetes auslösen bzw. zum Vorschein bringen, dies besonders beim Typ-2-Diabetes, wo der falsche Umgang mit Dauerstress oft zu übermäßigem Essen und damit zu Übergewicht führt. Beim Typ-1-Diabetes kann der Zerstörungsprozess der B-Zellen wegen der Blutzucker steigernden Wirkung der Stresshormone beschleunigt werden (siehe auch Fragen 545 ff.).

Die Diabetes-Ernährung

Die Diabetes-Ernährung ist einer der fünf Grundpfeiler der Diabetes-Therapie neben Insulin, körperlicher Aktivität, Selbstkontrolle und Schulung. Die Diabetes-Ernährung ist eigentlich nichts anderes als eine »gesunde« Ernährung, wie sie in der Nahrungsmittelpyramide dargestellt ist.

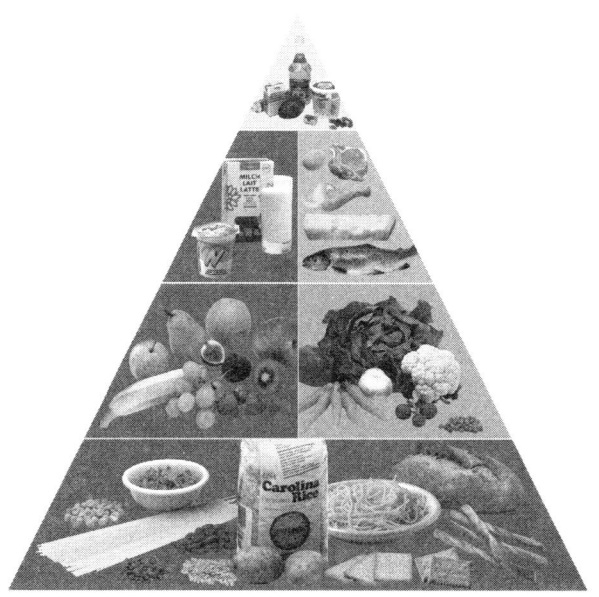

Zu den Grundnahrungsmitteln gehören Getreide (Brot), Teigwaren, Kartoffeln, Reis und Mais, alles Stärkeprodukte bzw. komplexe Kohlenhydrate, die langsam vom Darm zu Glukose zerlegt und ins Blut abgegeben werden. Sie werden langsamer resorbiert als die einfachen Zucker Glukose, Fruktose und Galaktose (Fragen 61, 79–82). Besonders günstig sind alle Formen von Salaten und Gemüsen, die wenig Stärke enthalten und wegen ihres Gehalts an Fasern die Resorption von Kohlenhydraten aus dem Darm verzögern (Fragen 68, 71, 106). Früchte, die

Zucker in Form von Saccharose, Fruktose und Glukose enthalten, gehören in abgemessener Menge zu einer gesunden Ernährung. Schließlich benötigt der Körper Eiweiß, das vorzugsweise in Form von Fisch, magerem Fleisch, teilentrahmter Milch, Milchprodukten und Soja-Produkten eingenommen wird. Mit Ölen und Fetten sollte vorsichtig umgegangen werden, weil sie zum einen kalorienreich sind und zu Übergewicht führen und zum anderen den Cholesterinspiegel im Blut ansteigen lassen (Fragen 62–70). Die Ernährung richtet sich nach dem Soll- oder Idealgewicht eines jeden Menschen, aus dem zusammen mit der körperlichen Arbeitsbelastung der Kalorienbedarf errechnet wird (Fragen 47–58). Zur Erleichterung der Aufstellung eines persönlichen Ernährungsplans gibt es die Austauschtabellen, die angeben, wie viel Gramm Kohlenhydrate, Eiweiß und Fett in einer bestimmten Menge jedes Nahrungsmittels enthalten sind (Fragen 73–78). Auch der Umgang mit Süßem und Süßstoffen muss erlernt werden (Fragen 97–99), sowie das Essverhalten in besonderen Lebenssituationen (Fragen 101–112).

In diesem Kapitel versuchen wir, die Grundlagen der Ernährung, des Kalorienbedarfs und des Basiswissens über Diätetik zu vermitteln. Früher waren die Kohlenhydrate in der Diabetesernährung rationiert. Heute wissen wir, dass die Kohlenhydrate in der Nahrung an und für sich harmlos sind und nur Schaden bei zu hohem »toxischem« Blutzucker anrichten. Deshalb gilt für alle Diabetiker: Die Kohlenhydrate sind die besten Kalorienträger, besonders diejenigen, die langsam aus dem Darm ins Blut aufgenommen werden und nicht zu einem massiven Blutzuckeranstieg führen. Tipp: Essen Sie nicht zu viele Kohlenhydrate auf einmal, sondern auf mehrere Mahlzeiten verteilt. Mit diesen zwei Regeln fährt jeder Diabetiker gut (Fragen 41, 220).

Ernährung bei Diabetes

40 **Welche Rolle spielt die Ernährung für die Stoffwechselkontrolle des Diabetikers?**
Eine richtige Ernährung ist vielleicht das Allerwichtigste für den Diabetiker. Ohne sie ist weder eine Gewichtskontrolle noch eine Kontrolle des Blutzuckers möglich.

41 **Gibt es einen prinzipiellen Unterschied zwischen der Ernährung für den Typ-1- und den Typ-2-Diabetiker?**
Der Typ-2-Diabetiker ist fast immer übergewichtig und benötigt deshalb eine kalorienreduzierte Kost. Er muss weniger essen (und sich entsprechend Bewegung verschaffen), damit er sein Gewicht senken und den Blutzucker normalisieren kann. Beim Typ-1-Diabetiker, der ja meist schlank ist, ist die Nahrungsmenge ebenfalls von Bedeutung. Doch hat der Typ-1-Diabetiker nicht die Tendenz, mehr als nötig zu essen. Er muss vielmehr lernen, die Kohlenhydrate auf möglichst viele, etwa sechs Mahlzeiten pro Tag, zu verteilen und die Insulindosis anzupassen, damit der Blutzucker nach der Mahlzeit nicht zu hoch ansteigt.

42 **Ist es schwierig, die Essgewohnheiten zu ändern, wenn der Diabetes ausbricht?**
Das Essverhalten ist individuell geprägt. Je nach Tagesablauf legt jeder bestimmte Gewohnheiten fest. Entsprechend eingreifend und schwierig auszuführen sind Veränderungen im Essverhalten. Bei jungen Typ-1-Diabetikern sind Korrekturen noch nicht so schwierig, weil junge Menschen ohnehin mehrmals am Tag essen. Zusehends schwieriger werden Veränderungen im Alter, weil der Mensch dann schon längst einen bestimmten Essrhythmus einhält und besondere Essgewohnheiten angenommen hat.

43 Weshalb ist dann eine besondere Ernährung für den insulinpflichtigen Typ-1-Diabetiker überhaupt wichtig?

Sie ist von Bedeutung, weil der Typ-1-Diabetiker bei Ausbruch der Krankheit seine Essgewohnheiten dahingehend ändern sollte, dass er die Kohlenhydrate auf den ganzen Tag verteilt zu sich nimmt. Bei einem gesunden Menschen kommt es zu einer Insulinausschüttung aus den B-Inselzellen der Bauchspeicheldrüse, sobald er gegessen hat und der Blutzucker auch nur wenig ansteigt. Dies ist beim Typ-1-Diabetiker nicht der Fall, da er ja kein endogenes Insulin produziert. Wenn er viele Kohlenhydrate auf einmal isst, steigt der Blutzucker zu schnell an. Die Insulinspritze kann den Blutzuckeranstieg nicht so schnell korrigieren. Eine angepasste Ernährungsform verhindert auch Hypoglykämien, die infolge der Insulininjektionen auftreten und schlecht voraussehbar sind (siehe auch Fragen 177, 181, 183–185, 220–267, 278, 498, 504).

44 Ein nicht gut eingestellter Diabetiker hat eine starke Polyurie: Verliert er mit dem Wasser auch wichtige Mineralstoffe und Vitamine?

Mit dem vielen Urin, bedingt durch die osmotische Diurese, gehen vor allem Kalium und Natrium verloren. Die Natriumbilanz wird aber kaum gestört, weil diese durch verschiedene Hormone, vor allem Aldosteron, genau gesteuert wird und der Mensch zwischen sechs und zwölf Gramm Natrium täglich zu sich nimmt. Der Kalium-Verlust wird durch kaliumhaltige Nahrungsmittel (Früchte, Gemüse, Fleisch) ausgeglichen. Der Vitaminstoffwechsel wird durch die Aufnahme mit der Nahrung geregelt und durch die Urinmenge nur gering beeinflusst.

45 Was ist eine hypokalorische Ernährung, und wer benötigt sie?

Hypokalorisch bedeutet weniger Kalorien als nötig zur Erhaltung des Körpergewichts. Gemeint ist also eine Abmagerungsdiät, die fast alle Typ-2-Diabetiker benötigen.

46 Was versteht man unter einer Diabetes-Ernährung?

Eine spezielle Diabetes-Ernährung gibt es heute nicht mehr. Diabetiker essen prinzipiell dasselbe wie Nichtdiabetiker. Wie schon gesagt, müssen übergewichtige Typ-2-Diabetiker einfach weniger essen und Typ-1-

Diabetiker die Kohlenhydrate kontrollieren und deren Qualität im Auge behalten.

47 **Welches sind die Grundregeln einer »richtigen« Ernährung beim Gesunden wie auch beim Diabetiker?**
Für die Beantwortung dieser Frage sind einige Definitionen zur Berechnung

1) des eigenen Ideal-(Soll-)Gewichts und
2) des eigenen Kalorienbedarfs

notwendig.

48 **Wie berechnet man sein Idealgewicht?**
Das Ideal- oder Sollgewicht eines Menschen ist von seiner Körpergröße abhängig. Es wird mit Hilfe folgender Formel errechnet: Körpergröße (in cm) minus 100 minus 5 bis 15 % = Kilogramm Sollgewicht. Der Unsicherheitsfaktor von minus 5 bis minus 15 ist bedingt durch die unterschiedliche Konstitution der Menschen. Es gibt große, schlanke Menschen, bei denen man 10–15 Prozent von der Körpergröße in cm abziehen muss. Dann gibt es die athletischen Typen, bei denen man 5, maximal 10 Prozent abzieht, und schließlich die untersetzten Menschen, bei denen man keinen Abzug macht.

49 **Gibt es eine andere Berechnung des Idealgewichts?**
Heute wird häufig der Body Mass Index (BMI) verwendet. Er errechnet sich wie folgt:
Körpergewicht in kg dividiert durch die Körpergröße in m^2.
Beispiel: 80 (kg) : $1,85^2$ (m) = 80 : 3,42 = 22,7. Der BMI sollte zwischen 20–25 betragen. Unter 20 sprechen wir von Untergewicht, über 25 von Übergewicht, über 30 von Fettsucht.

50 **Gibt es einfache Tabellen, mit deren Hilfe man sein Gewicht einstufen kann?**
Auf den folgenden zwei Tabellen für Frauen und Männer muss man mit einem Lineal die Körpergröße auf der Skala links mit dem Gewicht auf der Skala rechts verbinden. Auf der Skala in der Mitte kann man ablesen, ob man normal, übergewichtig oder bereits adipös (fettleibig) ist.

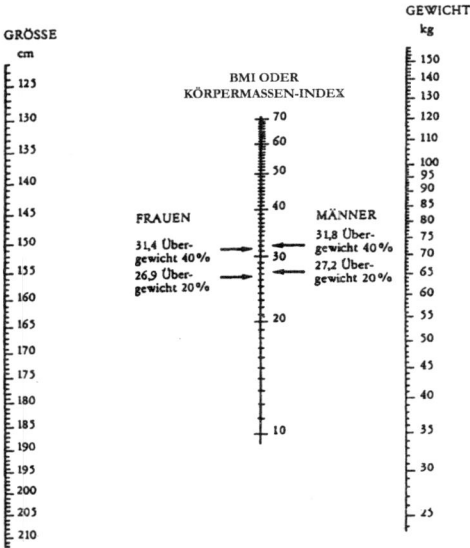

51 Können Sie einige Beispiele anführen?

Ja. Ein athletischer 25-jähriger Mann mit einer Körpergröße von 1,85 Meter sollte zwischen 75 und 80 Kilogramm wiegen. Eine untersetzte Frau von 1,60 Meter Körpergröße im selben Alter darf bis zu 60 Kilogramm wiegen. Männer verlieren oft schon ab 30 Jahren Muskelmasse, weil sie körperlich weniger aktiv sind, und ersetzen die verlorenen Muskeln durch Fett (am Bauch!). Frauen haben die Tendenz, kurz vor und nach Eintritt der Menopause einige Pfunde zuzunehmen.

52 Wie berechnet man den persönlichen Kalorienbedarf?

Die Nahrungsmenge, die ein Mensch benötigt, hängt von drei Umständen ab: von Körpergröße und Konstitution, von der körperlichen Aktivität und vom Geschlecht.

Eine einfache Formel für die Berechnung des Kalorienbedarfs lautet: Kalorienbedarf in Ruhe = ideales Körpergewicht (kg) x 25 kcal für Frauen und 30 kcal für Männer. Der geringere Kalorienbedarf der Frau erklärt sich aus der relativ höheren Fettmasse und geringeren Muskelmasse bei gleichem Gewicht. Der Energiebedarf des Muskels ist größer als derjenige des Fettgewebes. Dazu kommt noch der Kalorienbedarf für die körperliche Arbeit. Man rechnet bei einem Büroarbeiter, der keinen Sport betreibt, etwa 30 Prozent hinzu. Eine Hausfrau, die den Haushalt mit zwei kleinen Kindern versorgt, benötigt bereits wesentlich mehr, nämlich etwa 50 Prozent zusätzlich zum basalen Kalorienbedarf, und ein körperlich schwer arbeitender Mensch (z. B. Maurer, Schreiner, Waldarbeiter oder Spitzensportler) braucht etwa das Doppelte des basalen Kalorienbedarfs.

Es gibt bei den meisten Menschen, auch bei den Typ-1-Diabetikern, einen »Regler«, der uns sagt, wie viel und wann wir essen sollen. Im Hypothalamus im Zentrum des Gehirns gibt es das so genannte Sättigungszentrum, welches auf eine komplizierte und im Detail noch nicht bekannte Art und Weise den Hunger bzw. das Sättigungsgefühl regelt. Dieser Regler ist bei dicken Menschen und insbesondere auch beim Typ-2-Diabetiker mit Übergewicht verstellt (siehe auch Frage 26).

53 Gibt es eine Tabelle, anhand derer man seinen täglichen Kalorienbedarf ablesen kann?

In der folgenden Tabelle ist der Rahmen des Kalorienbedarfs für Frauen mit einem Idealgewicht zwischen 45 und 70 Kilogramm angegeben.

Körpergewicht (in kg)	Täglicher Kalorienbedarf (in kcal)		
	leichte Arbeit (leichte Hausarbeit, Büro)	mittelschwere Arbeit (schwere Hausarbeit, Verkäuferin)	sehr schwere Arbeit (Landwirtschaft, Gärtnerei, Service)
50	1620	1870	2500
55	1790	2050	2750
60	1950	2250	3000
65	2100	2430	3250
70	2270	2620	3500

54 Stimmt der vom Arzt berechnete Kilokalorienbedarf immer?

Theoretisch schon, praktisch aber nicht, weil aus der Anamnese die wirkliche körperliche Aktivität und damit die zusätzliche Kalorienzahl nur annähernd errechnet werden kann. Die Waage zeigt die Wahrheit auf und erlaubt kleine Korrekturen, die innerhalb von zwei bis vier Wochen nach Beginn der Ernährungsumstellung vorgenommen werden können. In der Praxis sind kleine Korrekturen vom Schema, das die Diätassistentin berechnet hat, fast immer notwendig.

55 Wenn man eine strenge Diabetes-Ernährung einhält, kann dann ein Mangel an Mineralstoffen, Spurenelementen und Vitaminen eintreten?

Die Diabetes-Ernährung ist eine gesunde Ernährung und enthält alle wichtigen Stoffe. Nur bei schweren ketoazidotischen Entgleisungen kommt es vorübergehend zu Störungen des Natrium-, Kalium- und Phosphathaushalts. Diese sind aber nicht durch die Ernährung bedingt, sondern durch Therapiefehler (beim Typ-2-Diabetes übermäßige Nahrungszufuhr und Verpassen des richtigen Zeitpunkts der Therapie mit Insulin, beim Typ-1-Diabetes Ernährungsfehler und fehlerhafte Insulintherapie).

56 Wo kann der Diabetiker in Ernährungsfragen Rat suchen?

Ärzte lernen irgendwann während des Medizinstudiums etwas über Ernährung. Die obigen grundsätzlichen Regeln haben sie aber meist vergessen, wenn sie mit der Praxis beginnen. Diabetologen sollten genau Bescheid wissen über diese Regeln, haben häufig aber keine Zeit, und es ist deshalb ratsam, dass man sich bei einer erfahrenen Diätassistentin einen individuellen Ernährungsplan aufstellen lässt. Optimal für die Diätinstruktion und die Stoffwechseleinstellung mit oder ohne Insulin ist die Beratung durch ein Team, bestehend aus Ärzten, speziell geschulten Diabetesberaterinnen und Diätassistentinnen, die sich gegenseitig ergänzen und den Diabetiker umfassender als eine einzelne Person beraten können (siehe auch Fragen 365 ff.).

57 Gibt es besondere Regeln für die Ernährung eines diabetischen Kindes?

Ein Kind braucht viel mehr Kalorien pro Kilogramm Körpergewicht als ein Erwachsener, weil es noch wächst und körperlich sehr viel aktiver ist. Auf die Ernährung des diabetischen Kindes werden wir später eingehend zu sprechen kommen. Eine ständige Anpassung an wechselnde Umstände ist besonders wichtig (siehe auch Fragen 115, 220–236, 381 ff., 386, 387).

58 Muss sich die Ernährung im Laufe der Jahre dem Alter anpassen?

Im Alter von 40–50 Jahren nimmt die körperliche Aktivität des Menschen ab, und er benötigt entsprechend weniger Kalorien. Allmählich und fast unbemerkt steigt das Gewicht und insbesondere der Anteil von Fett im Körper, und die Insulinresistenz nimmt zu. Es ist deshalb wichtig, dass mit abnehmender körperlicher Aktivität und zunehmender Fettmasse die Ernährung angepasst wird, d. h. um 10–20 Prozent der früheren Nahrungsmenge gekürzt wird (siehe auch Frage 171).

Das Wesen der Ernährung

59 Muss der Diabetiker stets die Zusammensetzung der Nahrungsmittel kennen?

Nein, das ist nicht notwendig. Wichtig ist, dass er die Menge der verzehrten Kohlenhydrate ungefähr richtig schätzt, damit er die richtige Dosis Insulin spritzen kann. Der übergewichtige Diabetiker muss wissen, wo das Fett versteckt ist: in fetthaltigen Saucen, fettem Fleisch, Wurst, vollfetten Milchprodukten, Snacks und Süßigkeiten (siehe auch Fragen 117 ff.).

60 Ist es wichtig, dass Tag für Tag immer gleich viel gegessen wird?

Nein, dies gleicht sich im Verlauf der Zeit aus. Die richtige Ernährung, die der Arzt oder das Diabetesteam vorschreiben, sollte sich an dem orientieren, was der Betroffene schon vor seiner Krankheit gegessen hat. Die Kohlenhydrate müssen auf wenigstens drei, besser sechs Mahlzeiten über den Tag verteilt aufgenommen werden, das Fett reduziert und Protein in einer Menge von durchschnittlich 0,8–1 g pro Kilogramm Körpergewicht und pro Tag mit der Nahrung zugeführt werden. Die Menge der Kohlenhydrate pro Mahlzeit steht im Vordergrund, insbesondere bei der Therapie mit Insulin.

61 Worin unterscheiden sich Kohlenhydrate?

Der größte Anteil von Glukose in der Nahrung wird in Form von Stärke aufgenommen (Brot, Reis, Teigwaren, Kartoffeln etc.). Stärke ist ein komplexes Kohlenhydrat, das aus vielen aneinander gereihten Glukosemolekülen besteht. Im Darm wird die Stärke in Glukose umgewandelt und als solche dann vom Blut aufgenommen. Stärke gelangt also viel langsamer ins Blut als reiner Traubenzucker (Glukose) oder Haushaltszucker (Saccharose). Glukose, Fruktose und Saccharose sollten vor allem in Form von Früchten aufgenommen werden. Glukose wird sofort vom Darm ins Blut abgegeben und führt zu einem raschen Anstieg des Blutzuckers. Fruktose hingegen wird von der Leber zu Glukose umgebaut, so dass die Blutglukose nach Einnahme von Fruktose langsamer ansteigt. Deshalb ist ein hoher Anteil von Früchten in der Ernährung des Diabetikers sehr empfehlenswert. Außerdem spielt die Art der Stärke, d. h. die Form, in der Stärke im Nahrungsmittel aufgenommen wird, eine wichtige Rolle für die Geschwindigkeit, mit der die Glukose im Blut ansteigt. Es gibt langsam und rasch resorbierbare stärkehaltige Nahrungsmittel, über die wir an anderer Stelle noch berichten werden.

Milchzucker (Laktose) spielt eine besondere Rolle in der Säuglingsernährung. Er besteht aus je einem Molekül Glukose und Galaktose. Er wird im Darm relativ langsam in seine Bestandteile zerlegt und führt deshalb zu einem verzögerten Blutzuckeranstieg. Ein weiteres Disaccharid, die Maltose (Malzzucker), besteht aus zwei Glukosemolekülen, ist kaum süß und vor allem im Bier vorhanden. Der Genuss von Bier führt zum Blutzuckeranstieg (siehe auch Fragen 68, 70, 73 ff.).

62 Wie viel Fett enthält die durchschnittliche Nahrung?

20–30 Prozent der Gesamtenergie werden bei der gesunden Ernährung als Fett aufgenommen, also rund 45–70 Gramm pro Tag. Der durchschnittliche Schweizer konsumiert jedoch 120–140 g Fett pro Tag. Die Diabetes-Ernährung sollte aber fettarm sein, um Adipositas und Herz-Kreislauf-Erkrankungen vorzubeugen. Wir unterscheiden pflanzliche und tierische Fette und Öle.

Pflanzliche Fette sind in Pflanzenölen wie Sonnenblumen-, Raps-, Olivenöl oder Nüssen, Samen und Avocados enthalten. Butter, Schmalz, Fleisch- und Wurstwaren, vollfette Milchprodukte und Rahm liefern tierische Fette. Sie enthalten als Begleitstoff Cholesterin, welches in den

Gefäßen abgelagert wird und zu Arteriosklerose führen kann. Cholesterin wird aber auch im menschlichen Körper, vor allem von der Leber hergestellt und ist wichtiger Bestandteil der Zellmembran. Cholesterin ist also an und für sich nicht schlecht oder »böse«, sondern absolut notwendig für den Organismus. Es sollte nur nicht in übermäßigen Mengen im Blut vorhanden sein. In der Praxis heißt dies: Fette und Öle sollten nur mit Maß gegessen werden! (siehe auch Fragen 68, 619)

63   Gibt es noch andere Unterschiede zwischen den Fetten?
Die einzelnen Fette unterscheiden sich in ihrem Aufbau. Fette bestehen aus verschiedenen Fettsäuren. Man unterteilt diese in drei Typen: gesättigte, einfach ungesättigte und mehrfach ungesättigte Fettsäuren. Nicht allein die Menge an verzehrtem Fett beeinflusst die Gesundheit, entscheidend ist, um welche Fette es sich handelt.
Gesättigte Fettsäuren sind in allen tierischen Fetten enthalten sowie in Pflanzenfetten wie etwa Kokosfett. Ein Zuviel dieser gesättigten Fette lässt den Cholesterienspiegel im Blut ansteigen. Aus diesem Grund sollte der Fleischverzehr maßvoll sein. Da auch Gebäck und Kuchen gesättigte Fette enthalten, ist hier Vorsicht geboten.
Einfach ungesättigte Fettsäuren haben eine günstigere Wirkung auf die Gesundheit und den Cholesterinspiegel. In Oliven-, Sonnenblumen- und Rapsölen, aber auch in Nüssen und Avocados sind sie enthalten.
Mehrfach ungesättigte Fettsäuren (Omega-3- und Omega-6-Fettsäuren) werden auch als essenzielle Fettsäuren bezeichnet. Sie sind lebensnotwendig für den Organismus und müssen ihm mit der Nahrung zugeführt werden. In Maßen aufgenommen, haben die mehrfach ungesättigten Fettsäuren einen günstigen Einfluss auf den Cholesterinspiegel. Sie senken das so genannte schlechte Cholesterin (LDL-Cholesterin) und den Blutdruck. Sie sind in pflanzlichen Ölen wie Sonnenblumen- oder Distelölen enthalten. Ein weiterer Vorteil dieser Fette: Sie verzögern den Blutzuckeranstieg nach dem Essen (siehe auch Fragen 69, 70).

64   Wozu dienen die Proteine und welche eiweißhaltigen Nahrungsmittel sind empfehlenswert?
Proteine dienen dem menschlichen Körper in erster Linie als Baustoff für Zellen, Muskeln und Organe. Sie werden im Darm in ihre Bestandteile, die Aminosäuren, zerlegt und so vom Blut aufgenommen. Der

Körper synthetisiert alle eigenen Eiweiße selbst. Jede Körperzelle stellt ihre eigene Maschinerie zur Synthese von Eiweißen zur Verfügung. Die meisten Aminosäuren können somit im Körper hergestellt werden, aber nicht alle. Diese letzteren werden als essenzielle Aminosäuren bezeichnet und stammen ausschließlich aus der Nahrung.

Ein Eiweißmangel führt zu schweren Schäden aller Organe (Kwashiorkor). Der Mensch benötigt ca. 0,8–1 g Protein pro Kilogramm Körpergewicht am Tag. In der Regel stammt der größte Teil des aufgenommenen Eiweißes aus tierischen Produkten wie Fleisch, Eiern und Fisch, Milch und Milchprodukten. Fleisch enthält pro zehn Gramm Protein etwa fünf Gramm Fett, Fisch weniger und pflanzliche Eiweiße fast gar kein Fett.

Der Diabetiker sollte sich möglichst an Eiweißquellen mit niedrigem Fettgehalt halten (pflanzliches Eiweiß wie Soja, Tofu, fettarme Milchprodukte, Fisch, Huhn, Kalb, mageres Rind oder Lammfleisch). Hingegen sollten vollfette Käsesorten, Wurstwaren und fettes Fleisch wegen des hohen Cholesteringehalts und der vielen Kalorien gemieden werden.

Stoffwechselwirkungen der Nahrung

65 Was versteht man unter einer Kalorie?

Als Maßeinheit geben Kalorien den Energiegehalt der verschiedenen Nahrungsmittelbestandteile an. Kcal ist die Abkürzung für Kilokalorie, kJ ist die Abkürzung für Kilojoule. 1 kJ entspricht 4,18 kcal.

Eine Kalorie ist die Energie, welche benötigt wird, um ein Gramm Wasser um ein Grad zu erhitzen, und eine Kilokalorie ist die Energie, die benötigt wird, um ein Kilogramm Wasser um ein Grad zu erwärmen. Die Kilokalorie ist also ein wohl definiertes Maß der Energie.

66 Haben Kohlenhydrate, Fett und Protein verschiedene metabolische Effekte?

Kohlenhydrate lösen beim Nichtdiabetiker eine sofortige Insulinsekretion aus. Die freigesetzte Glukose wird entweder verbrannt oder als Glykogen in der Leber und in den Muskeln gespeichert. Fett wird im Darm gespalten, die Fettsäuren resorbiert und im Darm zu großen Partikeln, den so genannten Chylomikronen, umgewandelt. Diese Chylomikronen landen dann fast alle im subkutanen Fettgewebe oder werden weiter abgebaut und verbrannt. Eiweiße aus der Nahrung werden in ihre Bestandteile, die Aminosäuren, zerlegt, so resorbiert und können dann von der Leber und anderen Organen zu den typisch menschlichen Eiweißen aufgebaut werden. Während des Fastens, vor allem in der Nacht, wird aus Aminosäuren Blutzucker hergestellt. Dank dieses Mechanismus kann der Stoffwechselgesunde wochenlang fasten, ohne Zeichen der Hypoglykämie zu entwickeln. Durch Insulinmangel wird dieser Prozess verstärkt. Aminosäuren werden von der Leber in großer Menge zu Glukose umgewandelt, und der Blutzucker steigt an (siehe auch Fragen 2 ff., 40).

67 Welches dieser Nahrungselemente ist das wichtigste für die Veränderung des Blutzuckers?
Eindeutig die Kohlenhydrate, welche beim Stoffwechselgesunden eine Insulinsekretion auslösen und beim Diabetiker zu einem erhöhten Anstieg des Blutzuckers führen.

68 Weshalb spricht man heute von der Bedeutung der Faserstoffe in der Ernährung des Diabetikers?
Zellulose, Hauptbestandteil von Salaten, Gemüse und Gras, kann nur von pflanzenfressenden Säugetieren (Herbivoren) zu Glukose und anderen kalorisch verwertbaren Substanzen umgewandelt werden. Der menschliche Darm kann Zellulose nicht spalten. Wenn Stärke zusammen mit Zellulose durch den Magen in den Darm gelangt, verzögert die Zellulose die Verdauung der Stärke, der Blutzuckeranstieg wird verlangsamt. Faserstoffe oder Ballaststoffe, die den Blutzuckeranstieg nach einer kohlenhydratreichen Mahlzeit bremsen, kommen vor allem im Vollkorngetreide (Vollkornbrot, Vollreis), Gemüse, Salaten und Früchten vor.

69 Man liest täglich in der Presse Meldungen über das »böse« Cholesterin. Kann ich mich durch »ungefährliche« Nahrungsmittel davor schützen?
Cholesterin ist eine fettähnliche Substanz, die in allen menschlichen und tierischen Zellen vorkommt. Da es im Blut nicht gelöst werden kann,

verbindet es sich mit bestimmten Eiweißstoffen, den so genannten Lipoproteinen, um transportfähig zu werden. Man unterscheidet Lipoproteine mit niedriger Dichte – Low Density Lipoproteine (LDL) – und solche mit hoher Dichte – High Density Lipoproteine (HDL).

Cholesterin wird nicht nur mit der Nahrung aufgenommen, es wird auch im Körper selbst produziert, vor allem in der Leber. Je weniger Cholesterin wir mit der Nahrung aufnehmen, desto mehr produziert die Leber. Im Gegensatz dazu drosselt die Leber die Produktion, wenn zu viel Fett und Cholesterin mit der Nahrung zugeführt werden. Bei einer zu fettreichen Ernährung – hier sind vor allem Fleisch, Wurst, Eier und fette Milchprodukte zu nennen – verbleibt das überschüssige LDL-Cholesterin im Blut. Es lagert sich an den Gefäßwänden ab – der erste Schritt zur Arterienverkalkung (Arteriosklerose).

Mit einer fettarmen Ernährung (unter 30 Prozent der Gesamtkalorien) kann die LDL-Fraktion des Cholesterins gesenkt und die HDL-Fraktion sogar erhöht werden. Vor allem ungesättigte Fettsäuren, die in pflanzlichen Lebensmitteln (Olivenöl, Sonnenblumenöl) und Fisch vorkommen, tragen dazu bei. Die LDL-Fraktion wird durch den Verzehr von gesättigten Fettsäuren (Eier, Fleisch, Käse, Milch, andere Milchprodukte) erhöht.

Beim Diabetiker, der auf Grund des »toxischen« Blutzuckers (Glykosylierung der Struktureiweiße) ein hohes Risiko aufweist, an Arteriosklerose zu erkranken, spielen Menge und Qualität des eingenommenen Fettes eine wichtige Rolle.

70 Stimmt es, dass die so genannte Mittelmeer-Diät für Diabetiker günstig ist, obschon dort sehr viel Pasta, also Teigwaren, gegessen werden?

Ja. Es ist erwiesen, dass der Blutzuckeranstieg nach dem Verzehr von Teigwaren langsamer erfolgt als etwa nach Brot. Zum anderen ist gesichert, dass Olivenöl einen Schutzeffekt auf die großen Blutgefäße hat, also bezüglich Koronarsklerose und Herzinfarkt. Eine so genannte Mittelmeer-Diät ist also günstig für Typ-1- wie für Typ-2-Diabetiker, vorausgesetzt, dass sie nicht zu sehr mit fetthaltigen Saucen angereichert ist. Der Schutzeffekt kommt auf Grund des Gehaltes an ungesättigten Fettsäuren, Antioxidanzien und Faserstoffen (Ballaststoffen) zu Stande.

71 Ist es günstiger, wenn ein Teller Spaghetti nach einer Portion Salat gegessen wird?
Ja, das kann man so sagen, weil der Salat eben diese berühmte Zellulose enthält, die Fasern, welche die Verdauung der Spaghetti zu Glukose verzögern und damit zu einem langsameren Blutzuckeranstieg führen.

72 Welches sind die metabolischen Wirkungen von Alkohol?
Ein Gramm Alkohol enthält sieben Kilokalorien, d. h. er steht kalorisch zwischen dem Eiweiß (1 g E = 4 kcal) bzw. den Kohlenhydraten (1 g KH = 4 kcal) und dem Fett (1 g Fett = 9 kcal). Alkohol kann nur von der Leber abgebaut und dann entweder verbrannt oder zu Fett aufgebaut werden. Es ist nicht ungewöhnlich, dass 10–20 Prozent der insgesamt eingenommenen Kalorienzahl beim heutigen Menschen vom Alkohol stammen. Alkohol führt oft zu einer Vermehrung des Körperfetts und zu Übergewicht (siehe auch Fragen 27, 88, 94, 115, 119, 122, 125, 128).

Austauschtabellen

Die Umstellung der Ernährung erfordert einige Rechenarbeit. Es gibt für den Diabetiker Hilfestellung in Form von Austauschtabellen.

73 Wozu dienen diese Tabellen und was bedeutet eigentlich ein Brot-, Gemüse-, Obst-, Milch-, Eiweiß- oder Fettwert?
Diese Werte helfen dem Diabetiker, einen Ernährungsplan zusammenzustellen. Allerdings ist diese Art der Berechnung nicht überall üblich. Sie findet vor allem in der Schweiz und den USA Anwendung. Brot-, Obst- und Milchwerte liefern jeweils 10 g Kohlenhydrate, d. h. 40 kcal. Ein Fettwert enthält 10 g Fett, d. h. 90 kcal, und ein Eiweißwert 10 g Protein plus 1–5 g Fett, d. h. 54–85 kcal. Ein Milchwert enthält neben 10 g Kohlenhydraten noch 7 g Fett und 7 g Protein (130 kcal). Der Gemüsewert mit 10 g KH und 1 g Eiweiß wird nicht mehr in die Berechnungen bezogen, weil 10 g KH einer Riesenportion Gemüse entsprechen. Gemüse ist wegen des hohen Nahrungsfasergehalts empfehlenswert, auch weil es den Blutzuckeranstieg aus anderen KH-Trägern verzögert.

Wenn ein Diabetiker also wissen will, wie viele Kohlenhydrate, Fett und Eiweiß er im Verlaufe des Tages isst, kann er dies mit Hilfe folgender Tabellen errechnen. Jeder Diabetiker sollte Küchenwaage und Messbecher benutzen und sich Rechenschaft darüber geben, wieviel er eigentlich wovon isst.

Werte	Kohlenhydrate (g)	Eiweiß (g)	Fett (g)
1 Brotwert	10	2	–
1 Obstwert	10	1	–
1 Milchwert	10	7	7
1 Milchwert mager	10	7	–
1 Eiweißwert		10	5
1 Eiweißwert mager	–	10	1–3
1 Fettwert	–	–	10

1 g Kohlenhydrate: 4 kcal/17 kJ
1 g Eiweiß: 4 kcal/17 kJ
1 g Fett: 9 kcal/38 kJ
1 g Alkohol: 7 kcal/30 kJ

74 **Wie rechnet man einen Ernährungsplan von 1750 kcal aus?**
Die folgende Tabelle zeigt eine der vielen Möglichkeiten, wie man die Ernährung pro Tag zusammenstellen kann.

Werte	Kohlenhydrate	Eiweiß	Fett
10 Brotwerte	100	15	–
7 Obstwerte	70	7	–
3 Milchwerte mager	30	21	12
4 Eiweißwerte mager	–	40	20
3 Fettwerte	–	–	30
2 Portionen Gemüse	20	2	–
Insgesamt:			
in g	220	85	62
in kcal	880	340	560

75 **Gibt es Nahrungsmittel, die so wenige Kohlenhydrate enthalten, dass man sie nicht mitberechnen muss?**

Ja, die meisten Gemüsesorten und alle Salate. Gemüse und Salate sind wichtige Nahrungsmittel in der Diabetesernährung, da sie sehr ballaststoffreich sind und den Blutzuckeranstieg nach dem Essen bremsen. Sie sollten Bestandteil eines jeden Mittag- und Abendessens sein.

Gemüse und Salate sind bis auf einige Ausnahmen eher kohlenhydrat- und energiearm, jedoch reich an Nahrungsfasern, Mineralien und Vitaminen und Antioxidanzien. Eine Portion Gemüse oder Salat von ca. 150 g sollte regelmäßig zu jeder Hauptmahlzeit gegessen werden (siehe auch Frage 123).

76 **Können Sie ein Beispiel einer hypokalorischen Ernährung mit 1200 Kalorien nennen?**

Ja, eine solche ist in der Frage 123 (Beispiele hypokalorischer Ernährung für Typ-2-Diabetiker) detailliert angegeben.

77 **Würden Sie bitte in tabellarischer Form angeben, wie viel der verschiedenen Nahrungsmittel den 10-Gramm-Werten entsprechen?**

Dafür gibt es folgende Nahrungsmittel-Austauschtabellen (nach den Tabellen des Universitäts- und Kinderspitals Zürich 1999):

Austauschtabelle für Kohlenhydrate, Milch, Eiweiß und Fett
Kohlenhydratwerte

Brotwerte (BW)
1 Kohlenhydratwert enthält
10 g Kohlenhydrate und entspricht …

Brote, Teige:	30 g Sojabrot, Blätterteig
	25 g Vollkorn-, Graham- oder Kleiebrot, Pumpernickel, Kuchen-, Pizza- oder Hefebrotteig
	20 g Schwarz-, Misch- oder Weißbrot
	15 g Knäckebrot, Zwieback

Kartoffeln: '   60 g Salz-, Back- oder Bratkartoffeln,
Kartoffelpüree, Rösti
30 g Pommes frites, Süßkartoffeln,
Kastanien mit Schale (Maroni)
20 g Kartoffelchips

Hülsenfrüchte, Getreide, Getreideprodukte:
20 g rohen Hülsenfrüchten
80 g gekochten grünen Erbsen
70 g gekochten Linsen, weißen Bohnen
40 g gekochten gelben Erbsen, Kichererbsen,
Sojabohnen, Kidneybohnen
20 g Popcorn
10 g Cornflakes, Rice Krispis
15 g rohen Flocken, ungezuckert,
Haferflocken, alle Getreideflocken,
Vollkorn-, Weizenmehl
15 g rohen Spaghetti, Teigwaren, Spätzle
50 g gekochten Vollkornteigwaren,
Hafergrütze, Hirse, Gerste, Getreidekörnern,
-schrot, Grieß, Reis, Vollkornreis
60 g gekochter Polenta (Maisgrieß),
Maiskörnern
160 g Maiskolben

Obstwerte (OW)
1 Kohlenhydratwert enthält
10 g Kohlenhydrate und entspricht …
Obst   50 g Banane ohne Schale, Granatapfel,
Kaki, Trauben
80 g Ananas ohne Schale, Banane mit Schale,
Birne, Feige, frisch, Melone ohne Schale
(Honig-, Cavaillon-, Netz-), Kirschen süß,
Kumquats, Mango ohne Stein, Mirabellen,
Nektarine, Passionsfrucht ohne Schale,
Reineclauden, Zwetschgen

100 g Apfel, Aprikosen, Grapefruit ohne
Schale, Melone mit Schale (Honig-
Cavaillon-, Netz-), Kirschen sauer,
Kiwi, Litschis mit Stein, Mandarinen,
Clementinen ohne Schale, Orange ohne
Schale, Pfirsich, Pflaumen, Stachelbeeren
150 g Ananas mit Schale, Brombeeren,
Erdbeeren, Grapefruit mit Schale, Heidel-
beeren, Himbeeren, Johannisbeeren,
Kaktusfeigen, Mandarinen, Clementinen mit
Schale, Orange mit Schale, Preiselbeeren,
Quitten, Wassermelone ohne Schale
250 g Wassermelone mit Schale
1 dl Orangen-, Apfel-, Grapefruitsaft,
ungezuckert

Trockenobst 15 g Datteln, Dörräpfel, Dörraprikosen,
Dörrbananen, Dörrbirnen, Dörrfeigen,
Dörrpfirsich, Dörrzwetschgen,Rosinen/
Sultaninen
Frei: Karambole, Limette, Papaya,
Rhabarber, Zitrone

Milchwerte (MW)
1 Kohlenhydratwert enthält
10 g Kohlenhydrate und entspricht …

Milchprodukte 2 dl Voll-, Drink-, Magermilch, Buttermilch
natur oder light, Sauermilch, Joghurt-Drink
light, Bifidus-Drink light, Schokoladen-
Drink light
180 g Naturjoghurt, Kefir natur, Frucht-
joghurt light

Menge nach Packungsangaben:
Früchtequark light
Cremen light
Flan light/Glace light

Gemüse und Salate

Gemüse und Salate sollten Bestandteil jedes Mittag- und Abendessens sein. Rohes Gemüse kann auch jederzeit zwischendurch gegessen werden. Gemüse und Salate sind eher kohlenhydrat- und energiearm, jedoch reich an Nahrungsfasern, Mineralstoffen und Vitaminen.

Kohlenhydratarme, »freie« Gemüse

Gemüse	Auberginen, Bleich-, Stangensellerie, Blumenkohl, Brokkoli, Bohnen, Fenchel, Gurken, Kohl, Kohlrabi, Lauch, Peperoni, Pilze, Radieschen, Möhren, Sauerkraut, Schwarzwurzeln, Sojasprossen, Spargel, Spinat, Tomaten, Zucchini, Zwiebeln
Blattsalate	Chicorée, Chinakohl, Endivien, Eisbergsalat, Kopfsalat, Kresse

Die folgenden Gemüse sollten angerechnet werden (in Absprache mit der Ernährungsberaterin):

80 g Kefen, Erbsen
60 g Mais
120 g Gernüsesaft, siehe Analyse

Eiweißwerte (EW)
Fettarme eiweißreiche Nahrungsmittel

1 Eiweißwert enthält 10 g Protein, 1–5 g Fett und entspricht ...

Käse, Tofu, Eier	80 g Quark, Hüttenkäse, Tofu 40 g Magerkäse, Viertel- oder Halbfettkäse 1 großes Ei

Fleisch, Fisch, Geflügel, Wurstwaren gekocht
40 g Kalb-, Rind-, Schweinefleisch
(Schinken, Rippen, Braten, Plätzli, Filet, Kochfleisch)

Hähnchen, Truthahn, Straußenfleisch,
mageres Lamm, Kaninchen, Wild
50 g Leber, Niere, Zunge
80 g Kutteln
50 g Fisch (alle Sorten)
75 g Light-Wurstwaren

Fleisch, Geflügel, Fisch roh
30 g Trockenfleisch: Bündner-, Walliser-,
Rauchfleisch, Rohschinken etc.
50 g Fleisch, Geflügel
70 g Geflügel, Kaninchen mit Knochen
60 g Fisch (100 g mit Kopf und Gräten)

Fettreiche eiweißreiche Nahrungsmittel
1 Eiweißwert enthält ca. 10 g Eiweiß, 10–30 g Fett und entspricht …
40 g Vollfettkäse, Rahm- und Doppelrahm-
käse
60 g Kochfleisch (durchzogen), Lamm-
kotelett, Kochspeck ohne Schwarte
40 g Salami, Landjäger
75 g Wurstwaren (Cervelat, Aufschnitt)

Fettwerte (FW)
1 Fettwert enthält 10 g Fett und entspricht …
10 g Butter, Margarine, Sonnenblumen-,
Maiskeim-, Distel-, Oliven-, Raps-,
Erdnussöl
20 g Butter light, Margarine halbfett,
Kochspeck, Nüsse, Kokosnuss,
Samen und Kerne
30 g Vollrahm, Sauerrahm (2 EL)
45 g Avocado (essbarer Anteil), Halbrahm
(3 EL)
60 g Kaffeerahm (4 EL)
70 g Oliven

Süßigkeiten
Bemerkungen zu Süßem: Normale Süßigkeiten (Kuchen, Schokolade, Eis) sind heute nicht mehr generell verboten, sollen aber mit Umsicht und Vernunft genossen werden.
Die Süßigkeiten sollten einberechnet und bevorzugt am Schluss einer vollwertigen Mahlzeit eingenommen werden. Getränke, Eis und Kaugummi mit Zucker sollte man weiterhin meiden.

1 Kohlenhydratwert Süßigkeiten enthält 10 g Zucker und muss persönlich berechnet werden, je nach Zuckergehalt der Süßspeise.

78   Gibt es im deutschen Sprachgebiet auch andere Berechnungsmethoden und entsprechende Nahrungsmittel-Austauschtabellen?

Ja, in Deutschland und Österreich regelt man vor allem die Kohlenhydratzufuhr und diese basiert auf der Broteinheit (BE). Eine BE liefert 12 g Kohlenhydrate. Will man 180 g Kohlenhydrate vergeben, verteilt man 15 BE über den Tag. Die BE vertritt alle wichtigen Kohlenhydratlieferanten, Getreide, Früchte, Milch, Süßigkeiten. Woher der Betroffene seine Kohlenhydrate beziehen soll, geht aus der Bezeichnung BE nicht hervor. Man muss dies mit ihm besonders absprechen. Er soll nicht einfach auf Milch, Obst und Gemüse verzichten, um mehr Brot, Teigwaren und Mehlspeisen essen zu können. Von den 15 BE sollen mindestens sechs BE auf Obst und eine BE auf Milch entfallen.
Die Verschreibungsart nach BE hat sich vor allem in Deutschland und Österreich eingebürgert. Da der Akzent auf den Kohlenhydraten liegt, muss man Eiweiß und Fett gesondert verordnen.

---

* entnommen der Broschüre »Mehr Wissen für Typ-1-Diabetiker« von Dr. Ernst von Kriegstein, erschienen im Verlag Kirchheim, Mainz, in der Schriftenreihe Deutscher Diabetiker Bund e.V. und über diesen zu beziehen.

Kohlenhydrat-Austausch-Tabelle*

Brot-/Kartoffelgruppe 1 BE entspricht
Getreideerzeugnisse:
* 15 g Zwieback, Kräcker, Salzstangen
* 20 g Knäckebrot, Vollkornknäckebrot, Vollkornzwieback
* 25 g Brötchen (Weißmehl), Weizenbrot, Weißbrot, Toast, Weizen-mischbrot, Roggenmischbrot, Roggenbrot
* 30 g Brötchen (Vollkornmehl), Grahambrot, Pumpernickel, Roggen-vollkornbrot, Weizenvollkornbrot, Simonsbrot, Steinmetzbrot

Mehl, Körner, Frühstücksflocken, Teigwaren:
* 15 g Cornflakes, Grieß, Stärkemehl (aus Mais, Reis, Weizen oder Kartoffeln), Puddingpulver, Sago, Buchweizen, Paniermehl, Roggenmehl, Weizenmehl, Reis roh
* 20 g Haferflocken, Hirse, Roggenvollkornmehl, Weizenvollkorn-mehl, Müsli-Mischung ohne Zuckerzusatz, Körner (Grünkern, Dinkel, Hafer, Weizen, Roggen), Nudeln (gekocht = 65 g)
* 50 g Weizenkeime, Reis gekocht
* 60 g Weizenkleie

Kartoffeln, Kartoffelerzeugnisse, Mais:
* 15 g Kartoffelknödelmehl, -püreemehl, -puffermehl
* 30 g Kartoffelchips (Fettgehalt beachten!)
* 35 g Pommes frites (Fettgehalt beachten!)
* 45 g Kartoffelkroketten (Fettgehalt beachten!)
* 70 g Mais
* 80 g Kartoffeln

Nüsse und Samen (ohne Schale, Fettgehalt beachten!):
* 30 g Edelkastanien (Maronen)
* 40 g Cashewnüsse
* 60 g Pistazienkerne
* 80 g Pistazien
* 100 g Erdnüsse, Walnüsse, Sonnenblumenkerne
* 110 g Haselnüsse
* 130 g Mandeln

- 200 g Kokosraspel
- 250 g Kokosnuss

Milch-Gruppe 1 BE entspricht
Milch und Milcherzeugnisse (außer Käse):
- 100 g Kondensmilch (4 % Fett, 10 % Fett)
- 130 g Kondensmilch (7,5 % Fett)
- 220 g Joghurt (0,3 % Fett, 1,5 % Fett, 3,5 % Fett)
- 250 g Trinkmilch (Vollmilch, fettarme Milch, Buttermilch, Dickmilch, Kefir)
- 300 g Magerquark (muss bis 200 g am Tag nicht berechnet werden)

Obst-Gruppe 1 BE entspricht
Obst (Frischobst):
- 90 g Ananas
- 100 g Apfel mit Schale
- 130 g Apfelsine ohne Schale
- 180 g Apfelsine mit Schale
- 120 g Aprikose ohne Stein
- 130 g Aprikose mit Stein
- 60 g Banane ohne Schale
- 90 g Banane mit Schale
- 100 g Birne mit Schale
- 170 g Brombeeren
- 190 g Erdbeeren
- 70 g Granatapfel ohne Schale
- 200 g Granatapfel mit Schale
- 130 g Grapefruit ohne Schale
- 200 g Grapefruit mit Schale
- 160 g Heidelbeeren, Holunderbeeren, rote Johannisbeeren
- 170 g Himbeeren
- 120 g Johannisbeeren, schwarz
- 130 g Johannisbeeren, weiß
- 80 g Kakipflaume
- 100 g Kirschen, sauer, ohne Stein
- 110 g Kirschen, sauer, mit Stein
- 80 g Kirschen, süß, ohne Stein

- 100 g Kirschen, süß, mit Stein
- 110 g Kiwi ohne Schale
- 140 g Kiwi mit Schale
- 70 g Litchi
- 120 g Mandarinen ohne Schale
- 180 g Mandarinen mit Schale
- 90 g Mango ohne Schale
- 80 g Mirabellen ohne Stein
- 90 g Mirabellen mit Stein
- 100 g Nektarinen ohne Schale
- 110 g Nektarinen mit Schale
- 90 g Passionsfrucht ohne Schale
- 130 g Passionsfrucht mit Schale
- 130 g Pfirsich ohne Stein
- 140 g Pfirsich mit Stein
- 110 g Pflaumen ohne Stein
- 120 g Pflaumen mit Stein
- 160 g Preiselbeeren
- 150 g Quitte
- 90 g Renekloden ohne Stein
- 100 g Renekloden mit Stein
- 230 g Sanddornbeeren
- 140 g Stachelbeeren
- 140 g Wassermelone ohne Schale
- 250 g Wassermelone mit Schale
- 70 g Weintrauben
- 100 g Zuckermelone (Honigmelone) ohne Schale
- 150 g Zuckermelone (Honigmelone) mit Schale

Obstkonserven ohne Zucker:
Dunstobst = wie frisches Obst

Trockenobst:
- 20 g Apfel, Aprikosen, Datteln ohne Stein, Feigen, Rosinen, Pflaumen ohne Stein
- 25 g Datteln mit Stein, Pflaumen mit Stein

Obst- und Gemüsesäfte ohne Zuckerzusatz:
* 80 g Johannisbeersaft schwarz
* 90 g Johannisbeersaft rot
* 100 g Apfelsaft
* 120 g Orangensaft
* 140 g Grapefruitsaft
* 150 g Rote-Bete-Saft
* 170 g Zitronensaft
* 250 g Karottensaft
* 400 g Tomatensaft
* (Diätobstnektare = Angaben des Herstellers bezüglich der BE-Werte beachten!)

Sonstiges:
* 12 g Zuckeraustauschstoff (Fruktose = Fruchtzucker, Sorbit, Xylit)
* 22 g Isomalt
* (Bei Diabetikermarmelade und sonstigen Fertigprodukten immer Angaben des Herstellers beachten!)

Gemüse-Gruppe
Folgendes Gemüse muss bis 100 g am Tag nicht berechnet werden:
* GrüneErbsen, auch als Schoten
* Meerrettich
* Rote Bete

Darüber liegende Mengen sollten je 100 g mit 1 BE aus der Brot-/Kartoffelgruppe verrechnet werden.

Folgendes Gemüse muss bis 200 g am Tag nicht berechnet werden:
* Grüne Bohnen, Wachsbohnen
* Karotten
* Kürbis
* Möhren
* Sojabohnen (Fettgehalt beachten!)
* Sojasprossen
* Weißkohl
* Weiße Rüben
* Zwiebeln

Darüber liegende Mengen sollten je 200 g mit 1 BE aus der Brot-/Kartoffelgruppe verrechnet werden.

Folgendes Gemüse muss nicht berechnet werden:
Artischocken, Auberginen, Avocado (Fettgehalt beachten!), Bambussprossen, Blumenkohl, Brokkoli, Butterpilze, Champignons, Chicorée, Chinakohl, Eisbergsalat, Endiviensalat, Feldsalat, Fenchel, Grünkohl, Gurken, Kohlrüben, Kohlrabi, Kopfsalat, Kresse, Lauch, Mangold, Paprika, Pfifferlinge, Porree, Radicchio, Radieschen, Rettich, Rhabarber, Rosenkohl, Rotkohl, Sauerkraut, Sellerie, Spargel, Spinat, Schwarzwurzeln, Steckrüben, Steinpilze, Tomaten, Topinambur, Wirsing, Zucchini.

Hülsenfrüchte (Erbsen, Bohnen, Linsen) haben einen hohen Kohlenhydratgehalt. 1 BE entspricht 25 g Hülsenfrüchten. Diese Kohlenhydrate werden jedoch nur sehr langsam aufgenommen, daher steigt der Blutzucker meist nicht so stark an wie bei Kohlenhydraten anderer Nahrungsmittel. Ob der Kohlenhydratgehalt der Hülsenfrüchte in vollem Umfang berücksichtigt werden muss, sollte jeder Diabetiker an seiner eigenen Stoffwechselreaktion überprüfen.

79 Was bedeutet der glykämische Index von Nahrungsmitteln?

Der glykämische Index (GLYX) ist ein Maß des Blutzuckeranstiegs nach der Einnahme verschiedener kohlenhydrathaltiger Nahrungsmittel. Je stärker der Blutzuckeranstieg, desto höher der Index.

80 Wie wird der glykämische Index eines Nahrungsmittels berechnet?

Der glykämische Index wird errechnet aus dem Vergleich des Blutzuckeranstiegs nach Essen eines bestimmten Nahrungsmittels, welches 50 g Kohlenhydrate enthält, mit dem Blutzuckeranstieg nach 50 g Kohlenhydraten in Form von Weißbrot (also 100 g Brot). Der Blutzuckeranstieg nach 100 g Weißbrot entspricht demnach einem glykämischen Index von 100.
Ein hoher glykämischer Index bedeutet einen hohen, raschen Blutzuckeranstieg, ein tiefer glykämischer Index dagegen einen verzögerten Blutzuckeranstieg.

81 Können Sie von einigen Nahrungsmitteln den glykämischen Index nennen?

Hier der glykämischer Index einiger Nahrungsmittel:

Nahrungsmittel	Glykämischer Index
Glukose (Traubenzucker)	138
Honig	126
Cornflakes	121
Weißbrot (Standard)	100
Schwarzbrot	100
Porridge	89
Bananen	84
Saccharose (Zucker)	83
Reis, gekocht	81
Salzkartoffeln	80
Kartoffelchips	77
Orangensaft	71
Eiscreme	69
Spaghetti	67
Äpfel	52
Bohnen (Konserve)	50
Milch	44

82 Welches ist die praktische Bedeutung des glykämischen Indexes?

Für den Typ-1-Diabetiker ist es wichtig zu wissen, ob Glukose aus den KH-Trägern rasch oder langsam resorbiert wird. Ist ein rascher Blutzucker-Anstieg zu erwarten, muss er das rasch wirkende Bolus-Insulin relativ lange vor Beginn der Mahlzeit spritzen, d. h. 30–45 Minuten vorher. Am besten wird für solche rasch wirkenden Blutzuckerspritzen ultraschnelles Insulin benutzt.

Für Typ-2-Diabetiker sind langsam resorbierte kohlenhydrathaltige Nahrungsmittel zu bevorzugen, weil sie zu weniger großen Blutzucker-Schwankungen führen und das Sättigungsgefühl schneller erreicht wird, so dass eine positive Wirkung auf die Gewichtsstabilisierung oder -reduktion zu erwarten ist. Zu beachten ist, dass Faserstoffe und der Eiweiß- und Fettgehalt der Mahlzeit den Blutzuckeranstieg nach dem Essen verzögern. Eine ungefähre Kenntnis des glykämischen Indexes ist für die Berechnung der Insulineinheiten zur Abdeckung der Kohlenhydrate einer Mahlzeit wichtig, also für die Berechnung des Insulin-Bolus eine halbe Stunde vor der Mahlzeit. Wenn die normalerweise gespritzte Dosis vor einer bestimmten Mahlzeit zwischen acht und zwölf Einheiten liegt, dann wählt man bei einer Mahlzeit mit einem hohen glykämischen Index eher zwölf als acht Einheiten Insulin.

Das Hungergefühl

83 **Gibt es eine Erklärung dafür, dass gewisse Menschen hungriger sind als andere bzw. mehr essen können als andere?**
Man kann zwei physiologische Funktionen unterscheiden, erstens den Hunger und zweitens das Sättigungsgefühl. Beide werden von vielen unterschiedlichen Faktoren beeinflusst. Man hat vor einigen Jahren ein Eiweiß aus dem Blut isolieren können, welches das Sättigungsgefühl im Hypothalamus des Gehirns reguliert. Leptin wird vom Fettgewebe ins Blut abgegeben und führt dazu, dass man sich gesättigt fühlt. Bei Nagetieren, die aufgrund einer genetischen Variante übergewichtig sind und ein vermindertes Sättigungsgefühl haben, konnte festgestellt werden, dass Leptin im Blut zwar vorhanden ist, dass aber der Rezeptor im Hypothalamus defekt ist und das Signal des Leptins deshalb nicht übermittelt wird. Auch beim Menschen scheinen bei der Wahrnehmung des Leptins im Gehirn Verschiedenheiten zu bestehen, die dafür verantwortlich sein könnten, dass viele Menschen übergewichtig, andere sehr schlank sind (siehe auch Frage 26).

84 **Weshalb ist der Diabetiker oft hungrig? Gibt es physiologische oder psychologische Gründe dafür?**
Weder Typ-1- noch Typ-2-Diabetiker sind ständig hungrig. Das Hungergefühl ist nicht gestört. Der übergewichtige Typ-2-Diabetiker allerdings hat sich daran gewöhnt, zu viel zu essen, und muss jetzt, wo der

Diabetes bekannt ist, seine Nahrung einschränken. Deshalb ist er zu Beginn einer hypokalorischen Ernährung auch entsprechend hungrig.

85 Führt die unerkannte Hyperglykämie beim Diabetiker zu Hungergefühl?

Ein Typ-1-Diabetiker, der noch nicht weiß, dass er Diabetiker ist, verliert kiloweise Gewicht, weil er viele wertvolle kalorienhaltige Substanzen mit dem Urin ausscheidet. Gleichzeitig ist sein Hungergefühl stark stimuliert. Dies lässt sich auch sehr gut bei diabetischen Tieren beobachten, die viel und ständig fressen und dennoch an Gewicht verlieren. Ob es allerdings die Hyperglykämie per se ist, welche den Hunger stimuliert, weiß man heute noch nicht sicher. Auch die Rolle des Leptins ist in dieser Situation noch nicht geklärt.

86 Gibt es irgendwelche Ratschläge für den »hungrigen Diabetiker«?

Menschen mit Tendenz zu Übergewicht, insbesondere Diabetiker, sollten Nahrungsmittel, die sehr viele Kalorien enthalten (etwa Schokolade), nicht zu Hause aufbewahren. Um den Hunger schon vor dem Essen einzudämmen, kann man zwei Gläser Wasser trinken. Der Salat oder das Gemüse mit vielen Faserstoffen sollte vor dem Hauptgang eingenommen und stets gut und langsam gekaut werden.

87 Was darf man als Imbiss oder als Apéritif zu sich nehmen?

Anstelle von Nüssen, Kartoffelchips und dergleichen sollten Möhren, Fenchelstängel, Cocktailtomaten, ein Stück Melone oder eine Kiwi mit einer Scheibe Schinken verzehrt werden. Als Apéritif eignen sich Tomatensaft, Gemüsesaft und gespritzter Weißwein.

88 Was soll ein diabetisches Schulkind als Imbiss in der Schulpause essen?

Ideal sind eine Frucht (Apfel, Birne, Banane, Zwetschge, Aprikose, Pfirsch) oder ein bis zwei Reiswaffeln. Heute essen gesunde Kinder in der Pause oft einen Schoko- oder Müsli-Riegel. Ein halber Riegel ist auch für das diabetische Kind nicht verboten, denn es möchte ja nicht immer »anders« sein als die übrigen Kinder (siehe auch Fragen 381 ff.).

Ernährung des insulinpflichtigen Typ-1-Diabetikers

89 Muss der Typ-1-Diabetiker sich an eine hypokalorische Ernährung halten?
Er benötigt keine hypokalorische Ernährung, lediglich eine, die sein Sollgewicht erhält. Ansonsten unterscheidet sich die Ernährung kaum von der des Typ-2-Diabetikers. Der Typ-1-Diabetiker muss darauf achten, dass er nicht zu viele Kohlenhydrate auf einmal zu sich nimmt. Empfehlenswert ist, die Kohlenhydrate wegen der Insulintherapie und der Hypoglykämiegefahr auf drei bis sechs Mahlzeiten pro Tag zu verteilen. Beim Typ-1-Diabetiker ist es wichtig, den Energiebedarf individuell anzupassen, die dazu gehörenden Kohlenhydrate auszurechnen (50 Prozent der Gesamtenergie) und diese sinnvoll über den Tag zu verteilen. An die Kohlenhydratmenge soll die Dosis des Bolusinsulins angepasst werden. Ebenso wichtig ist es, die Qualität der Kohlenhydrate zu beachten: Sie sollten mit Faserstoffen, Eiweiß oder Fett kombiniert werden, damit sich der Blutzuckeranstieg nach dem Essen in Grenzen hält.

90 Ist es möglich, dass ein Typ-1-Diabetiker trotz richtiger Ernährung wegen der Insulintherapie schwere Hypoglykämien durchmacht?
Der gut eingestellte Typ-1-Diabetiker verspürt mehrmals wöchentlich leichte Unterzuckerungen und gelegentlich auch einmal eine schwere. Man kann dies bis heute kaum vermeiden. Treten Unterzuckerungen zu oft auf, müssen die Insulintherapie überprüft und die Insulindosen gegebenenfalls gesenkt werden. Bei häufig vorkommenden Hypoglykämien sollte der Diabetiker folgende Fragen für sich beantworten:
- War die Kohlenhydratmenge ausreichend?
- Habe ich zu spät gegessen? (Spritz-Ess-Abstand größer, vorzeitige Wirkung des Insulins, ohne dass Kohlenhydrate bereits im Blut sind)
- Habe ich eine Mahlzeit/Zwischenmahlzeit ausgelassen?
- Hatte ich eine außergewöhnliche Anstrengung/Aktivität?
- Habe ich die richtige Dosis von schnell wirkendem Insulin gespritzt?
- Habe ich viel Alkohol getrunken?
- (siehe auch Fragen 220 ff.)

91 Darf ein Typ-1-Diabetiker mehr Fett zu sich nehmen als ein Typ-2-Diabetiker?

Ja, das ist sicher so, weil der Typ-1-Diabetiker ja keine Tendenz hat, dick zu werden – im Gegensatz zum Typ-2-Diabetiker. Dennoch ist wissenschaftlich erwiesen, dass Kohlenhydrate als Energieträger auf die Dauer gesünder sind. Das Fett in der Nahrung führt vorübergehend immer zu einem Anstieg der Blutlipide, die zum Teil für die Entstehung der Arteriosklerose, die beim Diabetiker ohnehin frühzeitig auftreten kann, verantwortlich sind.

92 Was ist für den Typ-1-Diabetiker, der keine Gewichtsprobleme hat, mehr oder weniger »verboten«?

Verbote gibt es in diesem Sinn keine mehr, lediglich Empfehlungen. Nicht empfehlenswert ist Zucker, der in Flüssigkeit gelöst ist, wie etwa in Kaffee oder Tee, in gezuckerten Limonaden, Energy-Drinks usw. Er lässt den Blutzucker nach dem Essen zu schnell ansteigen. Anders verhält es sich mit Zucker, der mit Fett kombiniert ist, etwa in Schokolade. In dieser Beziehung ist die Diabetes-Ernährung liberaler geworden.

Es sind 30 g Zucker (30 g KH) pro Tag in Ordnung, wenn:

*   der Diabetes gut eingestellt ist,
*   der Zucker in den Kohlenhydratanteil einer Mahlzeit einberechnet wird und nicht zusätzlich gegessen wird,
*   die Ernährung ansonsten ballaststoffreich ist,
*   die zusätzliche Energiemenge im Auge behalten wird, denn eine Gewichtszunahme wäre nicht wünschenswert.

Es geht also wiederum darum, dass der Diabetiker die Kohlenhydrate erkennt und in seine Mahlzeit einberechnen kann. Um Sicherheit zu erlangen, ist eine detaillierte Schulung hilfreich (siehe auch Fragen 76, 177 ff.).

93 Darf ein Diabetiker Dragées zu sich nehmen oder Hustensirup und andere Säfte, die Saccharose enthalten bzw. mit Sorbit oder Xylit gesüßt sind?

Medikamente in Form von Dragées und Tabletten enthalten so wenig Rohrzucker, dass sie bedenkenlos auch von Diabetikern eingenommen werden können. Hingegen sind gesüßte Hustensirupe nicht zu empfehlen, weil sie sehr viel Zucker enthalten. Hustensirupe für Diabetiker sollten mit Sorbit oder Xylit oder noch besser mit Süßstoffen gesüßt sein.

94 Wie viel sollte der Diabetiker täglich trinken?

Diabetiker haben verstärkt Durst, wenn sie auf Grund einer schlechten Einstellung viel Wasser mit dem Zucker im Urin verlieren. Zur Kompensation müssen sie bis zu sechs Liter täglich trinken. Durch die größeren Schwankungen des Blutzuckers – verglichen mit dem Stoffwechselgesunden – gibt es aber auch bei richtig eingestellten Diabetikern Volumenschwankungen in den verschiedenen Wasserkompartimenten des Körpers, sodass es günstig ist, wenigstens 1,5–2 Liter täglich zu trinken. Wer viele Früchte isst, kommt auch auf diese Art zu viel Wasser, da die meisten Früchte zu 90 Prozent ihres Gewichtes daraus bestehen.

95 Darf ein Diabetiker auch etwas anderes als Wasser trinken?

Es gibt mittlerweile viele mit Süßstoffen gesüßte und mit verschiedenen Aromen versehene Mineralwässer, von denen der Diabetiker beliebig trinken kann. Auch Tee und Kaffee (ohne Zucker) können unbesorgt getrunken werden. Tomatensaft etwa enthält nur wenig Zucker. Alle Light-Getränke, die pro Liter weniger als 12–15 g KH enthalten, dürfen getrunken werden (die Angaben auf dem Etikett beachten).

96 Dürfen Diabetiker Bier und Wein trinken?

Bier enthält viele Kalorien und rund Vol. 4 % Alkohol und liefert rasch resorbierbare Kohlenhydrate. Deshalb sollte Bier nur in Maßen getrunken werden. Beim Wein ist es von Bedeutung, dass es sich um einen gut gegorenen, nicht süßen handelt.

Das Problem ist die Wirkung des Alkohols auf den Stoffwechsel. Alkohol hemmt die Bildung von Glukose durch die Leber (Glukoneogenese), ohne die eine Hypoglykämie zu Stande kommt. Wenn ein Diabetiker abends Insulin spritzt und danach viel Alkohol trinkt, ist die Gefahr einer nächtlichen Hypoglykämie besonders groß. Wegen der dämpfenden Wirkung des Alkohols auf das Gehirn verspürt er die Hypoglykämie nicht, und es wird gefährlich! Starke Alkoholika wie Schnäpse und Liköre sollten gemieden werden, ebenso die so genannten Verdauungsschnäpse, die immerhin 20 Prozent oder mehr Alkohol enthalten und dazu viel Zucker (siehe auch Fragen 2, 27, 72, 73, 90, 96, 121, 125, 128).

Süßspeisen und Süßstoffe

97 Darf ein Diabetiker Haushaltszucker essen?

Haushaltszucker enthält gleiche Mengen an Glukose (Traubenzucker) und Fruktose (Fruchtzucker). In Reinform sollte er möglichst von allen Diabetikern gemieden werden. In Form von Früchten und verdünnten Fruchtsäften ist er erlaubt (siehe auch Fragen 72, 92, 170 ff.).

98 Wie kann der Diabetiker Getränke und Speisen süßen?

Auch wenn der Diabetiker normalen Haushaltszucker meiden muss, so braucht er doch nicht auf Süßes zu verzichten. Mittlerweile gibt es eine Vielzahl von Süßstoffen, die keinen Zucker enthalten. Zu den wichtigsten gehören Saccharin, Cyclamat, Aspartam und Acesulfam K sowie Mischungen dieser Süßstoffe. Diese können in beliebigen Mengen verwendet werden. Sie haben, auch in großen Mengen genossen, keine Nebenwirkungen.

99 Können diese Süßstoffe auch für die Herstellung von Kuchen und Nachspeisen verwendet werden?

Ja, dies ist möglich. Diese Süßstoffe sind pro Gewichtseinheit 10- bis 100-mal süßer als Zucker und eignen sich deshalb nur dazu, eine Speise zu süßen, ohne ihr irgendeine andere Eigenschaft des Zuckers zu verleihen. Für Kompotte oder cremige Nachspeisen eignet sich der flüssige Süßstoff. Allerdings sollte dieser vorsichtig dosiert werden, da er um ein Vielfaches süßer ist. Bei Überdosierung entsteht ein bitterer Geschmack im Gaumen. Für Backwaren, die kein Volumen benötigen, ist der flüssige Süßstoff ebenfalls geeignet. Für Backwaren, die aufgehen sollen, bietet sich die Verwendung von Süßstoff-Pulver an.

100 Darf Diabetiker-Schokolade von Diabetikern à discretion gegessen werden?

Nein, überhaupt nicht. Mit Süßstoffen kann keine Schokolade hergestellt werden. Diabetiker-Schokolade enthält anstelle von Rohrzucker Zuckeraustauschstoffe wie Sorbitol und Xylit. Sorbitol und Xylit werden im Körper zu Glukose umgewandelt und sind kalorisch gleichwertig mit Glukose. Diabetiker-Schokolade besteht außerdem zu etwa 40

Prozent ihres Gewichts aus Fett. Für stark übergewichtige Typ-2-Diabetiker ist jede Form von Schokolade verboten, für Typ-1-Diabetiker ist Vorsicht geboten. Wenn schon Schokolade, dann empfehlen wir dem Typ-1-Diabetiker normal gezuckerte Schokolade. Die Schokolade sollte in kleinen Mengen und genau berechnet als Kohlenhydrat-Träger in den Mahlzeitenplan eingebaut werden. Normalgewichtige Typ-2-Diabetiker sollen nicht häufiger als ein- bis zweimal pro Woche einen Riegel Schokolade an Stelle einer Frucht essen, weil für sie wichtig ist, ihre Mahlzeiten möglichst fettarm zu gestalten.

Früher war es so, dass man alle Süßigkeiten strikt verboten hat. Dass dies beispielsweise für ein diabetisches Kind psychologisch ungeschickt und oft auch völlig falsch ist, hat man inzwischen eingesehen. Man kann also Süßigkeiten essen. Sie sind nur deshalb schädlich, weil sie den Blutzucker rasch ansteigen lassen. Süße Exzesse müssen mit einer recht großen Dosis Insulin abgedeckt werden. Ein absolutes Süßigkeitsverbot gibt es in der Diabetesbehandlung heute nicht mehr (siehe auch Fragen 72, 92, 97, 115, 387).

Ernährung in speziellen Lebenssituationen

101 Müssen Kinder, Schwangere und ältere Menschen mit Diabetes sich besonders ernähren?

Kinder und Jugendliche benötigen wesentlich mehr Kalorien als Erwachsene, weil sie noch wachsen und zudem körperlich sehr aktiv sind. Ansonsten besteht kein Unterschied zur Ernährung des erwachsenen Diabetikers. Flexible Behandlungen ermöglichen heute eine breit gefächerte Ernährung, sodass Kinder in einem vernünftigen Ausmaß nicht auf Süßigkeiten und Fast Food verzichten müssen.

In der Schwangerschaft und im höheren Alter unterscheidet sich die Ernährung bei Diabetikern nicht von derjenigen von Nichtdiabetikern (siehe auch Fragen 115, 381 ff., 556–559, 565, 566).

102 Benötigt der »Kopfarbeiter« eine andere Ernährung als der Handwerker?

Das Hirn benötigt immer ungefähr gleich viel Energie, ob es schläft, denkt oder nicht denkt. Im Allgemeinen benötigen also geistig Tätige, die keinen Sport betreiben, weniger Kalorien als solche, die körperlich tätig sind. Für die Vermeidung der Hypoglykämie gelten bei allen die gleichen Regeln. Deshalb ist es ratsam, den Energiebedarf individuell zu bestimmen (siehe auch Fragen 47 ff.).

103 Hat der Diabetiker auf Reisen besondere Probleme mit der Ernährung?

Beim Reisen gelten eigentlich die gleichen Regeln wie zu Hause. Der Lebens-, Ess- und Insulin-Spritzrhythmus sollte eingehalten werden. Früchte und Sandwiches können gekochte Mahlzeiten ohne Weiteres ersetzen. Der Rhythmus des Insulinspritzens bleibt derselbe. Allerdings sollte der Diabetiker auf die versteckten Kohlenhydrate (Zucker in Salatsauce, Brot oder Paniermehl auf Fleisch und Fisch) achten! (siehe auch Fragen 516 ff.)

104 Wie verhält es sich mit Reisen in fremde Länder?

Wichtig bei jeder längeren Reise mit Zeitverschiebung ist, dass man die Stunden zwischen den Mahlzeiten zu Beginn möglichst einhält, auch nachts einmal den Wecker stellt, um eine kleine Zwischenmahlzeit zu sich zu nehmen. Erst nach zwei bis drei Tagen hat der Körper sich an den neuen Tag- und Nachtrhythmus gewöhnt. Erst dann lassen sich in der Regel auch die Mahlzeiten entsprechend umstellen.

Schwierigkeiten mit den Nahrungsmitteln gibt es eigentlich kaum, da die Grundnahrungsmittel wie Brot, Reis, Kartoffeln, Gemüse und Obst überall ungefähr dieselben sind. Mit Hilfe der Nahrungsmitteltabellen kann man die Kohlenhydrat-Äquivalente genau ausrechnen und sich schnell an die neue Nahrung gewöhnen. Nie vergessen sollte man, dass man vor dem Essen Insulin spritzen und die Zwischenmahlzeiten einhalten muss, damit man nicht in eine Hypoglykämie gerät. Wenn man länger unterwegs ist, sollte man daran denken, Kohlenhydrat-Reserven mitzunehmen (siehe auch Fragen 516 ff.).

105 Wie schwierig ist für einen insulinpflichtigen Typ-1-Diebatiker das Essen im Restaurant?

Was der Diabetiker vermeiden muss, ist, Insulin bereits zu spritzen, wenn er ins Restaurant kommt. Es könnte einige Zeit dauern, bis das Essen serviert wird, und dann besteht die Gefahr einer Hypoglykämie. Im Restaurant gilt also die Regel, erst unmittelbar vor Beginn der Mahlzeit das Insulin zu spritzen. Etwa zwei Stunden nach dem Restaurantbesuch sollte der Diabetiker seinen Blutzucker bestimmen, um eventuelle Korrekturen mit Insulin vorzunehmen.

106 Wie soll sich der übergewichtige Typ-2-Diabetiker im Restaurant verhalten?

Er sollte versuchen, aus den vorhandenen Speisen das auszusuchen, was zu seinem hypokalorischen Ernährungsplan passt, vor allem also Gemüse, Salat und Fisch oder mageres Fleisch, zum Dessert womöglich Früchte und keine Süßspeise. Dazu sollte er energiefreie Getränke wählen. Wenn der Diabetiker doch über die Stränge geschlagen hat, sollte er am nächsten Tag mit seiner hypokalorischen Ernährung fortfahren. Ganz falsch ist es, dann am nächsten Tag gar nichts zu essen!

107 Wie soll sich ein Diabetiker verhalten, wenn er zum Essen eingeladen ist?

Dies kommt sehr auf die Situation an. Wenn man bei guten Freunden isst, sollten diese ohnehin wissen, dass man Diabetiker ist und ein Menü auftischen, das auch für den Betroffenen unproblematisch ist. Bei weniger gut bekannten Gastgebern muss der Diabetiker letztendlich selbst entscheiden, wie er sich verhält. Gegebenenfalls sollte er eine Extradosis rasch wirkendes Insulin spritzen oder einen kleinen Verdauungsmarsch machen, um die Blutzuckerspitzen zu korrigieren.
Diabetische Kinder, die zu Festen eingeladen sind, müssen wissen, dass sie vor der unüblich reichlichen Mahlzeit Extra-Insulin spritzen sollen.

108 Wie soll sich ein Sportler verhalten?

Jemand, der regelmäßig Sport treibt, weiß, dass er etwa vor dem Tennismatch ein bis zwei (10–20 g KH) Obstwerte essen muss und, wenn das Match lange dauert, in den Pausen halb- oder einstündlich eine Banane. Bei großen körperlichen Anstrengungen empfiehlt es sich, stündlich ein bis zwei Obstwerte zusätzlich zur regulären Ernährung zu essen und gelegentlich den Blutzucker zu messen. Vor mehrstündigen, anstrengenden sportlichen Aktivitäten empfiehlt es sich, die Insulindosis zu halbieren. Der Sportler spritzt also nur die Hälfte Insulin und nimmt zusätzlich zu seiner regulären Ernährung stündlich etwa 20 g Kohlenhydrate in Form von Obst, Fruchtsäften und Riegeln auf. Es gilt, eine zusätzliche Gefahr zu meiden: Am Ende der sportlichen Aktivität, insbesondere während der Nacht, sinkt der Blutzucker ab, weil die Muskeln sich dann mit Glykogen füllen, das aus dem Blutzucker stammt. Es ist also für einen Sportler ganz besonders wichtig, dass er vor dem Schlafengehen den Blutzucker nochmals misst. Auch bei einem normalen oder etwas hohen Blutzucker muss er eine Zusatzmahlzeit einschalten (z. B. Verdoppelung des Spätimbisses, langsame Kohlenhydrate bevorzugen), damit es nicht zu schweren Hypoglykämien in der auf den Sport folgenden Nacht kommt. Jeder sportlich aktive Diabetiker sollte wissen, wie sein Blutzucker sich bei anstrengenden Aktivitäten verhält (siehe auch Fragen 486 ff.).

109 Wie soll sich der Typ-2-Diabetiker bei sportlichen Aktivitäten verhalten?

Auch der mit Insulin behandelte Typ-2-Diabetiker benötigt mehr Kalorien und mehr Kohlenhydrate, wenn er Sport betreibt, weil er mehr Zucker verbrennt und auf das Insulin empfindlicher reagiert. Auch er muss zusätzlich Kohlenhydrate mit der Nahrung aufnehmen und dieselben Regeln einhalten wie der Typ-1-Diabetiker. Ein Typ-2-Diabetiker, der ohne die zusätzliche Gabe von Insulin lebt, benötigt weniger Extrakalorien, da keine Hypoglykämiegefahr besteht. Diabetiker, die ihren Blutzucker allein mit der Ernährung einstellen können, brauchen keine zusätzliche Energie.

110 Kann sich ein Diabetiker vegetarisch ernähren?

Der Diabetiker kann Vegetarier sein, muss aber seine Mahlzeiten noch mehr aufteilen, wie dies die meisten Vegetarier ohnehin tun. Milch und Milchprodukte müssen weiterhin als Kohlenhydrat-Werte mitgerechnet werden.

111 Was soll man einem Gastgeber empfehlen, der einen Diabetiker zum Essen erwartet?

Das Essen sollte aus Salat, Gemüse, Fleisch oder Fisch, Kartoffeln, Reis oder Teigwaren bestehen und als Nachspeise eine Früchteplatte oder Brot und Käse enthalten, aber keine süßen Desserts. Auf diese Weise kann der Diabetiker die Menge selbst bestimmen und genau so essen wie zu Hause. Als Getränke eignen sich Mineralwasser, Light-Getränke, trockener Weißwein oder Rotwein.

112 Muss eine Familie wegen eines Typ-1-Diabetikers die Essgewohnheiten ändern?

Ich glaube schon. Es ist für einen Typ-1-Diabetiker wesentlich einfacher, beim Essen voll mitzumachen. Für diejenigen, die Zucker für Kaffee oder Tee benötigen, sollte ruhig eine Schale davon auf dem Tisch stehen, doch sollte auch ein Getränk vorhanden sein, das keinen Zucker enthält. Für Kinder ist es heute einfach, wenn kalorienarme, kohlenhydratfreie, mit Süßstoffen gesüßte Getränke auf dem Tisch stehen. Zudem ist die Diabetes-Ernährung für die ganze Familie eine sehr gesunde Ernährung mit viel Salat, Gemüse, Stärkebeilagen, magerem Fleisch, Fisch und Früchten. Eine Familie, die Rücksicht nimmt auf die Essgewohnheiten des Diabetikers, ist in der Regel eine »glückliche« und »gesunde« Familie (siehe auch Fragen 381 ff., 556–569).

Die psychologischen Schwierigkeiten des Diabetikers mit der Ernährung im Alltag

113 Soll ein Diabetiker in jeder Situation zu seinem Diabetes stehen und erklären, weshalb er gewisse Nahrungsmittel nicht isst?

Grundsätzlich wäre dies richtig, im täglichen Leben aber ist dies nicht immer machbar und weder dem Diabetiker noch den Gastgebern zuzumuten.

114 Bei Tisch sollte man sich wohl fühlen und während des Essens gute Gespräche führen. Ist dies für Diabetiker auch möglich?

Ich glaube, dass es immer dann ohne Weiteres möglich ist, wenn man bei Freunden ist, die wissen, dass man einen Diabetes hat und der Diabetes kein Problem darstellt. Schwieriger kann es sein in Gesellschaft, wenn man sich nicht als Diabetiker erklären kann. Ganz generell ist es in den meisten westlichen Ländern heute doch so, dass jeder sagen kann, er möge dies oder jenes nicht essen, ohne dass daraus ein Problem entstehen sollte. Dies gilt insbesondere auch für Kinder. Diabetische Kinder, die eingeladen sind, müssen wissen, dass sie vor der unüblich reichlichen Mahlzeit Extra-Insulin spritzen sollen. So können die meisten Diabetiker auch Festmahlzeiten gut überstehen.

115 In schwierigen psychologischen Situationen haben Menschen oft Lust auf Süßes, und überhaupt ist alles Verbotene besonders für Kinder und Jugendliche immer eine Sünde wert. Wie stehen Sie dazu?

Früher war es tatsächlich so, dass man alle Süßigkeiten strikt verboten hat. Dass dies für das Kind psychologisch ungeschickt und oft auch völlig falsch ist, hat man dann eingesehen. Man darf Süßigkeiten ohne Weiteres zulassen. Sie sind ja an und für sich nicht schädlich, sondern nur deshalb, weil der Blutzucker rasch ansteigt. Süße Exzesse müssen mit einer recht großen Dosis Actrapid®, also Insulin, abgedeckt werden. Ein absolutes Süßigkeitsverbot gibt es in der Diabetesbehandlung heute nicht mehr (siehe auch Fragen 92, 381 ff., 559, 565, 566).

116 Ist es nicht so, dass Körpergewicht und Gestalt auch soziales Prestige bedeuten und es deshalb für den Typ-2-Diabetiker psychologisch schwierig ist, an Gewicht abzunehmen?

Doch, dies ist ein wichtiges Problem in der Ernährungstherapie des Typ-2-Diabetes. Eine gewisse Korpulenz gehört zum tüchtigen Mann, vielleicht auch zur tüchtigen Frau, und Gewichtsabnahme ist deshalb auch schwierig, weil man dann an »Gewicht« in der Gesellschaft verliert. Dieses Problem dürfte heute allerdings viel weniger gewichtig sein, weil doch allgemein anerkannt ist, dass es gesünder ist, schlank als stark übergewichtig zu sein.

Die Therapie des Typ-2-Diabetes

Der Typ-2-Diabetes ist eine heimtückische Krankheit. Heimtückisch deshalb, weil der Diabetiker lange Zeit keine Krankheitssymptome bemerkt, obwohl der Blutzuckerspiegel bereits zu hoch ist und im Körper Schaden anrichtet (Fragen 117, 139, 232, 607). Die Mehrzahl der Typ-2-Diabetiker ist übergewichtig, und der Blutzuckerwert würde sich mit einer kalorienreduzierten Ernährung und einigen Pfunden weniger auf der Waage schon deutlich bessern (Fragen 117–137). Oft fällt dies dem Betroffenen schwer, oder der Blutzucker bleibt trotz Gewichtsabnahme erhöht. Dann sind die oralen Antidiabetika gefragt, welche die B-Zellen in der Bauchspeicheldrüse zu vermehrter Insulinsekretion anregen (Fragen 138–160). Eine andere Möglichkeit ist die Einnahme von Medikamenten, welche die Sensibilität der Gewebe (vor allem der Leber) auf Insulin erhöhen (Fragen 148, 150, 152, 160). Bei schlanken Diabetikern, ob schon immer schlank oder schlank geworden, wirken die oralen Antdiabetica meist nicht mehr viel. Diese Patienten benötigen Insulin. Das Injizieren mit Spritze oder Pen muss gut eingeübt werden und kann älteren Patienten große Mühe bereiten (Fragen 172–174, 182–207).

Das wichtigste ist und bleibt die kalorienreduzierte Ernährung und die Reduktion des Körpergewichts (Fragen 121–137). Mit einem Programm zur vermehrten körperlichen Aktivität oder Sport geht es dem Typ-2-Diabetiker wesentlich besser (Fragen 135–137, 169), übrigens auch den Herzkranzgefäßen (Fragen 616–620).

117 Wie kann jemand erkennen, dass er einen Typ-2-Diabetes hat und den Arzt aufsuchen sollte?

Im Frühstadium, das übrigens Jahre lang dauern kann, hat der Betroffene keine typischen Diabetes-Symptome, weil der Blutzucker noch nicht so hoch angestiegen ist, dass er viel Zucker mit dem Urin verliert. In diesem Stadium sollte er aber im Prinzip bereits mit einer Ernährungstherapie behandelt werden.

Menschen mit Typ-2-Diabetes in der Familie, die übergewichtig sind, sollten deshalb einmal pro Jahr den postprandialen Blutzucker oder das HbA1c messen lassen. Viele Diabetiker, bei denen die Krankheit nicht rechtzeitig diagnostiziert wurde, suchen den Arzt erst wegen der ersten Spätkomplikationen auf: brennende Füße, lanzinierende Schmerzen in den Beinen, Wadenkrämpfe, »kalte Füße«, Ameisenlaufen und Kribbeln in den Füßen, Schmerzen in den Beinen beim Gehen (Claudicatio), Angina pectoris (siehe auch Fragen 7–9, 11, 14, 602–606).

118 Gibt es Möglichkeiten, den Typ-2-Diabetes zu heilen?

Den Typ-2-Diabetes kann man nicht heilen, aber man kann den Betroffenen dazu anhalten, das Gewicht zu verringern und die Hyperglykämie zu normalisieren. Bei vielen übergewichtigen Diabetikern wäre es eigentlich nur nötig, mit einer hypokalorischen Ernährung 5, 10 oder 15 Kilogramm an Gewicht zu reduzieren, um den Stoffwechsel zu normalisieren. Geheilt ist der Diabetes damit nicht, jedoch sind die wichtigsten Symptome, eben Hyperglykämie und Glukosurie, vorübergehend normalisiert, sodass an den Geweben kein Schaden mehr entsteht. Da alle Spätkomplikationen des Diabetes aufgrund der Hyperglykämie zu Stande kommen, ist es wichtig, dass die Überzuckerung durch eine Gewichtsabnahme normalisiert wird, weil dann diese Spätkomplikationen nicht auftreten. Wir können den Stoffwechsel normalisieren, die Spätkomplikationen des Diabetes mellitus verhindern oder zumindest verzögern, der Diabetes kann aber wieder auftreten. Eine Reduzierung des Gewichts sollte deshalb auch von Dauer sein.

119 Benötigt ein Typ-2-Diabetiker manchmal andere Therapien als nur eine Ernährungsberatung?

Typ-2-Diabetiker können sehr schwer entgleisen, meist zwar ohne Ketoazidose, aber mit sehr hohen Blutzuckerwerten und massiver Glukosurie. Sie können dann in ein so genanntes hyperosmolares Coma diabeticum geraten. In dieser Situation müssen sie ins Krankenhaus gebracht werden und dort mit großen Mengen Flüssigkeit intravenös rehydriert werden. Die meisten Diabetiker benötigen in diesem Fall Insulin. Wenn die Hyperglykämie nicht so schwerwiegend ist, aber doch ein Ausmaß annimmt, dass wir diabetische Spätkomplikationen befürchten müssen, muss zur Ernährungsberatung eine Therapie mit oralen Antidiabetika eingeführt und, wenn die Überzuckerung darauf nicht genügend anspricht, eine Insulintherapie verordnet werden.

120 **Welche zusätzlichen Faktoren sind in der Therapie des Typ-2-Diabetes wichtig?**
Besonders wichtig für den übergewichtigen Diabetiker bleibt die Gewichtsabnahme, die nur mit einer hypokalorischen Ernährung möglich ist. Hilfreich ist zusätzlich vermehrte körperliche Aktivität (Sport), weil der Betroffene damit rascher abnehmen kann und insulinempfindlicher wird. Außerdem beugt dieses Training Herz-Kreislauf-Krankheiten vor (Herzinfarkt, Arteriosklerose, Verschluss der Beinarterien, hoher Blutdruck). Geeignete Sportarten sind Walken (schnelles Gehen), Aquafit, Schwimmen, Rad fahren, Spazieren gehen (siehe auch Fragen 121–137, 486 ff.).

Ratschläge zur Gewichtsreduktion

121 **Welche Ratschläge kann man jemandem geben, der abnehmen muss?**
An Gewicht abnehmen kann man nur, wenn man mehr Kalorien verbraucht als man zu sich nimmt, d. h. wenn man eine negative Energiebilanz aufweist. Deshalb empfehlen wir jedem übergewichtigen Patienten, weniger zu essen und vermehrt körperlich aktiv zu sein. Diese Ratschläge sind aber wenig nützlich, wenn wir nicht zuvor eine genaue Ernährungsanamnese aufnehmen und konkret mit dem Betroffenen zusammenarbeiten. Er, der Übergewichtige, muss uns sagen, ob beim Frühstück, Mittagessen oder Abendessen, beim Alkohol und bei wel-

chen fetthaltigen Mahlzeiten er glaubt, weniger zu sich nehmen zu können, ohne darunter allzu sehr zu leiden. Ein besonderes Augenmerk gilt den versteckten Fetten (z. B. in der Wurst oder im Kuchen) und dem Alkohol.

122 Nach welchen Regeln wird eine hypokalorische Ernährung aufgebaut?

Nachdem man eine Ernährungsanamnese erhoben hat und der Betroffene eingesehen hat, dass er zu viel isst, kann man ihm verschiedene Vorschläge machen. Meistens ist es günstig, die Ernährung nicht allzu drastisch zu reduzieren, sondern vielleicht auf einen 1600 Kalorien enthaltenden Errnährungsplan zu wechseln. Ein Diabetiker, der 2400 Kalorien gegessen hat, jetzt eine kalorienreduzierte Ernährung mit 1800 Kalorien einhält, wird pro Woche 0,6 Kilogramm abnehmen. Häufig nimmt er zu Beginn der kalorienreduzierten Ernährung etwas mehr ab und nach einigen Wochen dann eher etwas weniger, weil zu Beginn der Umstellung zusätzlich Wasser verloren geht.

123 Können Sie zwei Beispiele für einen kalorienreduzierten Ernährungsplan geben?

Ein Tagesmenü mit rund 1600 kcal/6700 kJ könnte etwa folgendermaßen aussehen:

Frühstück:
- Kaffee oder Tee nach Belieben (ohne Zucker)
- 200 ml teilentrahmte Milch, Magermilch oder Joghurt
- 75 g Vollkornbrot oder 45 g (6 EL) Natur-Getreidemüsli
- 10 g (2 TL) Butter oder Margarine
- 5 g (1 TL) Diabetiker-Konfitüre

Zwischenmahlzeit:
- 1 Portion Obst oder
- 1 Portion Brot
- Tee oder Kaffee nach Belieben (ohne Zucker)

Mittagessen:
- fettarme Bouillon (mit Gemüse, Kräutern), Salat
- 80–100 g mageres Fleisch oder 100 g magerer Fisch oder 120 g Tofu (in 1 TL Öl gebraten)

- 180 g (ca. 3 Stück) Kartoffeln oder 150 g (5–6 EL) gekochter Reis oder 150 g gekochte Teigwaren oder 180 g (ca. 5–6 EL) gekochte Polenta
- 1 große Portion gedämpftes Gemüse
- 1 große Portion Blattsalat
- 1 Portion Obst
- Mineralwasser, Kaffee oder Tee (ohne Zucker)

Zwischenmahlzeit:
- 1 Portion Obst oder 1 Portion Brot
- Kaffee oder Tee nach Belieben (ohne Zucker)

Abendessen:
(wie Mittagessen oder Aufschnittteller)
- 60–80 g Magerkäse oder 120 g Hüttenkäse oder 120 g Magerquark oder 1–2 Eier
- 1 große Portion gemischter Salat
- 75 g Vollkornbrot
- 1 Portion Obst
- 200 ml teilentrahmte Milch oder Magermilch oder Joghurt (light)
- Kaffee oder Tee nach Belieben (ohne Zucker)

Spätimbiss:
- 1 Naturjoghurt (Magermilch) oder Joghurt mit Süßstoff
- 1 Portion Obst

Ein Tagesmenü mit rund 1200 kcal/5000 kJ könnte so aussehen:
Frühstück:
- Kaffee oder Tee nach Belieben (ohne Zucker)
- 1 Glas (2 dl) teilentrahmte Milch, Magermilch
- 2 Scheiben (50 g) Vollkornbrot oder 5 g (1 TL) Butter oder Margarine
- 5 g (1 TL) Diabetiker-Konfitüre

Zwischenmahlzeit:
- 1 Portion Obst oder
- 1 Portion Brot
- Tee, Kaffee (ohne Zucker)

Mittagessen:
- fettarme Bouillon (mit Gemüse, Kräutern) und Salat
- 80 g mageres Fleisch oder 100 g magerer Fisch oder 80 g Tofu

- 120 g (2 Stück) Kartoffeln oder 100 g (3–4 EL) gekochter Reis oder 100 g (3–4 EL) gekochte Teigwaren oder 120 g (3–4 EL) gekochte Polenta
- 1 große Portion gedämpftes Gemüse
- 1 große Portion Blattsalat
- 1 Portion Obst
- Mineralwasser, Kaffee, Tee (ohne Zucker)

Zwischenmalzeit:
- 1 Portion Obst oder 1 Portion Brot
- Kaffee, Tee (ohne Zucker)

Abendessen:
Wie Mittagessen oder kalter Teller
- 60 g Magerkäse oder 80 g Hüttenkäse oder 80 g Magerquark oder 1 Ei
- 1 große Portion gemischter Salat
- 2 Scheiben (50 g) Vollkornbrot
- 1 Portion Obst
- 1 Glas (2 dl) teilentrahmte Milch, Magermilch oder Joghurt (light)
- Kaffee, Tee (ohne Zucker)

Spätimbiss:
- 1 Naturjoghurt (Magermilch) oder Joghurt mit Süßstoff oder 1 Portion Obst
- Die Mittags- und Abendmahlzeiten sollten fettarm zubereitet werden (je 1–2 TL Öl).

124 Was genau ist eine Portion Obst bzw. Brot?

Eine Portion Obst entspricht:
- je 50 g Kakifrüchte, Trauben oder Banane ohne Schale
- je 80 g Ananas, süße Kirschen, Mirabellen, frische Feigen, Pflaumen, Heidelbeeren, Reineclauden (diese Früchte sind sehr kohlenhydratreich)
- je 100 g Apfel, Kiwi, Aprikosen, Nektarine, Birne, Orange, Grapefruit, Mandarinen, Johannisbeeren, Sauerkirschen, Pfirsich, Preiselbeeren
- je 100 ml ungezuckerter oder frisch gepresster Fruchtsaft
- je 150 g Brombeeren, Quitten, Erdbeeren, Himbeeren, Stachelbeeren, Honigmelone mit Schale

Eine Portion Brot entspricht:
- je 25 g Grahambrot, 15 g Knäckebrot, 25 g Kleiebrot, 25 g Pumpernickel, 25 g Roggenschrotbrot, 25 g Roggenmischbrot, 30 g Sojabrot, 25 g Vollkornbrot, 20 g Weißbrot, 20 g Weizenbrötchen, 20 g Weizenmischbrot, 25 g Weizenvollkornbrot, 20 g Weizentoastbrot, 15 g Zwieback

125 Gibt es Tipps, wie man richtig isst, um abzunehmen?

Ja, es gibt viele Regeln, die aber nicht immer einfach einzuhalten sind, wenn man andere Gewohnheiten hat. Wichtig ist, dass man nicht schlingt, sondern langsam isst, gut kaut und sich Zeit zum Essen nimmt. Damit man sich nicht mit einem Riesenappetit an den Tisch setzt, sollte man folgende Regeln einhalten:
- kein Alkohol vor dem Essen, sondern einen Tomatensaft oder ein Glas Wasser trinken
- die Mahlzeit stets mit einem Salat oder einer Bouillon beginnen
- stets das Fett vom Fleisch wegschneiden, Hähnchen zwar mit Haut anbraten, aber ohne diese essen
- wenn möglich Teller benutzen, um so die Quantität zu fixieren
- Milchprodukte sollten grundsätzlich entrahmt bzw. mager sein
- beim Kochen mit Butter und Öl sparsam umgehen, kleine Löffel zum Abmessen benutzen
- bei einem Salat ersetzen Kräuter, Pfeffer, Zitrone und Essig (Aceto balsamico) Öl bestens und können frei verwendet werden

126 Ist es zur Kontrolle des eigenen Körpergewichts notwendig, sich regelmäßig zu wiegen?

Regelmäßig ja, aber nicht zu oft! Man sollte sich nicht häufiger als einmal in der Woche auf die Waage stellen, immer morgens vor dem Frühstück. Häufigere Messungen des Körpergewichts erfassen Schwankungen im Wasserhaushalt, die auch wichtige Informationen liefern, aber zu Überreaktionen führen können. Echte Gewichtsschwankungen, die auf Zu- oder Abnahme des Körperfettes beruhen, lassen sich bei wöchentlicher Wägung relativ genau feststellen.

127 Ist es wichtig, was ein Typ-2-Diabetiker isst oder nur wie viel er isst?

Weil Fett und Alkohol so viel Kalorien enthalten, ist es am günstigsten, wenn der Betroffene vor allem beim Fett und beim Alkohol Einschränkungen macht.

128 Führt Alkohol zu Übergewicht?

Alkohol liefert zusätzliche Kalorien. Eine halbe Flasche Rotwein mit 12 Prozent Alkohol entspricht etwa 40 g Alkohol und damit 280 Kalorien. Diese müssen im Ernährungsplan berücksichtigt werden, weil sie ansonsten zu Übergewicht führen. Zudem stimuliert Alkohol den Appetit. Aus beiden Gründen führt er – regelmäßig getrunken – zur Gewichtszunahme. Deshalb sollen Typ-2-Diabetiker möglichst auf alkoholische Getränke verzichten oder nur wenig Wein zu den Hauptmahlzeiten trinken.

Für junge Menschen ist es oft schwer, etwa in der Diskothek, ganz auf Alkohol zu verzichten. Jugendliche Typ-1-Diabetiker sollten prinzipiell keinen Wein trinken und auch keine Schnäpse. Bier enthält in der Regel Vol. 4 % Alkohol und ist deshalb weniger gefährlich als alle anderen alkoholhaltigen Getränke. Dafür enthält es Kohlenhydrate, die vom jugendlichen Typ-1-Diabetiker mit einberechnet werden müssen (300 ml = 15 g rasch resorbierbare Kohlenhydrate). Energy-Drinks, die mit Alkohol vermischt sind, sind gefährlich, weil der Alkoholgehalt stark variiert und sie viele Kohlenhydrate enthalten, die rasch resorbiert werden (siehe auch Fragen 27, 72).

129 Kann man bei einer kalorienreduzierten (hypokalorischen) Ernährung überhaupt noch von Genuss sprechen?

Ich glaube schon. Die Qualität der Nahrung bleibt ja dieselbe, nur die Quantität verändert sich. Das schwierigste ist für die meisten die Reduktion des Alkoholkonsums. Ich spreche hier nicht von Alkoholismus, sondern vom regelmäßigen Trinken einer halben Flasche Wein. Diese Menge liefert bereits 280 Kalorien. Falls man in der Lage ist, auf Alkohol zu verzichten, nimmt man also schon damit ab.

130 Welche Ratschläge sind bei einer hypokalorischen Ernährung wichtig?

Man sollte bei der hypokalorischen Ernährung sehr viel Tee oder Mineralwasser trinken, wenn möglich schon vor dem, aber auch zum Essen. Außerdem gibt es ja viele Nahrungsmittel, die fast keinen Nährwert, also wenig Kalorien haben, wie Salat und viele Gemüsesorten. Von denen kann der Diabetiker reichlich essen. Wichtig ist es, einen festen Mahlzeiten-Rhythmus einzuhalten, damit keine Heißhunger-Attacken entstehen!

131 Heutzutage sind verschiedene Arten von Diätnahrungsmitteln im Handel, die kalorienarm und reich an Fasern, Mineralstoffen und Vitaminen sind. Darf ein Diabetiker, der abnehmen muss, eine Mahlzeit damit ersetzen?
Dies ist möglich, führt aber leider nicht zu neuen guten Gewohnheiten. Diese bestehen darin, dass der Diabetiker sich an eine hypokalorische Ernährung mit normalen Nahrungsmitteln gewöhnt. Jede hypokalorische Ernährung kann allerdings den Nachteil haben, dass die notwendigen Vitamine ungleich verteilt sind. Es empfiehlt sich deshalb, zwei- bis dreimal pro Jahr einen Monat lang ein Polyvitaminpräparat zunehmen. Auf diese Weise ist der Vitaminbedarf sicher gedeckt.

132 Muss jemand, der auf eine Diabetes-Ernährung angewiesen ist, die Nahrung täglich abwiegen?
Nein. Wenn der Betroffene einmal weiß, wie viele Kohlenhydrate einer gewissen Menge Reis, Brot etc. entsprechen, kann er seine Mahlzeiten mit der Zeit richtig einschätzen. Zur Sicherheit sollte er gelegentlich den Blutzucker zwei Stunden nach dem Essen messen und vielleicht von Zeit zu Zeit, wenn der Blutzucker schlecht eingestellt ist, die Waage wieder benutzen.

133 Man hört immer wieder: »Ich mache eine Diät, aber ich nehme nicht ab.« Ist das möglich?
Diät und Diät sind zweierlei. Wenn ein Übergewichtiger mit einer kalorienreduzierten Ernährung nicht abnimmt, gibt es zwei Fehlermöglichkeiten:
1) Der Ernährungsplan wurde vom Arzt oder Ernährungsberater falsch berechnet. Lösung: neue Berechnung.
2) Der Betroffene isst mehr, als er meint, z. B. Snacks beim Fernsehen, vollfetten Käse anstelle von magerem Käse usw. Hier hilft nur eines:

Der Betroffene sollte sieben Tage lang ein genaues Ernährungsprotokoll schreiben, um die Fehlerquelle zu finden.

134 Weshalb gelingt es vielen übergewichtigen Typ-2-Diabetikern trotz Ernährungsschulung nicht, weniger zu essen und das Körpergewicht zu reduzieren?

Offenbar ist es sehr schwierig, eine so wichtige vitale Funktion wie das Essen im mittleren bis hohen Alter zu ändern. Der Typ-2-Diabetiker spürt den hohen Blutzucker nicht und fühlt sich gesund. Das Wissen um Spätkomplikationen wird verdrängt. Die Ernährungsschulung versagt leider in ganz vielen Fällen, was auch darauf hindeutet, dass die Wissenschaft die wichtigsten Ursachen des Typ-2-Diabetes noch nicht erklären kann. Genauso verhält es sich mit der Beziehung zwischen Übergewicht und Typ-2-Diabetes.

135 Was kann man einem Typ-2-Diabetiker raten, der keinen Sport betreiben will?

Wenn man schon nicht aktiv Sport treiben will, so kann man doch zumindest einige (schlechte) Alltagsgewohnheiten ändern:

- statt des Fahrstuhls die Treppe benutzen
- Spaziergänge mit Partner, Kindern und Hund unternehmen
- den Weg zur Arbeit und zurück zu Fuß oder mit dem Fahrrad zurücklegen oder wenigstens eine oder besser mehrere Haltestellen (Bus, U-, S-Bahn) weiter ein- und aussteigen
- wenn möglich im Strandbad nicht nur an der Sonne liegen, sondern auch schwimmen, je länger desto besser
- das Tempo beim Spazierengehen steigern (siehe Fragen 486 ff.)

136 Gibt es Kontraindikationen gegen intensiven Sport?

Ja, der ältere, nicht trainierte Mensch, insbesondere der Typ-2-Diabetiker sollte sich einer ärztlichen Untersuchung unterziehen, bevor er mit körperlichen Aktivitäten beginnt. Der Blutdruck darf nicht zu hoch sein, und das EKG sollte normal sein. Diabetiker können die Schmerz- und Berührungsempfindung an den Füßen verlieren. Für diese Patienten ist ein Schutz durch orthopädisches Schuhwerk notwendig (siehe Fragen 605, 611, 612).

137 Nützt vermehrte körperliche Aktivität zur Gewichtsreduktion auch dann, wenn Diabetiker keine kalorienreduzierte Ernährung einhalten?

Generell ist körperliche Aktivität günstig für die Gesundheit, insbesondere für das Herz-Kreislauf-System. Ohne angepasste Ernährung verhilft Sport allein aber nicht zur Gewichtsreduktion (siehe auch Fragen 120, 135, 486 ff.).

Therapie mit oralen Antidiabetika

138 Wann sollte eine Therapie mit oralen Antidiabetika begonnen werden?

Bei der Betreuung des Typ-2-Diabetikers muss der Arzt in erster Linie auf die Einhaltung einer kalorienreduzierten Ernährung drängen und diese immer wieder instruieren. Wenn dies nicht genügt und der Nüchternblutzucker eindeutig erhöht bleibt, also über 7–8 mmol/l (130–140 mg/dl), und der postprandiale Blutzucker auf über 11 mmol/l (200 mg/dl) ansteigt, dann sind die Gewebe gefährdet und Spätkomplikationen zu erwarten. Deshalb muss bei solchen Blutzuckerwerten eine orale Therapie mit Antidiabetika begonnen werden.

139 Muss diese Therapie mit oralen Antidiabetika von einem Arzt überwacht werden?

Mir scheint es wichtig, dass ein Arzt diese Therapie überwacht, denn das Ziel ist ja eine Normalisierung des Blutzuckers, um Spätfolgen des Diabetes zu vermeiden. Die wichtigsten Vorbeugemaßnahmen sind:
- Gewichtsreduktion, die vom Arzt kontrolliert wird
- Normalisierung des Blutzuckers – nüchtern und postprandial
- Normalisierung des HbA1c-Wertes, der angibt, ob die Struktureiweiße im Körper zu stark glykosyliert werden und damit diabetische Spätkomplikationen zu erwarten sind
- Kontrolle des Blutdrucks, der peripheren Pulse als Ausdruck der peripheren Durchblutung und Suche nach neurologischen Veränderun-

gen als Ausdruck der diabetischen Neuropathie (siehe auch Fragen 601 ff.)

140 Für welche Aspekte der Einstellung ist es wichtig, dass der Typ-2-Diabetiker von einem Diabetesteam betreut wird?

Die Basis der Therapie mit Antidiabetika ist und bleibt eine vernünftige Ernährung bzw. eine kalorienreduzierte Ernährung. Dafür ist neben dem Arzt vor allem die Diätassistentin zuständig. Oft gelingt es dieser besser als dem Arzt, den Diabetiker zu motivieren und Details der Ernährung zu korrigieren.

141 Hat während der Therapie mit Antidiabetika der Patient selbst eine individuelle Verantwortung für sein Wohlergehen?

Derjenige, der Verantwortung für sich und seine Krankheit übernimmt, wird lange ohne Komplikationen bleiben, während der Patient, der diese Verantwortung von sich weist, in der Regel viel früher an Spätkomplikationen erkranken wird. Jeder Typ-2-Diabetiker muss gelegentlich den Urinzucker überprüfen, besser gelegentlich noch den Nüchtern- und postprandialen Blutzucker, und sich mit seinen Mahlzeiten so verhalten, dass diese Blutzuckerwerte nahe der Norm liegen. Bei der Einnahme von oralen Antidiabetika kann es darüber hinaus theoretisch zu Hypoglykämien kommen. Auch aus diesem Grund müssen der Nüchternblutzucker und postprandiale Blutzuckerwerte gemessen werden. Sind diese zu tief, muss der Betroffene sofort zum Arzt gehen und sich beraten lassen.

142 Führen Sulfonylharnstoffe auch zu schweren Hypoglykämien?

Ja, so wurde ihre Blutzucker senkende Wirkung entdeckt. In großen Dosen können sie schwerste und auch tödliche Hypoglykämien hervorrufen. Deshalb beginnt die Behandlung mit Sulfonylharnstoffen mit einer minimalen Dosis und der Überwachung des Blutzuckers. Die Dosis wird langsam gesteigert, bis die erwünschte Senkung des Blutzuckers erreicht ist. Patienten, die darauf nicht ansprechen, bezeichnet man als so genannte »Primärversager«. Sie werden im Allgemeinen mit Insulin eingestellt.

143 Woran erkennt man die Hypoglykämie durch Sulfonylharnstoffe?

Die Symptome sind grundsätzlich dieselben wie nach der Insulininjektion. Meistens fällt der Blutzucker langsam ab, sodass die Betroffenen die typischen Hypoglykämiesymptome kaum spüren und auch nicht erkennen können, wenn sie nicht geschult wurden. Der Arzt, der Sulfonylharnstoffe verschreibt, muss den Patienten genau darüber aufklären, was eine Hypoglykämie ist, wie sie sich manifestiert und was der Patient tun soll, wenn die ersten Anzeichen auftreten.

144 Haben gewisse orale Antidiabetika für die Behandlung des Typ-2-Diabetes auch eine Wirkung auf die Gewichtsabnahme?

Die oralen Antidiabetika, welche den B-Inselzellen helfen, vermehrt Insulin auszuschütten, führen eher zu einer Gewichtszunahme. Die Biguanide hingegen, von denen das Metformin heute noch viel verwendet wird, haben einen appetitmindernden Effekt und führen so vorübergehend zu einer leichten Gewichtsabnahme.

145 Welche oralen Medikamente stehen dem Typ-2-Diabetiker zur Verfügung?

1. Die Medikamente vom Typ der Sulfonylharnstoffe. Sie sensibilisieren die B-Zellen auf Glukose. In Anwesenheit von Sulfonylharnstoffen sondert die B-Zelle bei einem tieferen Blutzucker Insulin ab, sodass die Blutzuckerwerte nüchtern und postprandial günstiger werden.

2. Eine später entwickelte Substanz, das Repaglinide, im Handel als NovoNorm® erhältlich, hat gegenüber den Sulfonylharnstoffen einen wesentlichen Vorteil! Im Gegensatz zu den Sulfonylharnstoffen führt NovoNorm® zu einer raschen, jedoch nur kurzen Insulinausschüttung. Es muss (immer eine Tablette) unmittelbar vor jeder Hauptmahlzeit eingenommen werden. Typ-2-Diabetiker haben in der Regel relativ hohe Insulinspiegel, wenn sie nüchtern sind, und nach dem Essen einen trägen Anstieg des Insulins im Blut. NovoNorm® verhindert den zu hohen Blutzucker nach dem Essen und beinhaltet ein wesentlich geringeres Hypoglykämie-Risiko als die Sulfonylharnstoffe. Die bisher gemachten Erfahrungen sind sehr positiv. Ärzte und Patienten müssen allerdings umdenken, da NovoNorm® nicht ein- oder zweimal täglich eingenommen wird, sondern dreimal mit den Hauptmahlzeiten. Mit

NovoNorm® kann eine Mahlzeit ohne Weiteres ausgelassen oder verschoben werden.

Derzeit erhältliche Sulfonylharnstoff-Präparate:

Trivialname	Markenname	mg pro Tablette	empf. tgl. Dosis in mg
(1. Generation)			
Chlorpropamid	Diabinese®	100/250	500/2000
Tolbutamid	Rastinon®	500/1000	1000/2000
(2. Generation)			
Glibenclamid	Daonil®	5	15
	Semi-Daonil®	2,5	15
	Euglucon®	5	15
	Semi-Euglucon®	2,5	15
	Melix®	5	15
	gli-basan®	3,5	11,5
	gli-basan semi®	1,75	11,5
Glibornurid	Glutril®	25	75
	Gluborid®	25	75
Gliclazid	Diamicron®	80	240
Gliplizid	Glibenese®	5	20

146   Welche dieser Präparate würden Sie nicht empfehlen?

Das einzige Präparat, das nicht empfehlenswert ist, ist das Chlorpropamid (Diabinese®) Es hat eine sehr lange Wirkungszeit und kann schwere Hypoglykämien hervorrufen. Außerdem treten bei einem Teil der Patienten bei der Einnahme von Diabinese® und gleichzeitigem Alkoholgenuss unangenehme Nebenerscheinungen (Hitzegefühl, roter Kopf, Herzklopfen) auf.

147   Sollen Diabetiker, die auf ein solches Präparat schlecht ansprechen, auf ein anderes umstellen?

Nein, entweder sprechen die B-Zellen des Inselzellapparates an oder sie tun es nicht mehr.

148   Wirken die Sulfonylharnstoffe der zweiten Generation oder Metformin besser oder haben sie weniger Nebenwirkungen?

Die Sulfonylharnstoffpräparate der zweiten Generation wirken nicht besser, aber in wesentlich geringeren Dosen. Die einzige Gefahr ist auch bei diesen Präparaten die Hypoglykämie.

Es gibt noch zwei weitere Gruppen von Medikamenten, die im Gegensatz zu den Sulfonylharnstoffen nicht die Insulinsekretion fördern, sondern die Insulinsensibilität erhöhen. Von den Biguaniden ist heute noch Metformin (Glucophage®) auf dem Markt. Glucophage bindet sich an die Schleimhaut der verschiedenen Abschnitte im Magen-Darm-Trakt an und beeinflusst das Sättigungs- bzw. Hungerzentrum. Biguanide hemmen das Hungergefühl, sodass die Betroffenen weniger essen. In größeren Mengen verabreicht, können die Biguanide auch zu leichtem Brechreiz bzw. Übelkeit führen. Die zweite Gruppe von Medikamenten, die Glitazone, erhöhen die Insulinsensibilität der Gewebe und führen so zu einer Erniedrigung des Blutzuckers und – im Gegensatz zu den Biguaniden – eher zu einer Vermehrung des Fettgewebes im Körper und zu einer Gewichtszunahme.

Damit Biguanide, Glitazone, Repiglide und Sulfonylharnstoffe überhaupt wirken können, ist eine noch vorhandene Insulinsekretion der Bauchspeicheldrüse Voraussetzung, wie dies nach Manifestation des Typ-2-Diabetes die Regel ist. Eine andere Therapieform ist die Verabreichung von α-Glucosidase-Hemmern (Glucobay®, Diastabol®).

149 Was sind α-Glucosidase-Hemmer und wie wirken sie?

Hierbei handelt es sich um Substanzen, welche die α-Glukosidase, die für die Spaltung der langkettigen Kohlenhydrate (Stärke) im Darm verantwortlich ist, verhindern bzw. verzögern. Die α-Glukosidase-Hemmer führen also dazu, dass die Kohlenhydrate im Darm langsamer oder zum Teil gar nicht mehr resorbiert werden, sodass weniger endogenes Insulin benötigt wird. Diese Substanzen haben allerdings Nebenwirkungen: Sie führen zu Blähungen, Völlegefühl im Bauch und gelegentlich, meist am Anfang der Therapie, auch zu Durchfall. Sie sind in Deutschland weit verbreitet, in der Schweiz werden sie weniger oft verschrieben. Diese Medikamente führen nicht zu Hypoglykämien.

150 Haben Biguanide Nebenwirkungen?

Die Gefahr bei einer Intoxikation mit Biguaniden ist die Milchsäureazidose. Die Biguanide hemmen in der Leber die Gluconeogenese, also die

Neubildung von Glukose aus Milchsäure und Aminosäuren, sodass sich die Milchsäure im Blut staut und zu einer tödlich verlaufenden metabolischen Azidose führen kann. Solche Zwischenfälle hat es vor allem bei der Therapie mit Fenformin und Buformin gegeben, wesentlich seltener mit dem Metformin.

151　Haben die Sulfonylharnstoffe Nebenwirkungen?

Die größte Gefahr, die von Sulfonylharnstoffen ausgeht, ist die Entstehung von Hypoglykämien. Bevor Sulfonylharnstoffe verordnet werden, muss der Arzt hundertprozentig sicher sein, dass der Blutzucker wirklich erhöht ist und ein Typ-2-Diabetes vorliegt. Um eine Hypoglykämie zu vermeiden, beginnt man mit einer möglichst niedrigen Dosis von Sulfonylharnstoffen und steigert die Dosis langsam und nie über ein gewisses Maximum. Auf diese Art und Weise können Hypoglykämien in der Regel vermieden werden (siehe auch Frage 145).

152　Gibt es Begleitkrankheiten bei Diabetikern, welche die Anwendung von Biguaniden verbieten?

Alle Krankheiten, die den Stoffwechsel der Milchsäure beeinträchtigen, sind absolute Kontraindikationen gegen die Verwendung von Biguaniden. Bei Leberkrankheiten, insbesondere der Leberzirrhose, wird die Milchsäure zu langsam von der Leber abgebaut. Dieser Prozess wird durch Biguanide noch verstärkt, sodass sich eine tödliche Milchsäureazidose entwickeln kann. Absolute Kontraindikationen sind auch die häufigen Durchblutungsstörungen, vor allem die Koronarsklerose und die arteriellen Durchblutungsstörungen der Beine, wo in der Muskulatur zu viel Milchsäure entsteht und die Biguanide deren Aufnahme durch die Leber verzögern. Etwas überspitzt könnte man sagen, dass es keine andere Krankheit mit so viel Kontraindikationen gegen Biguanide gibt wie den Typ-2-Diabetes (siehe auch Fragen 601 ff.).

153　Gibt es Begleitkrankheiten des Diabetes, welche die Anwendung von Sulfonylharnstoffen verbieten?

Es gibt keine eigentlichen Kontraindikationen, aber sie sollen nicht verwendet werden, wenn der Betroffene nicht (mehr) darauf anspricht und nicht in einer Dosis über der Maximaldosis. Dann besteht die Gefahr der Hypoglykämie!

154 Bei welchen Patienten ist die Verwendung von α-Glucosidase-Hemmern kontraindiziert?

Diese Medikamente sind ungefährlich, außer bei Magen-Darm-Störungen (Magenulcus, Colon irritabile, Diarrhoe), da solche Patienten mit diesen Medikamenten noch mehr Beschwerden haben.

155 Können Sulfonylharnstoffe auch dem normalgewichtigen Typ-2-Diabetiker helfen?

Bei gewissen Typ-2-Diabetikern (insbesondere vom Typ MODY) können sie von einem zeitlich beschränkten Nutzen sein (siehe auch Fragen 18, 175, 176).

156 Kann mit der Gabe von Sulfonylharnstoffen die Ernährung freier gestaltet werden?

Ganz und gar nicht. Zweck der Therapie mit Sulfonylharnstoffen ist ja eine bessere Einstellung des Blutzuckers bei jemandem, der eine korrekte, kalorienreduzierte Ernährung einhält.

157 Können Sulfonylharnstoffe, NovoNorm® und Biguanide ohne gefährliche Nebenwirkungen über viele Jahre verabreicht werden?

1. Sulfonylharnstoffe sind nicht toxisch und können über viele Jahre eingenommen werden, bis die Wirkung sich verliert.

2. Bei NovoNorm® verhält es sich ähnlich wie bei den Sulfonylharnstoffen.

3. Auch Biguanide können über längere Zeit verabreicht werden, aber im Verlaufe des Diabetes können Begleitkrankheiten auftreten, welche die weitere Verwendung verbieten (siehe auch Fragen 150, 152).

158 Ist es sinnvoll, Sulfonylharnstoffe und Biguanide als Kombinationstherapie zu verwenden?

Diese beiden Medikamente sind sogar schon als Kombinationstabletten hergestellt und verschrieben worden. Dies hat sich nicht bewährt. Die Kombinationstherapie wird allerdings immer noch bei Diabetikern eingesetzt, die schlecht auf Biguanide oder Sulfonylharnstoffe allein ansprechen. Solche Typ-2-Diabetiker haben zu wenig eigenes Insulin und sollten unbedingt auf Insulin umgestellt werden. Die Kombinationstherapie ist eigentlich überholt und wird nur noch von denjenigen benötigt, die eine Insulintherapie absolut verweigern.

159 Gibt es besondere Kriterien, nach welchen die Sulfonylharnstoffe und NovoNorm® dosiert werden sollen?

Bei jedem Patienten beginnt man mit einer Minimaldosierung und steigert diese dann bis maximal auf das Vierfache, wenn vorher keine Senkung des Blutzuckers erreicht wurde. Wenn bei der so genannten Maximal-Dosis nach einer Woche keine eindeutige Wirkung zu erkennen ist, dann handelt es sich um ein Primärversagen, und der Betroffene benötigt Insulin. Dasselbe gilt für NovoNorm®, wovon immer eine Tablette mit der Mahlzeit eingenommen wird (siehe auch Frage 145).

160 Wann sollen Sulfonylharnstoffe, Biguanide, NovoNorm® und α-Glucosidase-Hemmer eingenommen werden?

* Sulfonylharnstoffe kurz vor dem Frühstück und dem Abendessen
* Biguanide vor dem Frühstuck und eventuell eine zweite Dosis vor dem Abendessen
* NovoNorm® dreimal zu den Hauptmahlzeiten
* α-Glucosidase-Hemmer vor den Hauptmahlzeiten

Insulintherapie

161 Unter welchen Umständen muss der Typ-2-Diabetiker vorübergehend mit Insulin behandelt werden?

Typ-2-Diabetiker müssen vor Operationen auf Insulin umgestellt und während und nach der Operation so lange mit Insulin weiterbehandelt werden, bis sie wieder Nahrung zu sich nehmen können und der Operationsstress vorbei ist. Je nach Eingriff also zwei bis zehn oder mehr Tage. Die Insulindosis kann je nach Blutzuckerwerten langsam verringert und das Insulin abgesetzt werden. Auch schwere akute Krankheiten (Herzinfarkt, Infektionen wie z. B. Lungenentzündung usw.) erfordern eine vorübergehende Insulintherapie (oft im Krankenhaus). Nach Abheilung der Krankheit kann das Insulin meist wieder abgesetzt werden.

162 Ist eine Insulintherapie auch bei Wahloperationen notwendig?

Bei größeren Operationen, die einen ein- bis zweiwöchigen Krankenhausaufenthalt notwendig machen, wird der Patient grundsätzlich einen Tag vor der Operation mit Insulin eingestellt. Die Insulintherapie, meist ein oder zwei Injektionen eines intermediär wirkenden Insulins, wird während der ersten postoperativen Tage weitergeführt, die Insulindosis dann reduziert, und sie kann häufig ganz abgesetzt werden, wenn es dem Patienten wieder gut geht. Zudem hat der Patient nach solchen Operationen meist eine eingeschränkte oder parenterale Ernährung mit genügend Eiweiß für die Wundheilung, die jedoch an und für sich schon zu einer Stabilisierung des Blutzuckers führt.

163 Wann muss der Typ-2-Diabetiker auf Insulin umgestellt werden?

Die meisten Typ-2-Diabetiker benötigen 3 bis 20 Jahre nach Ausbruch des Diabetes Insulin. Es ist allerdings nur schwer festzulegen, wann der Typ-2-Diabetiker auf Insulin umgestellt werden muss. Dies hängt vom Alter, vom Gewicht und vom Blutzucker ab. Beginnen wir mit dem Blutzucker. Ein mehrfach gemessener Nüchternblutzucker über 10 mmol/l (180 mg/dl) und postprandial über 14 mmol/l (252 mg/dl) ist eine Indikation zum Übergang von einer Ernährungs-Therapie mit oralen Antidiabetika auf eine Ernährungs-Therapie mit Insulin. Tendenziell wird man bei einem sehr stark übergewichtigen Diabetiker eher etwas länger warten – in der Hoffnung, dass er die vorgeschriebene Ernährung einhält und allmählich bessere Blutzuckerwerte hat. Schlanke Typ-2-Diabetiker sollen möglichst früh – schon bei Nüchternblutzucker um 8–10 mmol/l (144-180 mg/dl), postprandial 10–13 mmol/l (180-234 mg/dl) – auf Insulin umgestellt werden. Als dritter Faktor ist das Alter bei der Umstellung auf Insulin zu berücksichtigen. Je älter ein Diabetiker ist, desto länger wird man mit der Insulintherapie warten müssen, insbesondere dann, wenn der Betroffene allein lebt, sich selbst nicht spritzen kann oder will und keine Angehörigen hat, die bereit sind, Verantwortung für die Insulininjektion und die Blutzuckermessungen zu übernehmen. Im Prinzip gelten aber auch im Alter die Blutzuckerwerte, die ich vorher angegeben habe (siehe auch Frage 172).

164 Welche Insuline sind für die Therapie des Typ-2-Diabetes geeignet?

Im Prinzip die intermediär wirkenden Insuline (NPH-Insulin oder Zink-Kristall-Insuline). Das NPH-Insulin gibt es auch in fixen Mischungen mit rasch wirkendem Insulin in Mischverhältnissen von 9:1, 8:2, 7:3, 5:5. Diese Mischinsuline haben den Vorteil, dass sie, vor den Mahlzeiten gespritzt, den raschen Blutzuckeranstieg vermindern. Häufig wird das Mischinsulin 8:2 verwendet (siehe auch Fragen 187, 189).

165 Wie oft und wie viel Insulin müssen Typ-2-Diabetiker spritzen?

In der Regel reicht ein Zwei-Spritzen-Rhythmus aus, wobei etwa zwei Drittel der Gesamtdosis 30 Minuten vor dem Frühstück und ein weiteres Drittel 30 Minuten vor dem Abendessen gespritzt werden. Die Gesamtdosis variiert je nach Patient (Gewicht, Alter, körperliche Aktivität) zwischen 20 und 80 Einheiten Insulin pro Tag (siehe auch Frage 198 ff.).

166 Wie beginnt die Insulintherapie?

Mit einer guten Schulung der Spritztechnik und tiefen Insulindosen, z. B. zehn Einheiten am Morgen und sechs Einheiten am Abend. Der Patient hat gelernt, den Blutzucker selbst zu messen und je nach Resultat die Insulindosis in kleinen Schritten um jeweils zwei Einheiten zu erhöhen (siehe auch Fragen 188–192, 293 ff.).

167 Sollen Typ-2-Diabetiker die Spritze oder den Pen benutzen?

Ältere Menschen haben oft Schwierigkeiten mit dem Aufziehen von Insulin und den Luftblasen. Der Pen macht es einfacher, da man nur den Pen-Mechanismus betätigen muss. Ganz wichtig ist die vollständige Vermischung der Insulinlösung im Pen. Man soll den Pen vor der Injektion mindestens zehnmal sorgfältig kippen (siehe auch Fragen 196 ff.).

168 Kann ein Diabetiker, der einmal Insulin benötigt hat, später wieder ohne Insulin auskommen?

Dies ist in der Regel nicht mehr möglich, wenn der Typ-2-Diabetes seit zehn oder mehr Jahren andauert und die B-Inselzellen der Bauchspeicheldrüse sehr schlecht funktionieren. Hingegen gibt es viele Situationen, die den Arzt zwingen, einem Typ-2-Diabetiker vorübergehend Insulin zu verordnen. Typ-2-Diabetiker entgleisen im Verlauf von schweren Infektionskrankheiten, bei Unfällen, Operationen und bei Stress. Sie müssen dann vorübergehend auf Insulin umgestellt werden, und man kann ihnen versichern, dass, wenn die Zweitkrankheit oder die Operation überstanden ist, das Insulin sehr wahrscheinlich wieder abgesetzt werden kann (siehe auch Frage 161).

169 **Welche körperliche Aktivität empfehlen Sie einem Typ-2-Diabetiker, der sehr streng arbeitet, keine Zeit für und auch keine Freude am Sport hat?**
Man muss mit dem Betroffenen intensiv darüber sprechen. Fast alle Menschen haben in der Jugend einmal einen Sport mit mehr oder weniger Freude betrieben, und wenn man herausfindet, woran der Patient am ehesten Freude hat, gelingt es meist, den Betroffenen wieder zu vermehrter körperlicher Aktivität zu motivieren, insbesondere, wenn der Patient versteht, wie wichtig dies für ihn ist (siehe auch Fragen 135, 486 ff.).

Besondere Probleme des Diabetes bei alten Menschen

170 **In welchem Alter kann man noch einen Typ-2- und einen Typ-1-Diabetes bekommen?**
Dies ist unbegrenzt. Der Typ-2-Diabetes kann im Alter von 30 Jahren ausbrechen, was eher selten ist, aber auch erst mit 80 Jahren zum Vorschein kommen. Der Typ-1-Diabetes tritt bei Kindern, Jugendlichen, jungen Erwachsenen und selten auch bei alten Menschen auf. Besonders schwerwiegende Probleme sind mit dem Auftreten eines Typ-1-Diabetes beim 70-jährigen oder noch älteren Patienten verbunden: Häufig wird der Diabetes fälschlicherweise als Typ-2-Diabetes verkannt und mit einer Diabetes-Ernährung allein behandelt (siehe auch Fragen 25, 163).

171 Ist es sinnvoll, bei einem 70-jährigen die Ernährung hypokalorisch umzustellen?

Das lässt sich nicht generell beantworten. Es hängt sehr vom Patienten ab und wie fest er an seinen Gewohnheiten hängt. 70-jährige haben meist bestimmte Gewohnheiten, die nur noch schwer zu ändern sind. Dazu kommt, dass die Lebenserwartung mit 70 Jahren ja nicht mehr so enorm hoch ist und es unwahrscheinlich ist, dass jemand, der mit 70 seinen Diabetes erlebt, an diabetischen Spätkomplikationen sterben wird. Man sollte deshalb vorsichtig sein mit allzu rigorosen diätetischen Maßnahmen und sich damit zufrieden geben, dass der Blutzucker in einem Bereich ist, der an und für sich keine akute Gefährdung in sich birgt (siehe auch Frage 58).

172 Kann ein 70-jähriger Patient noch lernen, Insulin zu spritzen?

Ja, dies ist durchaus möglich und beim Typ-2-Diabetes auch relativ einfach, weil es meist mit einer oder zwei Insulinspritzen pro Tag getan ist. Es genügt meist, morgens und abends in relativ kleinen Dosen dasselbe Insulinpräparat zu spritzen, um den Blutzucker einigermaßen gut einzustellen. Der frisch entdeckte Typ-1-Diabetes beim 70-jährigen erfordert hingegen eine gründliche Instruktion durch das Diabetesteam im Krankenhaus (siehe auch Fragen 188 ff.).

173 Soll der alte Diabetiker den Pen oder die Insulinspritze benutzen?

Gerade für den älteren Diabetiker, der lernen muss, Insulin zu spritzen, ist der Pen ideal. Die Handhabung des Pens muss genau einstudiert werden, kann aber meist noch relativ gut erlernt werden. Der Blutzucker ist nicht sehr labil, sodass es auch nicht entscheidend ist, ob eine Insulinspritze einmal vergessen wird oder nicht, weil es ja nicht zu einer schweren Entgleisung kommt (siehe auch Frage 196).

174 Wer soll im Alters- und Pflegeheim das Insulin spritzen?

Solange der Diabetiker geistig klar ist, kann er die Insulininjektionen selbst vornehmen. Wird er pflegebedürftig, so übernimmt das Pflegepersonal diese Aufgabe. Bei Diabetikern, die noch zu Hause leben, aber nicht mehr gut sehen, gibt es ein echtes Problem mit den Insulinspritzen. In der Regel müssen in solchen Fällen Gemeindeschwestern oder Pflegedienste die Injektionen ausführen.

Therapie des MODY-Diabetes

175 Wie manifestiert sich der MODY-Diabetes?

Die Betroffenen sind meist jung und nicht übergewichtig. Der Blutzucker kann jahrelang leicht erhöht sein, ohne zu Glukosurie und großen Harnmengen zu führen, sodass der Betroffene nichts von seiner Krankheit spürt. Sie beginnt ähnlich wie beim Typ-2-Diabetes und gilt auch als besondere Form dieser Krankheit. Erst später kommt es zu den klassischen Symptomen mit Harnflut und Durst. MODY-Diabetiker neigen nicht zu schweren Entgleisungen, weil sie eine eigene Insulinreserve besitzen. Dennoch benötigen sie möglichst früh eine adäquate Therapie, weil auch bei ihnen die Hyperglykämie zu Spätkomplikationen führt. In den letzten Jahren sind sechs verschiedene genetisch fixierte Formen des Diabetes molekularbiologisch identifiziert worden (siehe auch Frage 18).

176 Welche Therapie benötigt der Patient mit MODY-Diabetes?

Man kann die Therapie zeitlich abgestuft in drei Perioden aufteilen:
1. Instruktion des Patienten, die Kohlenhydrate auf mehrere, mindestens drei Mahlzeiten zu verteilen, damit die Blutzuckerspitzen nach dem Essen nicht exzessiv sind.
2. Wenn der Blutzucker dennoch zu hoch ansteigt, sollten zusätzlich zur hypokalorischen Ernährung Sulfonylharnstoffe verabreicht werden.
3. Wenn diese den Blutzucker nicht genügend senken, ist die Umstellung auf Insulin erforderlich, meist auf einen Zwei-Spritzen-Rhythmus wie beim Typ-2-Diabetiker. MODY-Patienten benötigen meist wenig Insulin, da Sie nicht übergewichtig und deshalb nicht insulinresistent sind. Sport hilft wie bei allen anderen Diabetes-Formen (siehe auch Fragen 180 ff., 220 ff.).

Die Therapie des Typ-1-Diabetes

Der Typ-1-Diabetes bricht sozusagen über Nacht aus, und der Diabetiker würde ohne Insulintherapie nur wenige Tage überleben (Fragen 10, 11). Er muss deshalb sehr rasch lernen, wie, wann, wo und wie viel Insulin er spritzen muss (Fragen 180–207). Heute hat sich das Basis-Bolus-Schema mit zwei Injektionen von intermediär und drei Injektionen von rasch wirkendem Insulin vor den Hauptmahlzeiten (Fragen 193–195) durchgesetzt. Immer häufiger benutzen junge Patienten die Insulinpumpe (Fragen 208–218), die eine vorprogrammierte Dosis Basis-Insulin und über einen Knopfdruck den für jede Mahlzeit benötigten Insulin-Bolus unter die Haut abgibt.

Ganz wichtig für eine gute Blutzuckereinstellung ist die individuell angepasste Insulindosis für jede Mahlzeit, damit die Synergien zwischen Ernährung und Insulin bestmöglich ausgenutzt werden (Fragen 220–267). Insulin senkt den Blutzucker häufig auf zu tiefe Werte, und es kommt zu der gefürchteten Hypoglykämie.

Seit einigen Jahren gilt als gesichert, dass gut eingestellte Diabetiker nie oder erst nach sehr langer Zeit gefürchtete Spätkomplikationen (Fragen 601 ff.) entwickeln. Allerdings: Nur informierte und motivierte Diabetiker erreichen eine so gute Einstellung. Dazu gehört eine solide, dem Diabetiker individuell angepasste Schulung (Fragen 318 ff.) und eine konsequente Selbstkontrolle des Blutzuckers. Dennoch gibt es immer wieder Probleme, die den Diabetiker an der Zweckmäßigkeit der Therapie zweifeln lassen (Fragen 237–290).

177 Wie manifestiert sich der Typ-1-Diabetes?

Die Symptome treten perakut auf: Durst, Harnflut, Heißhunger, rasche Gewichtsabnahme, Müdigkeit, Muskelschwäche, Atemnot. Diese Symptome sind auf die plötzliche massive Hyperglykämie, Glukosurie und Ketoazidose zurückzuführen (siehe auch Fragen 7, 10, 15).

178 Gibt es Möglichkeiten, den Typ-1-Diabetes zu heilen oder ihn zu verhindern?

Bis heute gibt es keine Prävention des Typ-1-Diabetes. Bei einzelnen Patienten ist mit einer Pankreas- oder Inselzelltransplantation eine vorübergehende Heilung erreicht worden (siehe auch Fragen 629–641).

179 Wie behandelt man den Typ-1-Diabetes?

Der Typ-1-Diabetes ist eine meist perakut auftretende schwere Stoffwechselstörung, die ohne Insulintherapie sehr rasch zum Tod führen würde. Jeder Typ-1-Diabetiker benötigt deshalb sofort Insulin und eine Diabetesschulung, damit er lernt, wo, wie, wann und wie viel Insulin er spritzen soll. Vor allem wird er auch genau lernen müssen, was Kohlenhydrate, Eiweiß und Fett für den Körper bedeuten, wie viel davon in verschiedenen Nahrungsmitteln vorhanden sind und wie viel davon er wann essen darf (siehe auch Fragen 40 ff., 177 ff., 293 ff., 318 ff.).

Behandlung mit Insulin

180 Welches sind die wichtigsten Therapieelemente des Typ-1-Diabetes?

Es gibt viele Therapie-Elemente. Die drei wichtigsten sind das Insulin, die Ernährung und die körperliche Aktivität. Selbstkontrolle und Schulung sind in diesem Zusammenhang unverzichtbar.

181 Wie beeinflussen sich die Therapie-Elemente gegenseitig?

Ohne eine Diabetes-Ernährung kann der Typ-1-Diabetiker sich mit Insulin nicht optimal einstellen. Die Insulininjektion muss 15–30 Minuten vor jeder Mahlzeit erfolgen, weil dann Zucker vom Darm ins Blut gelan-

gen wird und dieser Zucker ja in der Leber und in der Muskulatur gespeichert werden muss. Es besteht also eine enge Relation zwischen
dem Zeitpunkt der Insulininjektion und der Mahlzeit. Zweitens muss die
Insulindosis der Menge Kohlenhydrate in der Mahlzeit angepasst sein.
Je mehr Kohlenhydrate, desto mehr Insulin muss vor der Mahlzeit gespritzt werden. Die körperliche Aktivität hat einen wichtigen Einfluss
auf die Insulinsensibilität des Organismus. Je aktiver jemand körperlich
ist, also je trainierter seine Muskulatur ist, desto insulinempfindlicher ist
diese Muskulatur. Ein gut Trainierter braucht deshalb weniger Insulin
als jemand, der seine Muskulatur wenig beansprucht und womöglich
noch übergewichtig ist. Alle drei Elemente, Insulin, Ernährung und körperliche Aktivität, sind eng miteinander verflochten, und jeder Diabetiker muss die Wirkung dieser drei Faktoren auf seinen Stoffwechsel bzw.
Blutzucker genau kennen (siehe auch Fragen 40 ff., 117 ff.).

182 Was bedeutet es, dass die Insulintherapie individualisiert oder persönlich gestaltet werden soll?

Dies bedeutet ganz einfach, dass die Menge des verabreichten Insulins
von den persönlichen Daten abhängt:
1. von der Körpergröße
2. vom Gewicht
3. von der Ernährung und
4. von der körperlichen Aktivität.
Ein übergewichtiger Typ-1-Diabetiker benötigt mehr Insulin, ein sehr
schlanker, körperlich aktiver Diabetiker benötigt weniger.

183 Wie kann ein Typ-1-Diabetiker herausfinden, wie viel Insulin er wann spritzen muss – angepasst an seine Ernährungsweise und seine körperliche Aktivität?

Im Grunde genommen gibt es nur eine wichtige Regel für den Diabetiker. Um herauszufinden, wie viel Insulin er vor jeder Mahlzeit spritzen
muss, muss er den Blutzucker messen, und zwar vor dem Essen und ein
bis zwei Stunden nach der Mahlzeit. Man sollte vorsichtig mit vier bis
sechs Insulin-Einheiten beginnen und den Blutzucker nach dem Essen
(ein bis zwei Stunden) messen. Nach Rücksprache mit dem Arzt wird
die Dosis für die einzelnen Mahlzeiten angepasst und dann möglichst
konstant beibehalten, wenn es dem Patienten gut geht und er die Koh-

lenhydrate in der Mahlzeit relativ konstant beibehält. So kann er herausfinden, wie viel Insulin sein Körper für eine bestimmte Menge Kohlenhydrate benötigt. Dasselbe gilt für die sportliche Aktivität (siehe auch Fragen 43, 293 ff., 486 ff., 508, 509).

184 **Wie soll der Diabetiker Ernährung und Insulin anpassen, wenn er sich mehrere Stunden lang körperlich stark anstrengt?**

Eine längere, sagen wir sechs Stunden andauernde körperliche Anstrengung geht meist ohne hypoglykämische Entgleisung vor sich, wenn der Diabetiker am Morgen vor dieser körperlichen Anstrengung das Insulin auf die Hälfte reduziert, also nur die halbe Menge des sonst üblichen Insulins spritzt und zusätzlich jede Stunde ein bis zwei Obst- oder Brotwerte (10–20 g KH) zu sich nimmt. Auf diese Weise sollte der Blutzucker ungefähr im Normbereich bleiben und nicht zu tief absinken. Bei besonderen Anstrengungen muss zusätzlich die Insulindosis am Abend verringert werden, weil der Organismus in der Muskulatur die Glykogen-Reserven wieder aufbaut, dieses Glykogen aus dem Blutzucker geholt wird und der Blutzucker entsprechend absinkt. Voraussetzung dafür, dass ein Diabetiker weiß, wie sich sein Körper bei Anstrengungen und bei den verschiedenen Mahlzeiten verhält, ist immer die Blutzuckermessung vor und nach dem Essen, während körperlicher Anstrengungen und gelegentlich auch einmal in der Nacht nach großer körperlicher Leistung: das alles, damit der Patient Hypoglykämien bekämpfen kann (siehe auch Fragen 486 ff.).

185 **Weiß man, wie viele Kalorien man bei verschiedenen Tätigkeiten bzw. Sportarten verbraucht?**

In der folgenden Tabelle sind der Kalorienverbrauch einer normalgewichtigen Frau (60 kg) und eines normalgewichtigen Mannes (60 kg) dargestellt:

Körperliche Aktivität	Energiebedarf als Mehrfaches des Grundumsatzes	Energiebedarf einer 35-jährigen Frau mit 60 kg Gewicht (kcal/h)	Energiebedarf eines 35-jährigen Mannes mit 60 kg Gewicht (kcal/h)
Ruhiges Liegen	1,2	65	85
Ruhiges Sitzen	1,2	65	85
Ruhiges Stehen	1,4	80	100
Gehen (3–8 km/h)	2–10	110–560	140-705
Schwimmen (0,6–4,2 km/h)	3–25	165–1395	210–1760
leichte Gymnastik	3	165	210
Rad fahren (9–30 km/h)	3–12	165–670	210–845
Tischtennis	4	225	280
Laufen (11–19 km/h)	6–33	335–1840	420–2325
Eislauf (12–19 km/h)	8–12	445–670	565–845
Skilauf (8–15 km/h)	12–16	670–890	845–1125
Büroarbeit	1,3–1,6	73–90	92–113
Hausarbeit	1,8–3,7	100–261	127–261
Arbeit in der Leichtindustrie	2,0–3,6	112–201	140–254
Arbeit in der Landwirtschaft	2,1–7,0	117–390	148–483
Arbeit im Bauwesen	2,9–6,2	162–346	204–437

186 Soll der Typ-1-Diabetiker Schweine-Insulin oder humanes Insulin verwenden?

Das Schweine-Insulin stammt aus der Bauchspeicheldrüse des Schweins. Pharmazeutische Firmen beziehen diese von Schlachthöfen, extrahieren das Insulin und unterziehen es mehreren Reinigungsschritten. Es ist mit Ausnahme einer ausgewechselten Aminosäure identisch mit dem humanen Insulin. Das heute im Handel erhältliche humane Insulin ist biotechnologisch von Mikroorganismen nach dem exakten genetischen Muster des Menschen hergestellt. Diese beiden Insuline sind gleich wirksam. Der Anteil des Human-Insulins im gesamten Insulin-Markt beträgt mittlerweile etwa 85 Prozent.

187 Welche Formen von Insulin gibt es heute und welche sind in der Entwicklung?

1. Rasch wirkendes, lösliches Insulin, meist als Actrapid® (NovoNordisk, Hoechst, Lilly) im Handel, mit Wirkungbeginn nach 15–30 Minu-

ten, maximaler Wirkung nach 1,5 –2,5 Stunden und Abklingen nach vier bis fünf Stunden.

2. Intermediär wirkende Insuline vom Typ NPH-Insuline oder Zink-Kristall-Insuline: Wirkungsbeginn nach 1,5 – 2,5 Stunden, Maximalwirkung zwischen drei und fünf Stunden nach der Injektion, Abklingen nach 12–13 Stunden. Heute wird vor allem NPH-Insulin verwendet, das auch mit Actrapid® gemischt werden kann, ohne dass sich die zwei Komponenten in ihrer Wirkungsdauer gegenseitig beeinflussen.

3. Lang wirkende Insuline vom Typ des Lente Insulins® (Kristallmischung von Schweine- und Rinder-Insulin): Wirkungseintritt nach zwei bis drei Stunden, Maximalwirkung zwischen sechs bis zwölf Stunden, Wirkungsende nach etwa 20 Stunden.

4. Fixe Mischungen von Actrapid® mit NPH-Insulin in Verhältnissen von 1:9, 2:8, 3:7, 4:6 und 5:5.

5. Ultrarasch wirkende Insulin-Analoge (Humalog®, NovoRapid®).

6. Fixe Mischpräparate von NPH-Insulin mit NovoRapid® werden bald auf den Markt kommen.

7. Neue langwirkende Insuline sind ebenfalls in der klinischen Prüfung.

188 Gibt es verschiedene Möglichkeiten, Insulin zu spritzen?

Ja, die Insulinspritze, mit der Insulin zuerst aus der Stechampulle aufgezogen werden muss, und den Pen, der aussieht wie ein Füllfederhalter, der mit einer Insulinampulle beladen wird und auf »Knopfdruck« Insulin unter die Haut spritzt.

189 Gibt es verschiedene Insulin-Therapie-Schemata?

Der Typ-1-Diabetiker benötigt minimal zwei Insulininjektionen, wobei er am Morgen vor dem Frühstück etwa zwei Drittel der gesamten Insulindosis pro Tag spritzt, eine halbe Stunde vor dem Abendessen dann den dritten Teil. Bei dem Zwei-Spritzen-Schema beträgt der Anteil an lang wirkendem Insulin, also NPH, etwa zwei Drittel bis drei Viertel der gesamten Insulindosis. Der Typ-1-Diabetiker kann also 20 Einheiten am Morgen und zehn Einheiten am Abend spritzen. Der Zwei-Spritzen-Rhythmus eignet sich allerdings nur für Typ-1-Diabetiker, die einen sehr geregelten Tagesablauf haben und immer ungefähr gleich viele Kohlenhydrate zu jeder Mahlzeit einnehmen. Nur sehr disziplinierte

Diabetiker, die sich keine Extravaganzen leisten, können mit einem solchen Zwei-Spritzen-Rhythmus leben. Dieses Schema wurde jahrzehntelang von vielen Diabetikern benutzt. Heute wird es noch für kleine Kinder und für wenig flexible ältere Typ-1-Diabetiker verwendet. Es ist auch für einfach einstellbare Typ-2-Diabetiker geeignet. Morgens und abends wird eine halbe Stunde vor dem Essen eine Mischung eines schnell und eines intermediär wirkenden Insulins unter die Haut (subkutan) gespritzt. Bei diesem Schema sind Zeit- und Ernährungsplan sehr starr. Die Insulinkonzentrationen im Blut, die mit dem Zwei-Spritzen-Schema erreicht werden, sind schematisch angegeben. Wegen überlappender Wirkung der beiden Insuline müssen vormittags meist (bei Kindern, die bereits zur Schule gehen) zwei Zwischenmahlzeiten und vor dem Schlafengehen ein kleiner Snack eingeplant werden. Mit der Bestimmung der Blutglukose erhalten wir eine genaue Momentaufnahme des Stoffwechsels.

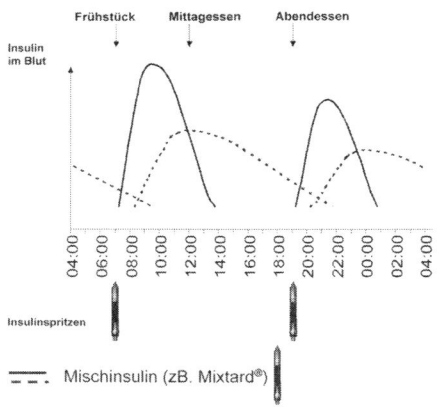

190   Was sind die Vorteile eines solchen Zwei-Spritzen-Rhythmus?

Der größte Vorteil ist, dass der Diabetiker dabei nicht sehr viel denken muss. Er spritzt einfach zweimal am Tag immer zur selben Zeit immer die gleiche Dosis und misst gelegentlich den Blutzucker nüchtern und postprandial, um herauszufinden, ob seine Insulindosen ungefähr in der richtigen Größenordnung liegen.

191 Was sind die Schwierigkeiten des Zwei-Spritzen-Rhythmus?

Menschen wollen nicht immer zur gleichen Zeit gleich viel essen, zur gleichen Zeit zu Bett gehen und zur gleichen Zeit aufstehen, insbesondere nicht am Sonntag. Dies muss man aber, wenn man mit dem Zwei-Spritzen-Schema gut eingestellt sein will.

192 Wem kann ein Zwei-Spritzen-Rhythmus empfohlen werden?

Am ehesten älteren Typ-1-Diabetikern und insulinbedürftigen Typ-2-Diabetikern, die ein sehr geregeltes Leben führen, keinen Stress haben und sich nur wenige Extravaganzen leisten. Außerdem ist der Zwei-Spritzen-Rhythmus immer noch die beste Insulintherapie für kleinere Kinder, bevor diese selbst zu spritzen beginnen. Die Mutter oder der Vater spritzen am Morgen vor dem Frühstück die notwendige Dosis Insulin und am Abend vor dem Abendbrot. Die Eltern sind auch verantwortlich für die Einstellung, d. h. die Urinzuckerprobe, die Azetonprobe im Urin und gelegentliche Blutzuckermessungen und können je nach den gewonnenen Daten die Morgen- und Abenddosis nach Rücksprache mit dem Arzt anpassen. Kinder haben einen geordneten Tagesrhythmus. Sie essen häufig kleine Mahlzeiten und verhindern so Hypoglykämien ganz unbewusst. Die körperliche Aktivität ist viel intensiver als beim Erwachsenen und findet regelmäßig in den Pausen zwischen den Schulstunden, in den Turnstunden und in der Freizeit statt, sodass die Insulinsensibilität des Körpers immer etwa die gleiche ist. In einem guten sozialen Milieu haben Kinder auch weniger psychische Stressspitzen, sind auch in dieser Beziehung ausgewogen, sodass der Stress einen weniger großen Einfluss auf den Stoffwechsel als beim Erwachsenen hat (siehe auch Fragen 163 ff., 388, 540 ff.).

193 Welches ist das heute allgemein akzeptierte Insulin-Spritz-Schema für adoleszente und erwachsene Typ-1-Diabetiker?

Wir nennen es das Basis-Bolus-Schema. Das Prinzip ist folgendes: Der Patient spritzt eine Dosis eines intermediär wirkenden Insulins vor dem Zubettgehen, und zwar möglichst spät, also um 22 bis 23 Uhr abends (»bedtime«-Injektion) und eine zweite, kleinere Dosis zwischen 12 und 13 Uhr mittags. Das »bedtime«-Insulin soll genügen, damit der Blutzu-

cker im Laufe der Nacht nicht spontan ansteigt und der häufig beobach-
tete Blutzuckeranstieg in den ersten Morgenstunden (Dawn-Phänomen)
nicht stattfindet. Zusätzlich zu diesen beiden Injektionen des intermediär wirkenden Insulins spritzt der Diabetiker jeweils eine halbe Stunde
vor jeder Hauptmahlzeit, also vor dem Frühstück, Mittagessen und
Abendessen eine Dosis rasch wirkenden, löslichen Insulins, meist Ac-
trapid®. Diese Insulindosen während des Tages werden jeweils der Es-
senszeit angepasst, d. h. man spritzt um 6.30 Uhr, wenn man um sieben
Uhr frühstückt, und um 8.30 Uhr, wenn man um neun Uhr frühstückt.
Dasselbe gilt für das Mittag- und Abendessen. Darüber hinaus ist die ge-
wählte Insulindosis abhängig vom Blutzucker vor der Mahlzeit und vor
allem von der Menge der Kohlenhydrate, die mit der Mahlzeit eingenommen werden.

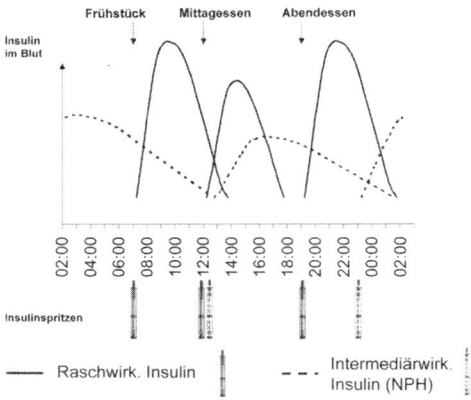

Die Dosis Insulin, die eine normal gewichtige, 55 Kilogramm schwere
Frau spritzen muss, liegt im Durchschnitt bei 12–18 Einheiten des intermediär wirkenden Insulins vor dem Schlafen, dazu dreimal am Tag
schnell wirkendes Insulin: acht bis zwölf Einheiten vor dem Frühstück,
sechs bis zwölf Einheiten vor dem Mittagessen und noch einmal sechs
bis zwölf Einheiten vor dem Abendessen, insgesamt also etwa 32–54
Einheiten pro Tag.

194 Wie funktioniert das Basis-Bolus-Insulin-Spritz-Schema mit den neuen, noch rascher resorbierten rekombinanten humanen Insulin-Analoga (Humalog®, NovoRapid®)?

Der Einsatz von Humalog®/NovoRapid® dreimal unmittelbar vor den Hauptmahlzeiten garantiert, dass der Blutzucker nicht zu hoch ansteigt. Die kurze Wirkungsdauer von drei bis vier Stunden hat aber zur Folge, dass bei einer einzigen Spritze von intermediär wirkendem Insulin gegen 22 bis 23 Uhr mehrere Stunden nicht genügend abgedeckt sind, insbesondere die Zeit zwischen 16–19 Uhr. Man muss deshalb unbedingt zweimal intermediär wirkendes Insulin injizieren, das zweite Mal am besten gegen 12–13 Uhr – zusammen mit einer Dosis Humalog®/NovoRapid® zum Mittagessen. Diese zweite Dosis von intermediär wirkendem Insulin beträgt meist etwa die Hälfte bis zwei Drittel der »bedtime«-Dosis. Bei diesem Spritz-Schema beträgt die Dosis von intermediär wirkendem Insulin 30–40 Prozent der gesamten Insulindosis. Zwischenmahlzeiten sind nicht unbedingt notwendig, können aber auch eingeplant werden. Das Basis-Bolus-Insulin-Therapieschema ermöglicht mehr Flexibilität im Zeit- und Ernährungsplan. Es erfordert neben vier bis fünf Insulininjektionen täglich multiple Blutzucker-Selbstkontrollen, weshalb es vor allem für selbstständige Jugendliche und Erwachsene geeignet ist.

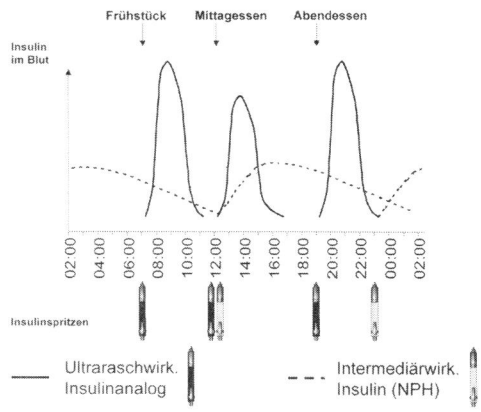

195 Ist es möglich, vom Zwei-Spritzen-Schema auf das Basis-Bolus-Prinzip zu wechseln?

Ja, das wurde in den letzten zehn Jahren sehr häufig von Diabetikern praktiziert. Diejenigen, die das Zwei-Spritzen-Schema angewandt haben und nicht ganz zufrieden oder nicht gut eingestellt waren, haben sich vom Basis-Bolus-Schema überzeugen lassen, weil es vor allem zu einer besseren Einstellung führt und dem Betroffenen mehr Freiheit gibt.

196 Wie soll das Insulin gespritzt werden?

Es gibt zwei Methoden des Spritzens: mit der Insulinspritze oder dem Insulin-Pen. Die Spritze ist aus Plastik und hat eine 0,5 mm dünne Nadel, die auf der Spritze fixiert ist und mit der man drei- bis viermal Insulin injizieren kann. Meist wird empfohlen, die Haut zu einer Hautfalte zu heben und dann die Nadel bis zum Ansatz der Spritze, also fünf Millimeter tief in das Unterhautfettgewebe vorzustoßen und dann dorthin zu spritzen. Mit der Spritze muss vor jeder Insulininjektion Insulin aus dem Insulinfläschchen aufgezogen werden, wobei es wichtig ist, dass bei intermediär wirkendem Insulin das Insulinfläschchen mindestens zehnmal, besser 20-mal, gekippt wird, damit die Insulinsuspension völlig gleichmäßig auf die ganze Flasche verteilt ist. Ungenügende Durchmischung des intermediär wirkenden Insulins führt oft zu unvorhersehbaren Blutzuckerentgleisungen! Außerdem gelangt immer etwas Luft in die Spritze, die vor der Injektion entfernt werden muss.

Beim Insulin-Pen ist ein Insulinfläschchen in einer Art Füllfederhalter untergebracht, das eine Menge von etwa 1,5 ml (Wegwerf-Pen 3,5 ml) à 100 Einheiten Insulin pro/ml enthält, also für etwa eine Woche (zwei Wochen) ausreichend. Der Pen muss im Fall von intermediär wirkendem Insulin mindestens zehnmal gekippt werden, damit das Insulin gleichmäßig in der Flüssigkeit verteilt ist. Dann kann die Injektion ohne Weiteres erfolgen. Also: kein Aufziehen von Insulin mehr, rasche Injektion, komplikationsloses Vorgehen. Die Injektion ist nicht schmerzhaft.

197 Wo soll das Insulin gespritzt werden?

Dies ist eine wichtige Frage, weil das Insulin jeden Tag und bei jeder Injektion an einem neuen Ort injiziert werden muss. Prinzipiell kann man Insulin in beide Oberschenkel, in die Bauchdecke und auch in den Oberarm spritzen. Die Resorption des Insulins aus der Bauchdecke ist etwas schneller als aus dem Oberschenkel. Wichtig ist, dass der Betroffene genau weiß, wie er das Insulin spritzen muss und wohin, dass er jeden Tag und für jede Insulinspritze den Ort um einige Millimeter verschiebt, damit die Insulinresorption immer regelmäßig und gleichmäßig erfolgt. Vor allem Kinder neigen dazu, Insulin immer am gleichen Ort zu spritzen. Hier bildet sich am Injektionsort mit der Zeit ein Lipom, ein Knötchen von Fettgewebe, wodurch die Insulinresorption dann nicht mehr gewährleistet ist.

198 Soll man rasch wirkendes Insulin an derselben Körperstelle injizieren wie intermediär wirkendes Insulin?

Nein: Weil es kleine Unterschiede in der Resorption gibt, ist es wichtig, das intermediär wirkende Insulin immer in der gleichen Körperregion (Oberschenkel) zu spritzen. Wenn aus irgendeinem Grund die Injektionsregion gewechselt werden muss, dann sollte die Insulindosis zuerst um zwei Einheiten reduziert und der Blutzucker in den folgenden Tagen häufiger gemessen werden.

199 Gibt es individuelle Unterschiede?

Ja, die einen Menschen haben ein dickeres Fettpolster am Bauch (Männer), andere am Oberschenkel (Frauen). Die Spitze der Nadel muss im Unterhautfettgewebe sitzen. Zu oberflächlich in die Haut gesteckt ist die Insulinspritze erstens schmerzhaft und zweitens wird ein Teil des Insulins lokal zerstört. Zu tief, in der Muskulatur, ist die Durchblutung sehr intensiv, Insulin wird rascher resorbiert und führt zu einem akuten Blutzuckerabfall.

200 Ist es von Bedeutung, ob die Nadel senkrecht oder im Winkel von 45 Grad in die Haut gestochen wird?

Wichtig ist, dass die Spitze immer im Fettgewebe sitzt, nicht in der Epidermis und auch nicht im Muskel. Ob senkrecht, mit oder ohne Hautfalte, mit oder ohne Winkel, hängt von der Dicke des Fettgewebes ab, ist individuell verschieden und muss vom Arzt oder der Diabetesberaterin individuell instruiert werden. Ganz Schlanke müssen mit Winkel und evtl. Hautfalten spritzen, Dickere senkrecht.

201 Gibt es andere wichtige Ratschläge für die Technik der Insulininjektion?

Man sollte nicht überhastet spritzen und die Nadel einige Sekunden lang nach der Injektion in der Haut stecken lassen. So kann sich das Insulin unter der Haut verteilen und fließt nicht durch die Einstichpforte zurück. Während der Hypoglykämie sollte man nie Insulin spritzen, weil man in diesem Zustand nicht präzise arbeiten kann.

202 Gibt es Schwierigkeiten am Ort der Insulininjektion?

Gelegentlich trifft man mit der Nadel ein kleines Gefäß, sodass sich eine subkutane Blutung bildet, die meist auf die Resorptionsgeschwindigkeit des Insulins keinen Einfluss hat. Es gibt Patienten, die auf die Insulininjektion mit Hautrötungen reagieren, ohne dass wir wüssten, worauf diese wahrscheinlich allergischen Reaktionen zurückzuführen sind. Meist kann man mit den Insulininjektionen einfach weitermachen, bis diese Reaktionen verschwinden (siehe auch Frage 195).

203 Kann derselbe Pen abwechselnd für das rasch wirkende und das intermediär wirkende Insulin verwendet werden?

Nein, dies wäre wegen möglicher Verwechslungen und weil in der Nadel des Pens immer ein wenig Insulin von der vorhergehenden Injektion vorhanden ist, überaus gefährlich. Jeder Patient mit dem Basis-Bolus-Prinzip benötigt zwei Pens, einen für das rasch wirkende, den anderen für das intermediär wirkende Insulin. Damit Verwechslungen vermieden werden, sollten die beiden Pens klar erkenntlich bezeichnet sein (siehe auch Frage 167).

204 Kann der Pen beschädigt werden?

Jeder Pen kann etwa durch einen Schlag kaputt gehen, sodass er nicht mehr präzise funktioniert. Deshalb sollte man den Pen von Zeit zu Zeit auswechseln oder von der Diabetesberaterin überprüfen lassen (siehe auch Frage 188).

205 Darf man das Insulin aus der Flasche vom Pen mit der Spritze injizieren, wenn der Pen kaputt ist?

Ja, aber nur in einer Spritze, die für 100 E Insulin/ml kalibriert ist. Vorsicht: Es gibt immer noch Spritzen für 40 E Insulin/ml!

206 Muss die Nadel des Pens nach jeder Injektion ausgewechselt werden?

Bei intermediär wirkendem Insulin, das einmal täglich gespritzt wird, sollte die Nadel sofort nach dem Spritzen weggeworfen werden (Bakterienwachstum, Hygiene), bei Bolus-Insulin nach der letzten Spritze des Tages (der Nacht), weil die Nadel nach drei bis vier Spritzen nicht mehr scharf ist (und natürlich auch wegen der Hygiene).

207 Auf dem Insulinfläschchen steht, dass Insulin bei 2–8 °C aufbewahrt werden soll. Ist dies praktisch möglich, und kann es auch kalt gespritzt werden?

Insulin verdirbt bei hohen Temperaturen über 40 °C und auch dann, wenn es gefriert (in oder nahe beim Tiefkühlfach!). Hingegen ist die Insulinlösung bis zu zwei Monate gut haltbar – bei normaler Außentemperatur bzw. in der Handtasche (bis 35 °C). Insulin sollte nicht kalt (bei 2–8 °C) gespritzt werden (siehe auch Frage 529).

Wege zur Verbesserung der Insulintherapie

208 Was sind Insulinpumpen und wie funktionieren sie?

Sie bestehen aus einem kleinen Kästchen mit Insulinreservoir und einer Pumpe, die mit einem dünnen Katheter verbunden ist. Am Ende des Katheters ist die Nadel, die unter der Bauchhaut rasch wirkendes Insulin infundiert. Insulinpumpen haben zwei Funktionen: Zum einen geben sie – ähnlich wie die Bauchspeicheldrüse – dauernd Insulin unter die Haut (Basis) ab. Zum anderen ist es möglich, durch Druck auf einen Knopf den gewünschten Insulin-Bolus abzugeben. Dieses System hat viele Vorteile und kann zu einer sehr guten Einstellung führen.

Vorteile:
1. Es ist lediglich eine Sorte Insulin als Dauerinfusion programmierbar und als Bolus je nach Bedarf dosierbar. Auf diese Weise kann es nicht zu unerwünschten Überschneidungen der Wirkung verschiedener Insulin-Depots kommen.

2. Gute Regulierbarkeit und einfache Handhabung
3. Große Freizügigkeit bezüglich zeitlicher Verschiebung und Größe der Mahlzeiten
4. Optische und akustische Signale bei Fehlfunktionen der Pumpe

Nachteile:
1. Fremdkörper befindet sich dauernd auf und in der Bauchhaut (stört vor allem Frauen)
2. Irritation und Infektionen an der Infusionsstelle
3. Technische Defekte der Pumpe, verstopfte Katheter

209 **Wie findet man heraus, wie hoch das Basisinsulin während des Tages und in der Nacht dosiert werden muss?**
Man stellt die Pumpe mit einer Basisrate von etwa 0,5 Einheiten pro Stunde ein und erhöht diese dann stundenweise gemäß den gemessenen Blutzuckerwerten. In ungefähr drei Tagen findet man das optimale Basisprofil für jeden Patienten. Es ist individuell recht verschieden. In der Regel ist die für eine gute Einstellung notwendige Basisrate zwischen 3 und 5 sowie 10 und 11 Uhr morgens am höchsten und zwischen 22 Uhr abends und 2 Uhr morgens am niedrigsten. Die gesamte Insulindosis verteilt sich bei der Pumpenbehandlung mit 50–60 Prozent auf die Basisrate und mit 40–50 Prozent auf drei oder mehr Insulin-Bolusraten.

210 **Misst die Pumpe den Blutzucker?**
Nein, leider noch nicht. Es handelt sich immer noch um ein »open-loop-System«, d. h. die Pumpe ist nicht intelligent und wartet auf die Befehle des Patienten, der weiterhin den Blutzucker messen muss.

211 **Wie viele Diabetiker verwenden diese Pumpe?**
Eine genaue Zahl kann ich leider nicht angeben. Es dürften etwa fünf Prozent der Typ-1-Diabetiker sein. Diese Zahl variiert von Land zu Land sehr.

212 **Gibt es besondere Indikationen für die Pumpe?**
1. Wenn eine befriedigende Blutzuckereinstellung vor und während der Schwangerschaft mit den konventionellen Methoden nicht gelingt.

2. Bei extrem labilen Diabetikern, vor allem, wenn der Blutzuckeranstieg in den Morgenstunden mit der »bedtime«-Injektion nicht beherrschbar ist.

3. Bei extrem labilen jungen Frauen mit starker Neigung zu häufigen Ketoazidosen.

213 Kann man mit der Pumpe Sport betreiben?

Ja, manchmal sogar besser als mit dem Basis-Bolus-System, weil man während des Sports nach Bedarf die Basis reduzieren oder ganz abstellen kann und im Körper kein Insulindepot vorhanden ist, sodass Hypoglykämien vermeidbar sind (siehe auch Fragen 486 ff.).

214 Kann man mit der Pumpe auch baden und schwimmen?

Ja, man nimmt die Pumpe weg und verschließt das Katheterende mit einem sterilen Zapfen.

215 Wie häufig muss die Infusionsstelle gewechselt werden, und kann der Patient dies selbst machen?

Bei Irritation bzw. Rötung der Haut sollte die Stelle sofort gewechselt werden, sonst nach drei bis fünf Tagen. Der instruierte Patient nimmt den Katheterwechsel selbst vor.

216 Benötigt der Pumpen-Patient eine besondere Schulung?

Unbedingt. Er muss über die Funktionen der Pumpe, das Handling der Pumpe, das Stecken des Katheters, auffällige Änderungen der Basalrate und der Bolusrate genauestens instruiert sein. Er wird meist in einem Diabeteszentrum die Pumpen-Therapie erlernt haben (siehe auch Fragen 318 ff.).

217 Kann man dank der Insulintherapie mittels Pumpe die physiologische Blutzuckerregulation besser verstehen?

Der Betroffene findet heraus, wie viel Insulin er zu jedem Zeitpunkt des Tages und der Nacht benötigt. Der Unterschied zum Stoffwechselgesunden ist der, dass Insulin aus der Haut resorbiert wird und via periphere Zirkulation alle Organe gleichzeitig erreicht, während physiologischerweise das Insulin aus den Inselzellen der Bauchspeicheldrüse zuerst durch die Leber fließt. Dennoch ist die Insulinpumpe diejenige Insulintherapie, welche die physiologische Blutzuckerregulation am besten nachahmt, noch besser als das so genannte FIT-Programm.

218 Kann man mit dem Basis-Bolus-Insulinschema eine ähnlich gute Blutzuckereinstellung erreichen wie mit der Insulinpumpe?

Ja, aber man benötigt dazu eine besonders intensive Schulung, die als »funktionelle Insulintherapie« oder FIT-Programm bezeichnet wird (siehe auch Fragen 336 ff.).

219 Was ist das FIT-Programm?

Die funktionelle Insulintherapie, abgekürzt FIT, ist ein strukturiertes Schulungsprogramm, in dem man lernt, wie man sich mit der richtigen Dosis Basalinsulin optimal einstellen kann, wie viel Bolusinsulin man bei verschiedenen Mahlzeiten spritzen muss und wie Blutzuckerkorrekturen vorzunehmen sind. Eine detaillierte Beschreibung des FIT-Programms findet sich im Kapitel »Schulung« (siehe auch Fragen 336 ff.).

Therapeutische Synergien zwischen Ernährung und Insulin (Basis-Bolus)

220 Welches sind die wichtigsten Ernährungsregeln für den Typ-1-Diabetiker?

Der Typ-1-Diabetiker ist in der Regel normosom, d. h. nicht übergewichtig, und benötigt deshalb eine seinem Gewicht und seiner physischen Aktivität entsprechende Ernährung. Diese sollte rund 50–60 Prozent Kohlenhydrate, 20–30 Prozent Fett und 0,8–1,0 g/kg Protein enthalten. Besonders wichtig ist die Verteilung der Kohlenhydrate auf die drei Hauptmahlzeiten und zwei bis drei Snacks. Diese Snacks, bestehend aus Brot- oder Obstwerten, sind besonders wichtig, um Hypoglykämien zwischen den Mahlzeiten zu vermeiden. Bei den Kohlenhydraten ist neben der Menge auch der glykämische Index zu beachten. Wenn der Diabetiker merkt, dass eine Hypoglykämie im Anzug ist, muss er rasch resorbierbare Kohlenhydrate zu sich nehmen, also Fruchtsäfte, Früchte oder im Notfall Würfel- oder sogar Traubenzucker. Auf der anderen Seite sind langsam resorbierbare Kohlenhydrate wie Gemüse und Spaghetti mit einem niedrigeren glykämischen Index sehr günstig für einen langfristigen Nachschub von Glukose ins Blut. Günstig für die Hauptmahlzeiten sind die löslichen Fasern, welche die Resorption von Kohlenhydraten verlangsamen. Eiweiß ist essenziell für den Aufbau der Zellbestandteile, der Zellenzyme, der Muskulatur und der Erhaltung eines soliden Knochens. Gesättigte Fettsäuren sind, wenn immer möglich, durch ungesättigte zu ersetzen, weil Fett, das vor allem gesättigte Fettsäuren enthält (Fleisch, Butter), den Cholesterinspiegel tendenziell erhöht, während dagegen pflanzliche Öle und das in Fischen vorhandene Fett viele einfach oder mehrfach ungesättigte Fettsäuren enthalten und damit einen Schutzeffekt auf die Gefäße ausüben (Arteriosklerose). Die Menge Kohlenhydrate pro Mahlzeit muss der Insulindosis angepasst werden bzw. umgekehrt. Wenn ein Diabetiker in Vorausahnung einer spärlichen Mahlzeit sechs Einheiten Actrapid® gespritzt hat und plötzlich ein großes Dessert daherkommt, dann muss er nochmals sechs Einheiten spritzen (siehe auch Fragen 46–54, 62, 63, 79, 268 ff.).

221 Muss das rasch wirkende Insulin immer vor der Mahlzeit gespritzt werden?

Ja, dies ist »physiologisch« richtig. Beim Stoffwechselgesunden reagieren die B-Zellen mit einer geringen Insulinsekretion schon beim Anblick der Nahrung und nochmals, wenn diese geschmacklich im Mund wahrgenommen wird. Es kommt dann zu einem sehr raschen Anstieg des Insulins im Blut, sobald die ersten Glukosemoleküle vom Darm ins Blut gelangt sind. Bei der subkutanen Insulininjektion gelangt das Insulin viel langsamer ins Blut, und die Dauer der Insulinwirkung ist länger, nämlich etwa vier bis fünf Stunden. Deshalb muss das Insulin, damit es einigermaßen physiologisch wirken kann, etwa 15 bis 30 Minuten vor der Mahlzeit injiziert werden.

Die neuen Insulinanaloge Humalog®/NovoRapid® werden rascher resorbiert und sollen unmittelbar vor dem Essen injiziert werden. Humalog®/NovoRapid® können zu einer nützlichen Weiterentwicklung des Basis-Bolus-Prinzips führen. Probleme können entstehen, weil die Wir-

kungsdauer dieser Insulinanaloge nur zwei bis drei Stunden beträgt, sodass die Wirkung – anders als bei anderen rasch wirkenden Insulinen –
kaum bis zur nächsten Mahlzeit reicht. Alle Patienten, die mit Huma-
log®/NovoRapid® die Mahlzeiten abdecken, müssen deshalb zweimal
täglich intermediär wirkendes Insulin injizieren, z. B. 16 Einheiten um
23 Uhr und sechs Einheiten um 12–13 Uhr und dazu zehn, sechs, sechs
Einheiten Humalog® unmittelbar vor den Hauptmahlzeiten um 7.30,
12.30 und 19 Uhr (siehe auch Fragen 22, 187 ff., 193 ff.).

222 Wie soll sich der Diabetiker verhalten, wenn vor der Mahlzeit die Blutzuckerwerte sehr tief sind?

In diesem Fall kann er mit der Insulininjektion warten, bis er zu essen
beginnt, also ohne Antizipation spritzen.

223 Ist es gefährlich, wenn man rasch wirkendes Insulin schon 30 Minuten vor dem Essen spritzt, insbesondere, wenn der Blutzucker tief ist?

Wahrscheinlich nicht, weil es ja etwa eine halbe Stunde dauert, bis das
rasch wirkende Insulin Actrapid® wirksam wird. Es ist aber auch möglich, dass eine Hypoglykämie spontan von der letzten Insulinspritze her
im Anzug ist. Dann sollte der Betroffene sofort Kohlenhydrate zu sich
nehmen und erneut Insulin spritzen, um den Blutzuckergipfel nach der
Mahlzeit möglichst tief zu halten. Die ultrarasch wirkenden Insulin-
Analoge (Humalog®/NovoRapid®) dürfen erst unmittelbar vor der
Mahlzeit injiziert werden (siehe auch Frage 187).

224 Ist es dennoch sinnvoll, Insulin 15–20 Minuten vor der Mahlzeit zu spritzen, die Gefahr der Hypoglykämie jedoch mit der Einnahme von 10–20 Gramm Traubenzucker zu bannen?

Nein. 10–20 Gramm Traubenzucker zur Vermeidung der Hypoglykämie sind richtig, aber mit der erneuten Insulinspritze sollte man bis kurz
vor der Mahlzeit warten.

225 Soll man Insulin noch früher spritzen, wenn der Blutzucker vor dem Essen schon hoch ist, z. B. über 10 mmol/l (180 mg/dl)?

Wenn möglich, sollte man eine minimale Zeitdifferenz von 30 Minuten einhalten, noch besser wären 45 Minuten. Dies gilt auch für die sehr rasch wirkenden Insuline wie Humalog® und NovoRapid®.

226   Erlaubt dieses Basis-Bolus-Therapieschema weniger Freiheit, das zu essen, was man gerne möchte?
Nein, im Gegenteil. Man muss einfach antizipieren, wie viele Kohlenhydrate man essen will, und die Insulindosis entsprechend größer oder kleiner halten. Wenn dann etwas anderes auf den Tisch kommt, etwa mehr Kohlenhydrate, kann man immer noch einige Einheiten kurz vor der Mahlzeit dazuspritzen. Wenn weniger Kohlenhydrate, als man erwartet hat, auf den Tisch kommen, dann sollte man als Dessert Früchte oder zu der Mahlzeit zusätzlich noch ein Stück Brot essen.

227   Ist es wichtig, dass man bei den Mahlzeiten den genauen Stundenplan einhält?
Nein, beim Basis-Bolus-System hat man diesbezüglich relativ große Freiheiten. Man kann am Sonntag ausschlafen und das Insulin später als gewöhnlich spritzen. Man kann auch das Abendessen von 19 Uhr auf 21 Uhr verschieben, wenn man ausgehen möchte und die Insulininjektion dementsprechend erst um 20.30 Uhr vornehmen. Alles ist viel einfacher mit dem Basis-Bolus-Prinzip als mit dem Zwei-Spritzen-Schema. Aber wichtig ist die häufigere Messung des Blutzuckers, damit der Betroffene weiß, wie der Blutzucker auf ein bestimmtes Essen und auf Insulin reagiert. Jeder muss mit dem Basis-Bolus-Schema persönliche Erfahrungen sammeln, um von diesem therapeutischen Prinzip zu profitieren (siehe auch Fragen 192 ff.).

228   Muss der Diabetiker etwas über die unterschiedlichen Kohlenhydrate wissen bzw. wie rasch diese resorbiert werden?
Ich glaube schon, dass jeder Diabetiker bewusst essen sollte und wissen muss, wie rasch Kohlenhydrate als Glukose ins Blut gelangen. Mit dem Basis-Bolus-System ist es aber durchaus möglich, sich auch einmal ein Eis oder ein bisschen Schokolade zu gönnen, weil man vorher eine Dosis rasch wirkenden Insulins spritzen kann. Eine genaue Kenntnis der Kohlenhydrate, wie sie resorbiert werden, wie viel man pro Einheit Insulin essen darf, ist sehr wichtig. Da dies individuell recht verschieden ist, muss der Diabetiker eigene Erfahrungen sammeln, indem er insbe-

sondere am Anfang seiner Krankheit herausfindet, wie schnell die verschiedenen Kohlenhydrate resorbiert werden und wie viel Insulin er entsprechend spritzen muss (siehe auch Fragen 73, 81).

229 **Kann ein Typ-1-Diabetiker seine Mahlzeiten täglich bezüglich Quantität und Qualität variieren und die Insulindosis jeweils vor den Mahlzeiten ändern, oder ist es besser, wenn er die Ernährung bei ebenfalls relativ stabilen Insulindosen beibehält?**
Eine volle Freiheit bezüglich der Mahlzeiten hat der Diabetiker natürlich nicht. Es ist sicher sinnvoll, dass er regelmäßig ein Frühstück zu sich nimmt, das immer etwa gleichwertig ist, dass die Zwischenmahlzeiten täglich und zeitgleich eingenommen werden und gleiche Mengen beinhalten. Variationsmöglichkeiten haben die meisten Menschen beim Abendessen, dort wird vor allem die Insulindosis dem Essen angepasst. Die größte Freiheit bietet dafür natürlich das Basis-Bolus-System (siehe auch Fragen 193, 227).

230 **Soll der Diabetiker die Insulindosis nach Quantität und Qualität der Mahlzeit ausrichten oder umgekehrt die Menge des Essens nach einer vorbestimmten Insulindosis richten?**
Es gibt Diabetiker, deren Speiseplan kaum variiert. Sie können die Insulindosis fix lassen und immer dasselbe essen. Die meisten Menschen möchten ihr Leben aber vielseitig gestalten, und dann gibt es nur eine Möglichkeit: vorauszusehen, was man essen will, und die Insulindosis vor dem Essen nach der kommenden Mahlzeit zu richten.

231 **Kann ein Diabetiker mit dem Basis-Bolus-Prinzip eine große Mahlzeit auslassen?**
Es gibt Diabetiker, die nur zwei große Mahlzeiten am Tag essen – Frühstück und Abendessen – und das Mittagessen auslassen. Dies ist sicher keine gute Voraussetzung für die richtige Einstellung des Diabetes, aber es ist möglich. Wenn ein Diabetiker von Brechreiz geplagt wird und nicht essen mag, dann kann er ohne Weiteres eine Mahlzeit auslassen. Er muss aber den Blutzucker messen und eine kleine Dosis rasch oder ultrarasch wirkendes Insulin spritzen, damit der spontane Anstieg des Blutzuckers bis zum Abendessen oder bis zur nächsten Mahlzeit nicht zu massiv ausfällt. Man muss immer daran denken, dass beim Diabeti-

ker, der kein Insulin hat, der Blutzucker ansteigt, weil die Leber ohne Insulin aus Aminosäuren und Milchsäure Glukose herstellt (siehe auch Fragen 193, 194, 227).

232 Wie groß ist der Insulinbedarf während des Fastens (Basis) im Verhältnis zu demjenigen für die Mahlzeiten (Bolus)?

Jeder von uns benötigt während des Fastens eine bestimmte Menge Insulin, die etwa 20 Einheiten pro Tag beträgt, damit der Blutzucker im Normbereich bleibt. Dies entspricht etwa der Hälfte des gesamten benötigten Insulins. Deshalb muss der Diabetiker eine »bedtime«-Injektion mit langsam resorbierbarem Insulin spritzen, damit gerade während der Nacht, wenn er nichts isst, der Blutzucker nicht ansteigt und am Morgen nicht erhöht ist. Man muss wissen, dass die Stunden, in denen man schläft, auch auf den Blutzucker bezogen wichtig sind. Es sind sechs bis acht Stunden, in denen der Blutzucker tief sein sollte, weil zu hoher Blutzucker toxisch ist und zu Spätkomplikationen führen kann. Die Insulindosis vor dem Zubettgehen ist besonders wichtig, weil sie nicht nur den Blutzucker während der Nacht normal hält, sondern wesentlich dazu beiträgt, dass das vor dem Frühstück gespritzte, rasch wirkende Insulin auf Gewebe trifft, das wegen des guten Blutzuckers während der ganzen Nacht noch insulinsensitiv ist (siehe auch Fragen 22, 193, 194).

233 Wie kann die Ernährung an das Insulinschema angepasst werden?

Nein, das Insulinschema wird der Ernährung angepasst. Das heute gängige Insulin-Spritzschema trägt dem Umstand Rechnung, dass
1) wenig Insulin während der ganzen 24 Stunden, auch während der Nacht, im Blut vorhanden sein muss, damit der Blutzucker nicht ansteigt und
2) vor jeder Mahlzeit rasch wirkendes Insulin injiziert wird, weil Glukose aus dem Darm resorbiert wird und der Blutzucker ansteigt.
Die meisten Diabetiker spritzen heute zwei Dosen eines intermediären Insulins vor dem Schlafengehen und am Mittag, und dreimal rasch wirkendes Insulin 15–30 Minuten vor den Hauptmahlzeiten. Man nennt dieses Insulininjektionsschema mit zwei Dosen lang wirkendem Basalinsulin und drei oder mehr Injektionen von rasch wirkendem Insulin vor den Mahlzeiten auch »Basis-Bolus-Prinzip« (siehe auch Fragen 192 ff.).

234 Ist dies auch beim Typ-2-Diabetiker so?

Nein. Typ-2-Diabetiker, die insulinbedürftig werden, sind weniger labil als Typ-1-Diabetiker, was den Blutzucker betrifft. Eine gewisse basale Insulinsekretion ist eben noch vorhanden. Typ-2-Diabetiker benötigen das Insulin vor allem, um nach dem Essen den Zuckereinstrom in das Blut zu bewältigen. Sie benötigen in der Regel kein Basis-Bolus-Insulin-Spritz-Schema, sondern kommen mit zwei Insulininjektionen am Tag aus. Meist spritzen sie zwei Drittel der gesamten Insulindosis am Morgen und ein Drittel am Abend oder vor dem Schlafengehen.

235 Wie wichtig ist beim Basis-Bolus-Insulin-Spritz-Schema das Einhalten eines strengen Essrhythmus?

Beim Basis-Bolus-Prinzip ist es eigentlich nicht wichtig, ob man eine Stunde früher oder später isst, solange man das rasch wirkende Insulin 15–30 Minuten vor dem Essen spritzt. Hingegen ist es für viele Diabetiker auch bei dieser Insulintherapie notwendig, Zwischenmahlzeiten einzuhalten, damit der Blutzucker zwischen zwei länger auseinander liegenden Mahlzeiten nicht unter die Norm fällt.

236 Ist Insulin nur für den Stoffwechsel des Zuckers wichtig?

Insulin ist das wichtigste aufbauende oder anabole Hormon im Körper. Es erlaubt ihm, Energiereserven (Glykogen, Fett) aufzubauen und ist vor allem für den Eiweißaufbau absolut notwendig. Die akute Insulinwirkung betrifft aber vor allem die Aufnahme der Glukose in die Zelle und damit die Blutzuckerregulation.

Fragen, Probleme und Zweifel rund um die Insulintherapie

237 Einige Diabetiker haben von einem Tag auf den anderen sehr große Blutzuckerschwankungen. Wie soll ein Betroffener die Therapie adäquat anpassen?

Typ-1-Diabetiker sind meist zu Beginn der Krankheit relativ stabil, d. h. sie benötigen eine bestimmte Menge Insulin, haben weder schwere Hypoglykämien noch hyperglykämische Entgleisungen. Es geht ihnen gut, weil sie zu diesem Zeitpunkt noch eine kleine endogene Insulinreserve haben, also immer ein bisschen eigenes Insulin im Blut zirkuliert. Mit der Zeit gehen die letzten Inselzellen zugrunde, so dass der Patient kein eigenes Insulin mehr hat. Dann wird der Diabetes instabil oder, wie wir es nennen, labil. Die Gründe für die Labilität des Blutzuckers sind unterschiedlich:

- große Änderungen im Tagesablauf
- Einladungen, bei denen man mehr als gewöhnlich isst
- Zeitverschiebungen
- Tage mit großen körperlichen Anstrengungen im Wechsel mit Tagen, an denen man keinen Sport betreibt
- große Angespanntheit und Stress bei der Arbeit sowie ganz allgemein Überforderungssituationen

Dies sind nur einige der häufigen Ursachen für die Labilität der Stoffwechseleinstellung. Man kann ihr nur begegnen, indem man die Ursachen herausfindet und versucht, das Leben regelmäßiger zu gestalten (siehe auch Fragen 30, 318 ff., 336–341, 542).

238 Können labile Diabetiker auch das Zwei-Spritzen-Schema benutzen?

Instabilität spricht dagegen, dass man mit zwei Insulinspritzen auskommen kann. Der instabile Diabetiker benötigt mehrere Insulinspritzen und mehrere Blutzuckermessungen pro Tag. Er ist mit dem Basis-Bolus-Schema viel beweglicher und kann die Blutzuckerentgleisungen rasch mit zusätzlichem Insulin kompensieren, während dies mit dem Zwei-Spritzen-Schema nicht möglich ist, ohne das Risiko schwerer Hypoglykämien einzugehen.

239 Was soll ein Diabetiker machen, der plötzlich viel höhere Blutzuckerwerte misst, nachdem er längere Zeit gut eingestellt war?

Wenn keine offensichtliche Ursache für eine schwere Entgleisung vorliegt, sollte der Betroffene, um den Blutzucker wieder zu regulieren, beim Basis-Bolus-System kleine zusätzliche Mengen von rasch wirkendem Insulin (Korrekturinsulin) spritzen, also zwischen zwei und vier Einheiten, aber nicht häufiger als alle drei bis vier Stunden. Er sollte nicht sofort die Dosis Basisinsulin verändern. Nachhaltige Änderungen der Insulindosis sollte er erst nach mehreren Tagen einer massiven Verschlechterung vornehmen. Anders ist es, wenn er die Ursache der Hyperglykämie kennt, z. B. eine Grippe, ein fieberhafter Zustand, eine Magen-Darm-Störung mit Fieber oder ein massiver, anhaltender psychischer Stress. Dann sollte er die Dosis rasch wirkenden Insulins erhöhen und nach Rücksprache mit dem Arzt gegebenenfalls auch die Dosis des Basisinsulins. Es ist aber generell gefährlich, ohne eine erkennbare zusätzliche Krankheit zu rasch mit einer Erhöhung der Insulindosis zu reagieren, weil dies dann häufig zu einer Hypoglykämie führt (siehe auch Fragen 221, 243, 248–254).

240 **Muss ein Diabetiker unbedingt selbst Insulin spritzen?**
Kleine Kinder bis zum Alter von sechs Jahren spritzen in der Regel das Insulin nicht selbst und sind deshalb auch auf einen Zwei-Spritzen-Rhythmus eingestellt, wobei die Mutter oder der Vater das Insulin injizieren. Später spritzen Kinder in der Regel selbst und übernehmen spätestens mit der Pubertät die Verantwortung für die Blutzuckereinstellung, zusammen mit Diabetesberaterin und dem Arzt. Sonst ist eigentlich jedem Diabetiker zuzumuten, dass er das Insulin selbst richtig spritzt, außer bei schweren psychischen Krankheiten, bei Patienten mit Lähmungen oder schweren Störungen der Hirnfunktion und vielleicht auch bei Patienten, die nicht mehr gut sehen. Es gibt Patienten, die den Diabetes sehr spät bekommen und sich nicht mehr fähig fühlen, Insulin selbst zu spritzen und die Verantwortung für die Behandlung ihrer Krankheit zu übernehmen. Das sind aber Ausnahmen (siehe auch Fragen 388, 391, 392).

241 **Sollen Insulin spritzende Diabetiker den Blutzucker vor dem Schlafen regelmäßig messen?**
Es ist sicher günstig, wenn Diabetiker dies tun, aber wenn die Blutzuckereinstellung stabil ist, ist es nicht unbedingt notwendig. Instabile, labile Diabetiker sollten – wenn möglich – vor dem Schlafen den Blutzucker noch einmal messen.

242 **In welchen Situationen sollten Diabetiker vor dem Schlafen noch etwas essen?**
• Grundsätzlich alle Diabetiker mit dem Zwei-Spritzen-Rythmus

- Diabetiker, die schon mehrmals nächtliche Hypoglykämien durchgemacht haben
- Wenn der Blutzucker vor dem Schlafen ungewöhnlich tief ist
- Nach besonders großen und langen körperlichen Anstrengungen

243 **Soll im Fall einer Hyperglykämie über 11 mmol/l (200 mg/dl) vor dem Schlafen mit einer Dosis rasch wirkenden Insulins korrigiert werden?**

In der Regel ist es besser, nicht jeden Blutzucker mit rasch wirkendem Insulin zu kompensieren. Insbesondere vor dem Schlafengehen ist es gefährlich, zusätzliches Insulin zu spritzen. Wenn der Blutzucker aber regelmäßig vor dem Schlafen 11 mmol/l oder mehr beträgt, sollte man eine Korrektur vornehmen. Dies sollte vor dem Abendessen gemacht werden und nicht mit rasch wirkendem Insulin um 23 Uhr, weil die Gefahr der Hypoglykämie im Schlaf viel zu groß ist.

244 **Ein Diabetiker mit dem Basis-Bolus-Insulin-Schema erwacht am Morgen mit einer Hyperglykämie über 11 mmol/l (200 mg/dl), Azeton im Urin und einer Glukosurie.**
Wie soll er sich verhalten?

Er soll die Dosis Insulin vor dem Frühstück um zwei bis vier Einheiten erhöhen. Das Basisinsulin sollte er nicht verändern, weil das Basisinsulin – sofern es lange Zeit gut funktioniert hat – nicht der Grund für die Hyperglykämie an diesem Morgen sein kann. Es muss irgendein anderer Grund vorliegen (ein schlechter Traum, unruhiger Schlaf, Aufregung).

245 **Wie soll sich derselbe Diabetiker verhalten, wenn er morgens ohne Glukosurie 11 mmol/l (200 mg/dl) Blutzucker hat?**

Wenn keine Glukosurie vorhanden ist, dann bedeutet dies, dass der Blutzucker kurz vor dem Erwachen angestiegen ist und in der Nacht normal war. Er kann – muss aber nicht – die Insulindosis vor dem Frühstück um zwei Einheiten erhöhen, damit der Blutzucker sich rascher normalisiert. Generell kann man sagen, dass jemand mit einer massiven Glukosurie und Azeton im Urin während längerer Zeit zu wenig Insulin im Blut hatte und deshalb eine größere Insulindosis braucht, um das Azeton wieder zu normalisieren, während eine kurzfristige Hyperglykämie (ohne entsprechende Glukosurie) nur signalisiert, dass der Blutzucker akut angestiegen ist, deshalb aber nicht wesentlich mehr Insulin notwendig ist, um ihn wieder zu stabilisieren (siehe auch Frage 305).

246 **Was soll dieser Diabetiker tun, wenn er am Morgen mit einem Blutzucker unter 4 mmol/l (72 mg/dl) erwacht?**
Er sollte sich rasch an den Frühstückstisch setzen und recht kurz vor dem Essen die übliche Insulindosis spritzen. Ein Blutzucker von 3,5 mmol/l (60 mg/dl) ist ja noch normal, doch sollte das Insulin sofort mit der Mahlzeit abgedeckt werden, damit der Blutzucker nicht noch weiter absinkt.

247 **Wie kann ein Diabetiker mit dem Basis-Bolus-Insulin-Schema wissen, ob eine Hypoglykämie durch das rasch wirkende Insulin oder durch das Basisinsulin verursacht wurde?**
Das hängt von der Tageszeit ab, zu der eine Unterzuckerung festgestellt wird. Geschieht dies zwischen 5 und 6 Uhr morgens, lautet die Antwort: zu viel Basisinsulin. Wird die Hypoglykämie um 11 Uhr morgens festgestellt, sind zu viel Bolusinsulin zum Frühstück oder ein Auslassen der Zwischenmahlzeit um 9 oder 10 Uhr der Grund. Eine zu hohe Dosis Bolusinsulin vor dem Mittagessen kann für eine Unterzuckerung ausschlaggebend sein, die gegen 15 Uhr auftritt. Eine Hypoglykämie um 18 Uhr ist mit dem Basis-Bolus-Schema eher unwahrscheinlich, weil zu dieser Zeit nur noch sehr wenig Insulin im Blut vorhanden ist. Zu wenige Kohlenhydrate zum Abendessen oder zu viel Bolusinsulin vor dem Essen können der Grund für eine Unterzuckerung sein, die gegen 23 Uhr festgestellt wird.

248 **Wie soll der Diabetiker mit einem Zwei-Spritzen-Rhythmus reagieren, wenn der Blutzucker zu hoch ist**
a) zwischen 10 und 11 Uhr am Vormittag,
b) zwischen 13 und 17 Uhr nachmittags und
c) am späten Abend?
a) Wenn der Blutzucker regelmäßig zwischen 10 und 11 Uhr zu hoch ist, sollte der Betroffene morgens die Dosis des rasch wirkenden Insulins um zwei Einheiten erhöhen, oder der Arzt sollte von einer Lösung, die 10 Prozent rasch wirkendes Insulin enthält, auf ein Präparat mit 20 oder 30 Prozent rasch wirkenden Insulins übergehen.

b) Nach dem Mittagessen bedeutet ein zu hoher Blutzucker, dass der Betroffene morgens zu wenig lang wirkendes Insulin gespritzt hat. Er sollte also die Dosis des lang wirkenden Insulins am Morgen erhöhen bzw. das Misch-Insulinpräparat ändern bzw. auf ein solches, das mehr lang wirkendes Insulin enthält (80 oder 90 Prozent), wechseln.

c) Zu hoher Blutzucker vor dem Schlafengehen könnte bedeuten, dass im Abendessen zu viele Kohlenhydrate enthalten waren oder zu wenig rasch wirkendes Insulin gespritzt wurde, sodass der Blutzucker zu hoch anstieg. Der Betroffene müsste also die Dosis des rasch wirkenden Insulins erhöhen.

Diese Beispiele zeigen, dass es einfacher ist, rasch wirkendes Insulin separat vom intermediär wirkenden Insulin zu injizieren. Korrekturen lassen sich besser vornehmen.

249 Welches sind die häufigsten Fehler bei der Insulintherapie?

- sehr unregelmäßige Tagesabläufe
- stark variierende Mahlzeiten, sowohl zeitlich wie bezüglich des Kohlenhydratgehalts
- Auslassen einer Insulinspritze
- Auslassen einer Mahlzeit
- Auslassen von Zwischenmahlzeiten
- Überreaktionen auf einzelne aberrante Blutzuckerwerte
- falsche Insulininjektionstechnik, etwa dauerhaftes Spritzen an derselben Stelle (Lipom) oder auch zu häufiges Wechseln vom Oberschenkel auf die Bauchdecke
- ungenügende oder falsche Handhabung des Pens, insbesondere des Pens mit intermediär wirkendem Insulin, der zehnmal gekippt werden muss, damit die Insulinmenge pro »Schuss« immer dieselbe ist

250 Wenn ein Diabetiker merkt, dass seine Blutzuckereinstellung nicht mehr adäquat ist, sollte er dann selbst Korrekturen vornehmen oder den Arzt und die Diabetesberaterin konsultieren?

Wenn die Blutzuckerwerte wirklich schlecht sind, bedeutet dies, dass der Betroffene längere Zeit offenbar keine Kontrollen oder zu wenige Kontrollen durchgeführt hat oder eben schon lange nicht mehr beim

Arzt war. Er sollte sich dann bei einer Diabetesberaterin oder, vielleicht noch besser, beim Diabetologen melden, ihm die Probleme darlegen und eine Neueinstellung vornehmen (siehe auch Fragen 237, 318 ff.).

251 Können hyperglykämische Entgleisungen während des Tages mit zusätzlichen kleinen Dosen von rasch wirkendem Insulin korrigiert werden?

Grundsätzlich ja, aber nicht zu oft und nicht regelmäßig. Es ist meist so, dass Fehler zu Hyperglykämien führen. Oft hat der Diabetiker bezogen auf das gespritzte Insulin zu viel gegessen oder zu wenig Insulin gespritzt. Folglich sollte er sich diese Hyperglykämien merken und am nächsten Tag entweder weniger essen und/oder die Insulindosis vor der Mahlzeit korrigieren. Bei sehr labilen Diabetikern müssen Blutzuckerentgleisungen, die ohne offensichtliche Ursache im Verlauf des Tages auftreten, mit zusätzlichen Insulinspritzen korrigiert werden (Insulinkorrektur-Spritzen). Die Wirkung solcher Spritzen sollte alle zwei Stunden mit Blutzuckermessungen verifiziert werden. Mehr als eine Injektion im Zwei-Stunden-Rhythmus ist ungünstig, weil die kumulative Wirkung nicht abschätzbar ist. Vor der nächsten Hauptmahlzeit muss der Blutzucker gemessen und der sonst übliche Insulinbolus eventuell reduziert werden, um Hypoglykämien zu vermeiden. Sobald der Blutzucker deutlich zu sinken beginnt, sind kleine Zwischenmahlzeiten angezeigt, um Hypoglykämien vorzubeugen.

Generell gilt: nicht überreagieren! (siehe auch Fragen 243, 248–251, 254)

252 Können solche ungeklärten Hyperglykämien auch durch vermehrte körperliche Aktivität korrigiert werden?

Wenn genügend Insulin im Körper vorhanden ist und der Betroffene gut durchtrainiert ist, hilft Sport immer, aber eben nur unter diesen beiden Voraussetzungen. Ein Ungeübter reagiert auf intensiven Sport mit dem Anstieg des Blutzuckers, da der Sport für ihn vor allem eins bedeutet – Stress. Jeder Diabetiker sollte sich so gut kennen, dass er abschätzen kann, wie sein Blutzucker auf eine körperliche Belastung reagiert (siehe auch Fragen 486 ff.).

253 Sollte eine Hyperglykämie vor der Mahlzeit durch eine zeitliche Vorverschiebung des Bolus korrigiert werden?

Prinzipiell ja, vor allem morgens im nüchternen Zustand. Bei Blutzuckerwerten über 15 mmol/l (270 mg/dl) kann das Insulin eine Stunde vor dem Frühstück gespritzt werden (siehe auch Fragen 221, 237, 248).

254 Soll der instabile Diabetiker Korrekturen nur mit dem rasch wirkenden Insulin vornehmen oder auch mit dem Basisinsulin?

Dies hängt von der Situation ab. Wenn die Instabilität dadurch zu Stande kommt, dass der Diabetiker nachts zu wenig Insulin im Blut hat und deshalb am Morgen mit einer Hyperglykämie erwacht, muss das Basisinsulin erhöht werden. Nicht jeder Diabetiker, der mit einem hohen Blutzucker aufwacht, hat aber zu wenig Insulin. Es kann auch vorkommen, dass zu viel Basisinsulin gespritzt wurde und der Betroffene nachts eine unerkannte Hypoglykämie hatte. Als Folge darauf hat der Körper überreagiert, und wegen der Kompensationsmechanismen durch die Blutzucker erhöhenden Hormone (Adrenalin, Glukagon, Wachstumshormon, Kortisol) kam es zur Hyperglykämie. Die richtige Dosis Basisinsulin ist also ganz entscheidend für die Blutzuckereinstellung. Das Basisinsulin darf allerdings nicht ständig um viele Einheiten verändert werden, sondern nur, wenn der Diabetiker auch Blutzuckerwerte in mehreren aufeinander folgenden Nächten gemessen hat. Wenn dabei Hypoglykämien zum Vorschein kommen, muss er das Basisinsulin um zwei Einheiten – gegebenenfalls mehr – vermindern. Wenn der Blutzucker zwischen zwei und sechs Uhr morgens jedoch kontinuierlich ansteigt, dann sollte das Basisinsulin erhöht werden. Blutzuckerschwankungen am Tag, die durch große Mahlzeiten oder Stress zu Stande kommen, sollten dagegen mit einer kleinen Erhöhung des rasch wirkenden Insulins korrigiert werden (siehe auch Fragen 29, 38, 220 ff., 237–239 250, 268 ff.).

255 Was muss ein Diabetiker machen, wenn er morgens merkt, dass er in der vorangegangenen Nacht das Basis-Insulin vergessen hatte?

Er soll etwa die Hälfte des vergessenen intermediär wirkenden Insulins und zusätzlich die doppelte Bolus-Dosis spritzen. Dann sollte er alle zwei Stunden den Blutzucker bestimmen und voraussichtlich mit derselben Bolus-Dosis wie üblich das Mittagessen abdecken.

256 Wie soll sich ein Diabetiker verhalten, der aus Versehen die Basis-Dosis vor dem Schlafen zweimal gespritzt hat?

Die Ursachen eines solchen Versehens können unterschiedlich sein: Vielleicht hat der Betroffene die zweite Dosis während einer beginnenden Hypoglykämie gespritzt (Merke: Nie während einer Hypoglykämie Insulin injizieren! Gefährlich, weil man dabei nicht alle Tassen im Schrank hat!). Oder für den Betroffenen ist der Diabetes dermaßen zur Routine geworden ist, dass er beim Spritzen an nichts mehr denkt! Es ist erwünscht, dass man mit dem Diabetes und nicht für den Diabetes lebt, doch manchmal wird man zu nachlässig, und dann wird es gefährlich! Wie sich verhalten? Wecker stündlich stellen, Blutzucker messen und zwei bis drei Obstwerte (Fruchtsaft) stündlich einnehmen.

257 Sie behaupten, dass Routine in der Selbstbehandlung des Diabetes gefährlich werden kann. Wie meinen Sie das?

Je mehr Selbsterfahrung, desto besser. Der Diabetiker wird sein eigener Arzt. Automatismen können aber auch gefährlich werden. Der Blutzucker muss richtig gemessen und beurteilt werden, die Insulin-Dosis richtig geschätzt und gespritzt werden. Diese Handlungen muss der Betroffene bewusst vollziehen. Insulin-Spritzfehler haben nichts mit Intelligenz zu tun, sondern mit Zerstreutheit oder fehlender Konzentration. Diesbezüglich ist auch eine gelegentliche Supervision durch das Diabetesteam nützlich.

258 Wann soll das Basis-Insulin beim Wechsel von Winter- auf Sommerzeit injiziert werden?

Eine Stunde Zeitverschiebung spielt keine Rolle. Auch im Alltag spritzt man die Basis nicht immer zur gleichen Zeit. Man hält sich am besten an die aktuelle Uhrzeit.

259 Wie kommt man im Ausland an das Insulinpräparat, das man zu Hause spritzt, oder an die notwendigen Blutzucker-Messutensilien?

Der informierte Diabetiker weiß, wie viele Insulinfläschchen er benötigen wird, und diese sind zwei Monate oder länger haltbar. Wenn er das Insulinpräparat nicht vorsorglich mitnehmen will, muss er sich bei seiner Diabetesgesellschaft oder Insulinfirma informieren, wie das entsprechende Insulin im betroffenen Ausland heißt und wo es erhältlich ist. Außer in Süd- und Osteuropa haben die Insulinpräparate meist die einheitliche Konzentration von 100 E/ml, dieselben Spritzen und Pens. Der Patient sollte genügend Spritzen und ein oder zwei Reserve-Pens mitnehmen. Für die Blutzuckermessung gilt dasselbe.

260 **Gibt es Medikamente, deren Wirkungen sich mit der Insulinwirkung überlagern?**
Die wichtigsten sind die Pillen zur Schwangerschaftsverhütung und Kortison. Beide erhöhen den Blutzucker, sodass mehr Insulin gespritzt werden muss. Von den Verhütungspillen sind die neueren, niedrig dosierten zu empfehlen, da ihr Einfluss auf den Blutzucker gering ist. Die Diabetikerin muss sich diesbezüglich nicht nur vom Frauenarzt, sondern auch vom Diabetologen beraten lassen. Schlafmittel und Psychopharmaka beeinflussen den Blutzucker kaum, können aber das »Spüren« der Hypoglykämie verändern.

261 **Hat die Pille negative Auswirkungen auf die Gesundheit der Diabetikerin?**
Die Pille hat gewisse Risiken: leicht gehäufte venöse Thrombosen und hoher Blutdruck. Vor Beginn der Antikonzeption mit der Pille muss der Blutdruck mehrfach überprüft werden, ebenso nach Beginn der Behandlung. Bei Patientinnen mit hohem Blutdruck und/oder Nierenkrankheiten ist die Pille kontraindiziert. Die Thrombosegefahr ist beim Diabetes nicht erhöht.

262 **Jede fiebrige Infektionskrankheit führt zur Hyperglykämie. Wie soll der Typ-1-Diabetiker reagieren?**
Der Betroffene muss die Insulindosis erhöhen, bei hohen Blutzuckerwerten womöglich auf das Doppelte der üblichen Dosis. Wenn die Azetonproben positiv werden, ist die Dosis noch etwas mehr zu erhöhen. Das Ziel ist nicht eine rasche Normalisierung des Blutzuckers, aber schon ein negativer Azetonbefund. Der Diabetiker muss viel trinken (Fieber, Schwitzen, Wasserverlust im Urin wegen der Glukosurie).

Schwierig wird es bei Erbrechen, weil die Wasserbilanz negativ wird und der Körper austrocknet. In diesem Fall muss sofort der Arzt gerufen werden, eventuell ist zur Behandlung mit Infusionen auch ein Krankenhausaufenthalt ratsam.

Vorsicht: Kinder trocknen besonders rasch aus und benötigen dringend Infusionen.

Für alle Typ-1-Diabetiker mit Fieber empfiehlt es sich generell, alle zwei Stunden den Blutzucker zu messen und alle vier Stunden Insulin zu injizieren.

263 Muss der kranke Diabetiker sich an den Ernährungsplan halten, auch wenn er nicht mehr essen mag?

Das strikte Einhalten des Ernährungsplans ist bei Krankheit nicht mehr möglich. Wichtig ist allerdings auch hier die regelmäßige Einnahme von leicht verdaulichen Kohlenhydraten mit viel Flüssigkeit: Hafersuppe, Bouillon (nicht fett), Bananenbrei, Fruchtsäfte, Trockenreis, Coca-Cola (vor allem bei Kindern mit azetonämischem Erbrechen). Fette Speisen und Fleisch sollte man meiden, weil sie schwer verdaulich sind.

264 Wie wird ein Typ-1-Diabetiker auf eine Wahloperation vorbereitet?

Die letzte normale Mahlzeit findet am Abend vor der Operation statt, die übliche Mengen Insulin und Basisinsulin werden vor dem Schlafengehen injiziert. Eine Infusion läuft schon in der Nacht, sodass – wenn nötig – Glukose infundiert werden kann. Am Tag der Operation kann der Betroffene kein Frühstück einnehmen, und lediglich die Hälfte der üblichen Insulindosis wird gespritzt. Während der Anästhesie wird der Blutzucker monitorisiert, und bei langen Operationen Insulin zusammen mit Glukose infundiert. Wenn der Patient wieder mit dem Essen beginnt, spritzt er etwas weniger Insulin als üblich, abhängig von seinen Blutzuckerwerten.

Insulin-Korrekturen sind manchmal nötig, aber bitte nicht überreagieren! Blutzuckerwerte zwischen 6 und 12 mmol/l (108–216 mg/dl) sind in dieser Situation erstrebenswert. Operierte Diabetiker sollen vom Diabetologen und der Diabetesberaterin begleitet werden.

265   Verändert sich die Insulinsensibilität im Verlauf des Menstruationszyklus?

Die Östrogene vermindern die Insulinsensibilität bei einigen Frauen etwas. Sie führen zum Zeitpunkt des Eisprungs (10. bis 16. Tag des Zyklus) tendenziell zu einer Erhöhung des Blutzuckers, sodass die Betroffenen dann mehr (zehn Prozent) Insulin benötigen. Vor und während der Menstruation sind die Östrogenwerte tief, der Blutzucker sinkt, und die Insulindosis muss reduziert werden.

266   Wie wirkt sich eine Schwangerschaft auf die Behandlung der Diabetikerin aus?

Dieses Thema wird noch in einem eigenen Kapitel besonders angesprochen. Grundsätzlich ändert die Schwangerschaft die Therapie in dreierlei Hinsicht:

1. Die schwangere Diabetikerin muss optimal, d. h. mit normalen Blutzuckerwerten eingestellt sein, damit das Baby gesund zur Welt kommt.

2. Sie benötigt wegen der Hormone der Plazenta vom fünften Schwangerschaftsmonat an zunehmend mehr Insulin (oft das Doppelte der normalen Dosis).

3. Die Überwachung der schwangeren Diabetikerin bzw. des Fötus ist besonders intensiv (siehe auch Fragen 408 ff.).

Die Hypoglykämie bei der Insulintherapie

268   Wie manifestiert sich eine Hypoglykämie?

Wenn der Blutzucker sehr rasch abfällt, etwa von 5 (90 mg/dl) auf 2 mmol/l (36 mg/dl) oder von 15 (270 mg/dl) auf 5 mmol/l (90 mg/dl), spürt der Betroffene die so genannten Adrenalin-Symptome wie kalter Schweiß, Kältegefühl, blasse Haut, Ameisenlaufen, Herzklopfen, Hungergefühl, manchmal leichten Brechreiz, leichtes Zittern der Hände, manchmal Zittern am ganzen Körper, Unsicherheit, Unwohlsein, verlangsamte Reaktionen, Schleier vor den Augen, Sehstörungen und ein seltsames Schwindelgefühl. Diese Symptome sind individuell sehr verschieden und können auch von einer Hypoglykämie zur nächsten bei ein und derselben Person variieren. Im Allgemeinen verspürt der Diabetiker den raschen Blutzuckerabfall und kann sich dagegen wehren.

269 Einige Diabetiker verspüren Hypoglykämie-Symptome schon bei Blutzuckerwerten um 5–7 mmol/l (90–126 mg/dl). Weshalb?

Der Körper gewöhnt sich sozusagen an einen hohen Blutzucker, z. B. zwischen 10 bis 20 mmol/l (180–360 mg/dl), wobei sich diese Diabetiker sehr wohl fühlen können. Wenn dann der Blutzucker rasch mit Insulin auf 5–10 mmol/l (90-180 mg/dl) gesenkt wird, fühlen sie sich mit ihren einzelnen Hypoglykämie-Symptomen anfänglich unwohl. Nach Stunden bis Tagen haben sie sich an den normalen Blutzucker gewöhnt, und sie fühlen sich wieder gut.

270 Wie soll der insulinbehandelte Diabetiker auf diese Symptome reagieren?

Er muss den Blutzucker messen! Wenn dieser normal ist (4–7 mmol/l = 72–126 mg/dl), sollte er abwarten und vor allem keinen Zucker zu sich nehmen. Meist verschwinden die Symptome rasch, wenn nicht, sollte er den Blutzucker nochmals messen.

271 Gibt es andere Ursachen für solche Hypoglykämie-Symptome?

Am häufigsten wird die Hypoglykämie mit einem Blutdruckabfall, also einer Hypotonie, verwechselt. Ein rascher Abfall des Blutdrucks (langes Stehen, große Hitze und Schwitzen, Schmerzen, Stress, Angst) kann ähnliche Symptome hervorrufen.

272 Wie kann der Diabetiker diese Hypoglykämie erkennen?

Wenn er eines, mehrere oder alle diese Symptome verspürt, sollte er den Blutzucker rasch messen, damit er sicher ist, dass diese Hypoglykämie-Symptome tatsächlich auf einen tiefen Blutzucker zurückzuführen sind. Zu Beginn der Insulintherapie weiß der Diabetiker nicht, wie er eine akute Hypoglykämie erspürt, und deshalb ist es sinnvoll, dass er unter ärztlicher Überwachung einmal unter Messung des Blutzuckers eine zu große Dosis Insulin spritzt, damit er weiß, wie er die Hypoglykämie subjektiv erfährt.

273 Kann eine Hypoglykämie auch einen anderen Verlauf nehmen?

Ja, immer dann, wenn der Blutzucker sehr langsam abfällt. Dann kommt es nämlich nicht zur Adrenalin-Symptomatik. Wenn der Blutzucker innerhalb von zwei bis drei Stunden von 7 mmol/l (126 mg/dl) auf 2,5 mmol/l (45 mg/dl) absinkt, dann können die Adrenalin-Symptome ausbleiben, und die Hypoglykämie-Symptomatik kann völlig anders aussehen. Das einzige Organ des Körpers, das Hirn, das auf Glukose angewiesen ist, weil es keine anderen Energiequellen (freie Fettsäuren, Aminosäuren) als Brennstoff verwenden kann, reagiert extrem empfindlich auf einen zu tiefen Blutzucker, und es kommt zu akuten Störungen im zentralen Nervensystem bzw. in gewissen Abschnitten des Hirns.

Die langsam auftretende Hypoglykämie kann zu folgenden Ausfällen führen: Sehstörungen, Flimmern vor den Augen, Doppelt sehen, epileptische Anfälle jeder Art, Einschränkung des Bewusstseins, Veränderungen im Verhalten wie akute Aggressionen, Weinkrämpfe und ähnliches, schließlich vollständiger Bewusstseinsverlust. Dieser Symptomkomplex wird als Neurohypoglykämie bezeichnet. Er ist eine schlimme Form der Hypoglykämie, weil der Betroffene in dieser Situation selbst nicht mehr reagieren kann und auf Hilfe von außen angewiesen ist.

274 Gibt es Diabetiker, die eine Hypoglykämie nicht oder nicht mehr spüren?

Eine häufige Spätkomplikation des Diabetes 20 oder mehr Jahre nach der Manifestation des Typ-1-Diabetes und oft schon früher beim Typ-2-Diabetes ist die diabetische Polyneuropathie, die auch das vegetative Nervensystem betrifft. Die Adrenalin-Symptome können dann fehlen, sodass der Diabetiker keine Warnsymptome mehr wahrnimmt. Solche Menschen sind durch häufige und schwere Neurohypoglykämien stark gefährdet. Diese lassen sich nur durch eine weniger knappe Einstellung des Blutzuckers vermeiden. Eingehende Besprechungen mit dem Arzt und dem Diabetesteam sind notwendig. Darüber hinaus sollten Vorsichtsmaßnahmen mit dem dem Patienten nahe stehenden Personen besprochen werden.

275 Reagiert ein Diabetiker immer auf dieselbe Weise auf eine Hypoglykämie?

Meist ist die Symptomatik bei der akut auftretenden Hypoglykämie für ein und dieselbe Person immer wieder gleich. Hingegen kann bei der Neurohypoglykämie die Symptomatik verschieden sein.

276 Bemerkt ein Diabetiker immer, dass er in einer Hypoglykämie ist?

Wie schon gesagt, spürt er den akut auftretenden Blutzuckerabfall mit der Adrenalin-Symptomatik und kann reagieren, während die Symptome einer langsam entstehenden Hypoglykämie, der Neurohypoglykämie, meist nicht mehr erkannt werden.

277 Wie soll der Diabetiker reagieren, wenn die Hypoglykämie trotz Einnahme von Zucker oder Fruchtsäften andauert?

Meist hat der Diabetiker dann nicht genügend Zucker gegessen oder danach keine Kohlenhydrate in Form von Brot oder einem anderen langsamer resorbierbaren Kohlenhydrat verzehrt. Oft – wenn man etwas zu viel Insulin gespritzt hat und der Blutinsulingehalt hoch ist –, reicht es nicht aus, nur zehn Gramm Zucker zu sich zu nehmen, weil das Insulin weiterwirkt und nach einer halben Stunde eine weitere Hypoglykämie folgen kann. Man sollte in dieser Situation nach der Einnahme eines Fruchtsaftes, von Obst oder Zucker eine kleine kohlenhydrathaltige Mahlzeit einschalten. Symptome der Hypoglykämie können anhalten, auch wenn der Blutzucker wieder im Normbereich ist. Deshalb Symptome immer mit einer Blutzuckermessung verifizieren (siehe auch Frage 282)!

278 Kann die Hypoglykämie unerwartet auftreten und wenn ja, was könnten die Ursachen sein?

Hypoglykämien sind eigentlich immer etwas Unerwartetes. Sie können bei der Insulintherapie irgendwann am Tag auftreten und sind besonders nachts schlimm, wenn der Patient nicht aufwacht. Die häufigsten zwei Ursachen sind eine zu große Insulindosis vor einer Mahlzeit oder eine zu große Dosis des Basisinsulins und das Vergessen bzw. Auslassen einer Mahlzeit oder einer Zwischenmahlzeit. Ziemlich oft ist die Hypoglykämie auch die Überreaktion auf einen hohen Blutzucker mit einer zu hohen Insulindosis, in zu kurzen Abständen gespritzt (siehe auch Frage 43).

279 Kann ein Diabetiker auch eine Hypoglykämie erkennen, wenn sie ihn im Schlaf überrascht?

Viele Diabetiker wachen davon auf. Ursache ist die Adrenalin-Symptomatik (Unruhe, Nervosität, Herzklopfen, inneres Zittern, kalter Schweiß). Wenn also ein Diabetiker nachts ohne erkennbaren Grund aufwacht, sollte er sofort den Blutzucker bestimmen. Langsam auftretende Hypoglykämien, die nicht zur Adrenalin-Symptomatik führen, sind sehr gefährlich, weil sie vom Betroffenen oft nicht erkannt werden und stundenlang andauern können – mit entsprechende Folgen. Der (die) Partner(in), falls vorhanden, sollte genau Bescheid wissen, damit er (sie) Glukose verabreichen, Glukagon spritzen oder bei schweren Hypoglykämien, die das Bewusstsein einschränken, den Arzt anrufen kann.

280 Welches sind die Folgen einer akuten Hypoglykämie mit Adrenalin-Symptomatik?

Der Betroffene nimmt in der Regel Zucker, Orangensaft oder sonst etwas Süßes zu sich, sodass der Blutzucker innerhalb von 15 Minuten wieder ansteigt und er keine weiteren Folgen von dieser Hypoglykämie zu befürchten hat. Dies ist ein häufiger Verlauf einer leichten, rasch erkannten Hypoglykämie. Da das zentrale Nervensystem betroffen ist, können Symptome wie Müdigkeit, Reaktionsschwäche, Sehstörungen oder Kältegefühl stundenlang andauern. Wenn aber eine Neurohypoglykämie zu Bewusstlosigkeit führt, die eine halbe bis eine Stunde dauert, dann ist der Patient nach dem Erwachen sehr müde, hat Kopfschmerzen und fühlt sich schlapp. Von einer lang andauernden Hypoglykämie erholt sich der Patient in der Regel, aber es dauert Stunden bis Tage, bis er wieder voll leistungsfähig ist.

281 Hat die Verminderung der Hypoglykämie-Wahrnehmung nach einer schweren Hypoglykämie praktische Konsequenzen für den Patienten?

Er sollte wissen, dass er für einige Tage eine mögliche Hypoglykämie nicht spüren kann und deshalb den Blutzucker häufiger messen muss.

Außerdem sollte er eher ein bisschen weniger Insulin spritzen und den Blutzucker vorübergehend auf einem etwas höheren Niveau einstellen.

282 Wie soll der Diabetiker reagieren, wenn sich der Blutzucker nach Einnahme von Zucker normalisiert hat, die Symptome aber bestehen bleiben?

Dies ist häufig der Fall nach Hypoglykämien, die einige Zeit andauerten und spät erkannt wurden. Der Betroffene sollte nach 30 und 60 Minuten den Blutzucker wieder messen. Wenn der Blutzucker nach oben tendiert, sollte er nichts weiteres essen, weil sonst eine ausgeprägte Hyperglykämie resultiert. Hypoglykämie-Symptome bei normalem Blutzucker sind für den Betroffenen sehr unangenehm und mit Unwohlsein und Unsicherheit verbunden.

283 Welches sind die häufigsten Ursachen für eine hypoglykämische Krise?

Meist zu viel Insulin in Relation zur Mahlzeit oder zu viel Basisinsulin. Es gibt aber auch andere Ursachen. Eine lang andauernde körperliche Anstrengung führt zu einem massiven Mehrverbrauch von Glukose und zu einer Zunahme der Insulinsensibilität der Gewebe. Der Insulin spritzende Diabetiker muss deshalb vor einer lang andauernden körperlichen Anstrengung die Insulindosis reduzieren und pro Stunde zwei Brot- oder Obstwerte zusätzlich zu den üblichen Mahlzeiten zu sich nehmen. Wenn er dies alles macht, aber vergisst, am Abend nach der großen Anstrengung das Insulin ebenfalls zu reduzieren und vor dem Schlafen eine zusätzliche Mahlzeit zu sich zu nehmen, kann es passieren, dass er in der Nacht eine Hypoglykämie durchmacht, die er vielleicht erkennt, vielleicht aber auch nicht. Der Grund für diese Hypoglykämie: Während der Nacht bauen die trainierten Muskeln ihren Glykogengehalt als Energiequelle wieder auf und verbrauchen entsprechend viel Blutzucker (siehe auch Fragen 43, 181–185, 486 ff.).

284 In welchen Lebenssituationen kann eine Hypoglykämie vorausgesagt werden?

Wenn der Diabetiker einen dieser Fehler macht: aus Versehen zu viel Insulin spritzt, eine Mahlzeit auslässt oder sich bei lang andauernder, starker körperlicher Aktivität nicht an die Regel hält, weniger Insulin zu spritzen und mehr zu essen. Wenn Hypoglykämien vermehrt auftreten, muss der Diabetiker zusätzliche Blutzuckerbestimmungen machen, damit er weiß, wann und wo er diese Fehler macht, also zu wenig isst oder zu viel spritzt oder nicht richtig auf die körperliche Aktivität reagiert.

285 Was soll der Diabetiker machen, wenn er eine Hypoglykämie spürt?

Die täglichen Hypoglykämien mit Adrenalin-Symptomatik sind mit zehn Gramm Traubenzucker, zwanzig Gramm Haushaltszucker oder 200 Milliliter Orangenaft einfach zu beheben. Er sollte eine halbe bis eine Stunde später den Blutzucker nochmals messen. Meistens ist dieser dann in einem eher hohen Bereich.

286 Warum gibt es nach einer durchgemachten mittelschweren bis schweren Hypoglykämie meist eine Hyperglykämie?

Es gibt mehrere Erklärungen. Zum einen hat der Betroffene die Tendenz, so lange Zucker zu sich zu nehmen, bis er Hypoglykämie-Symptome verspürt, also oft viel länger, als der Blutzucker tief war. Zum anderen reagiert sein Körper mit einer massiven hormonalen Gegenreaktion (Adrenalin, Kortisol, Glukagon, Wachstumshormon). Diese Hormone wirken dem Insulin entgegen und verstärken die Hyperglykämie (rebound-Reaktion) (siehe auch Fragen 29, 38).

287 Wie soll der Betroffene auf diese Hyperglykämie reagieren?

Vor allem nicht überreagieren! Also nicht zu viel Insulin injizieren, sondern die üblichen Mahlzeiten mit den üblichen Bolus-Dosen, bis der Stoffwechsel sich beruhigt (siehe auch Fragen 251, 254, 306).

288 Weshalb muss der Betroffene nach der Normalisierung des Blutzuckers durch die Glukagonspritze zusätzlich noch Zucker zu sich nehmen?

Das Glukagon leert die Glykogenspeicher (in der Leber entsteht aus der gespeicherten Stärke Blutzucker). Die Speicher füllen sich rasch wieder auf, und der Blutzucker würde sinken, wenn der Betroffene nicht Zucker essen würde.

289 Die Hypoglykämie ist beim Autofahren besonders gefährlich. Wie kann sich der Diabetiker davor schützen?

Vor Fahrtbeginn muss der Blutzucker höher als 5 mmol/l (90 mg/dl) sein. Wie beim Sport muss er stündlich zehn Gramm Kohlenhydrate zu sich nehmen und alle zwei Stunden den Blutzucker messen. Er hat also Glukose in Form von Tabletten, Fruchtsäften oder Obst griffbereit. Bei leichten Hypo-Symptomen muss er den Wagen anhalten, Kohlenhydrate zu sich nehmen, verifizieren, dass der Blutzucker normal ist, und warten, bis die Hypo-Symptome verschwunden sind (siehe auch Frage 517).

290 Wie geht es weiter, wenn er die Hypoglykämie nicht spürt und nicht mehr handlungsfähig ist?

Ganz wichtig ist, dass der Insulin spritzende Diabetiker seine nächsten Angehörigen und seine Arbeitskollegen über seinen Diabetes und die Hypoglykämiegefahr informiert. Er muss genau erklären, wie merkwürdig er sich dann verhält, etwa mit inadäquaten Aggressionen, Reaktionslosigkeit, Weinen, in die Ferne starren, und dass ein epileptischer Anfall und Bewusstlosigkeit die Folge einer Hypoglykämie sein können. Häufig kann der Diabetiker in diesem Zustand nicht mehr auf seine Umgebung reagieren und verweigert auch die Einnahme von Zucker oder das Trinken eines Orangensafts. Er sollte in seiner Tasche eine Glukagon-Spritze mit sich führen, die jeder Angehörige oder Mitarbeiter subkutan ins Unterhautfettgewebe spritzen kann. Das Glukagon erhöht den Blutzucker sehr rasch, und der Betroffene erholt sich so weit, dass er das Bewusstsein wiedererlangt und dann auch bereit ist, Fruchtsäfte oder Obst zu sich zu nehmen.

Wenn der Diabetiker nach der Injektion von Glukagon nicht aufwacht, muss man ihm Glukose intravenös zuführen, d. h. man muss sofort einen Arzt rufen oder den Betroffenen in eine Notfallstation bringen. Dort sollte eine intravenöse Infusion mit 20-prozentiger Glukose gelegt werden, bis der Blutzucker im Normbereich ist und der Patient aus dem hypoglykämischen Schock erwacht. In der Folge muss der Diabetiker mit halbstündigen Messungen des Blutzuckers genau überwacht werden, bis die Situation stabilisiert ist.

Diabetes bei Pankreas-Erkrankungen

291 Welche Erkrankungen führen zu Diabetes?

Zu den häufigsten Erkrankungen gehören die chronische Bauchspeicheldrüsen-Entzündung bei Alkoholismus, tropische Infektionskrankheiten, die Hämochromatose (Eisenspeicher-Krankheit), bei der der Eisenstoffwechsel gestört ist, sowie die Entfernung der Bauchspeicheldrüse aufgrund von Entzündungen oder Tumoren.

292 Welche Therapie benötigen diese Diabetiker?

Sie müssen mit Insulin behandelt werden ähnlich wie der Typ-1-Diabetes. Je nach Schwere des Diabetes benützt man das Zwei-Spritzen-Schema (frühe Stadien der Pankreatitis und Hämochromatose) oder das Basis-Bolus-Prinzip. Der Diabetiker ohne Pankreas hat einen extrem labilen Diabetes, da neben dem Insulin auch der wichtigste Gegenspieler des Insulins, das Glukagon, fehlt. Außerdem ist die Resorption der Nahrung aus dem Darm wegen des Fehlens der Pankreasenzyme sehr unregelmäßig. Diese Patienten müssen den Blutzucker mehrfach am Tag messen und die Bolus-Insulindosen täglich anpassen.

Die Selbstkontrolle des diabetischen Patienten

Ohne Selbstkontrolle des Blutzuckers – mindestens dreimal täglich – ist eine gute Einstellung nicht möglich (Fragen 293–306). Der Blutzucker zeigt, ob etwas falsch gemacht worden ist, und Fehler können korrigiert werden. Die Urinzuckerprobe mit dem Teststreifen ist nützlich, wenn man morgens mit einem zu hohen oder zu tiefen Blutzucker erwacht. Aus dem Glukosegehalt des Nachturins lässt sich auf den Blutzuckerverlauf während der Nacht schließen (Fragen 301, 302). Manchmal muss der Blutzucker aber auch nachts gemessen werden (Fragen 268–290 und 237–267). Bei gleichzeitiger Messung von Blutzucker und Urinzucker kann der Betroffene oder der Arzt feststellen, ob die Nierenfunktion (Nierenschwelle für Glukose) normal oder erniedrigt ist (Frage 305). Azeton im Urin ist bei schlechter Einstellung der Beweis einer schweren Entgleisung, die nach einer sofortigen Erhöhung der Insulindosen ruft (Fragen 301, 303). Alle Testwerte müssen für zukünftige Korrekturen (Fragen 307–314) zusammen mit den Insulindosen und besonderen Ereignissen in einem Protokoll festgehalten werden. Der mittlere Blutzucker sollte alle drei bis sechs Monate mittels Messung des HbA1c vom Arzt objektiviert werden (Fragen 10, 314).

Auch die Spätfolgen des Diabetes können und müssen frühzeitig erkannt werden, damit deren Fortschreiten verhindert wird (Fragen 315, 316, 602–607).

Die Möglichkeit, den Blutzucker selbst zu messen und notwendige Korrekturen und Therapieänderungen vornehmen zu können, ist nach der Entdeckung des Insulins wahrscheinlich der wichtigste Fortschritt in der Diabetologie. Bis vor etwa 20 Jahren konnte man mit der Clinitest-Probe (früher Benedict-Probe, bei der man den Urin kochen musste!) feststellen, ob keine, wenig oder viel Glukose im Urin ausgeschieden wurde. Eine positive Urinprobe bedeutete lediglich, dass der Blutzucker die Nierenschwelle überschritten, also mehr als 10 bis 11 mmol/l (180 bis 200 mg/dl) betragen hatte – eine sehr grobe Prüfung der Blutzuckereinstellung. Dazu kam, dass die meisten Ärzte die Betroffenen für einen so genannten Nüchternblutzucker um acht Uhr in die Praxis bestellten, also zu einer Zeit, zu der ein Patient normalerweise schon längst gefrühstückt hätte und an der Arbeitstelle gewesen wäre. Dieser Blutzucker wurde beim Arzt also zur Unzeit und an einem nicht repräsentativen Tag gemessen. Der Betroffene musste wegen des Nüchternblutzuckers oft bei der Arbeit fehlen, was in der heutigen Arbeitswelt nicht mehr denkbar wäre.

Durch die Selbstkontrolle ist eine viel bessere Einstellung möglich geworden, und der Diabetiker muss keine Angst mehr davor haben, dass der Blutzucker ohne sein Wissen nach oben oder unten entgleisen könnte. Damit übernimmt der Patient einen großen Teil der therapeutischen Verantwortung für sich selbst. In der Regel sind Diabetiker froh über diese gewonnene Unabhängigkeit, nur wenige sind überfordert (siehe auch Fragen 540 ff.).

293 Was bedeutet die Selbstkontrolle eines Diabetikers?

Im Grunde genommen bedeutet die Selbstkontrolle des Diabetikers die Übernahme der Eigenverantwortung für seine Krankheit. Bis vor 20 Jahren hatten Diabetiker nicht die Möglichkeit, den Blutzucker selbst zu messen, und waren darauf angewiesen, drei- oder mehrmals am Tag den Zucker im Urin zu prüfen. Glukose wird im Urin aber nur ausgeschieden, wenn der Blutzucker längere Zeit höher ist als 11 mmol/l (200 mg/dl), und auch dann nicht immer. Mit der Messung des Urinzuckers war also eine wirklich gute Blutzuckereinstellung nicht möglich. Da Spätkomplikationen beim Diabetes von der Güte der Einstellung abhängen bzw. nicht oder viel später auftreten, wenn der Blutzucker gut eingestellt ist, ist diese Selbstkontrolle des Blutzuckers einer der wichtigsten Hauptpfeiler der Diabetestherapie überhaupt geworden. Ein Diabetiker, der seinen Blutzucker vier- bis sechsmal am Tag misst und dem es gelingt, den Blutzucker im Bereich der Norm oder nur wenig über der Norm einzustellen, kann damit die Spätkomplikationen, die oft zu Invalidität und zum Tod führen, vermeiden.

294 Wie wichtig ist die Blutzucker-Selbstkontrolle für den Typ-1-Diabetes bzw. für den Typ-2-Diabetes?

Ohne Blutzucker-Selbstkontrolle kann der Typ-1-Diabetiker seinen Blutzucker nicht adäquat einstellen. Typ-1-Diabetiker, ob jung oder alt, haben einen labilen Blutzucker, benutzen heute oft das Basis-Bolus-Insulin-Spritz-Schema und müssen den Blutzucker mehrmals täglich messen, um Hyperglykämien mit Insulin kompensieren zu können und nicht hypoglykämisch zu werden. Ohne Blutzucker-Selbstkontrolle können Blutzuckerentgleisungen beim Typ-1-Diabetes nicht ausgeglichen werden, und eine korrekte Einstellung des Blutzuckers ist nicht möglich.

Im Gegensatz dazu werden Typ-2-Diabetiker selten mit dem Basis-Bolus-Insulin-Spritz-Schema behandelt, weil der Blutzucker viel weniger labil ist. In der Regel kommen sie mit einem Zwei-Spritzen-Schema aus. Dieses ist relativ stark fixiert und wird nicht oft geändert. Schwere Blutzuckerentgleisungen nach oben und nach unten sind selten, und deshalb sind Blutzuckerkontrollen zwar notwendig, aber nicht so oft wie beim Typ-1-Diabetiker. Übergewichtige Typ-2-Diabetiker haben eine relativ stabile Stoffwechsellage und müssen den Blutzucker selte-

ner testen. Schlanke Typ-2-Diabetiker sind insulinsensitiver, können eher in eine Hypoglykämie geraten und müssen dementsprechend den Blutzucker häufiger bestimmen.
Nur mittels einer optimalen Blutzuckerkontrolle können Spätkomplikationen vermieden werden.

295 **Kann ein Diabetiker subjektiv, also anhand der Symptome feststellen, ob er hyperglykämisch oder hypoglykämisch ist, ohne eine Blutzuckerbestimmung vornehmen zu müssen?**
Das Spüren einer Hyper- bzw. Hypoglykämie ist von Mensch zu Mensch unterschiedlich. Einige Diabetiker können mit relativ großer Sicherheit bestimmen, dass sie gerade hypoglykämisch sind oder dass ihr Blutzucker sehr hoch ist. Andere können dies viel schlechter. In jedem Falle kann das subjektive Empfinden jedoch täuschen. Zum Beispiel kommt es oft vor, dass ein tiefer Blutdruck mit einem tiefen Blutzucker verwechselt wird. Es nützt dann nichts, Zucker zu essen, sondern der Blutzucker muss bestimmt werden, und man muss beim Arzt den Blutdruck messen lassen, damit dieser die richtigen Empfehlungen geben kann. Der Patient sollte generell sehr vorsichtig sein mit der Interpretation seiner Symptome und sollte sich nicht nur auf diese verlassen, sondern auch Blutzuckermessungen vornehmen.

296 **Weshalb muss man manchmal Glukose und Azeton im Urin messen, und wie sind die Resultate zu interpretieren?**
Typ-1-Diabetiker sollten den Blutzucker regelmäßig mehrmals am Tag messen, da sie andernfalls eine optimale Blutzuckereinstellung nicht erreichen können. Der Blutzucker ist bei negativer Urinzuckerprobe frühmorgens oft relativ hoch (15 mmol/l, 270 mg/dl). Während der Nacht war dann ein normaler oder gar tiefer Blutzucker vorhanden, der kurz vor dem Erwachen angestiegen ist. Es blieb noch nicht genügend Zeit, den Zucker in den Urin übertreten zu lassen. Solche Informationen, die aus der Urinzuckerprobe gewonnen werden, sind für alle Diabetiker wichtig. Beim erwachsenen Typ-1-Diabetiker bedeutet eine positive Azetonprobe bei einem sehr hohen Blutzucker, dass er gefährdet ist und dass er die Insulindosis verdoppeln muss. Bei einem Blutzucker von 25–30 mmol/l (450–540 mg/dl) und klar positiver Azetonprobe im Urin muss der Diabetiker die doppelte Insulindosis spritzen. Typ-2-

Diabetiker haben nur selten eine positive Azetonprobe und sollten diese auch nur in Ausnahmesituationen, wenn es ihnen sehr schlecht geht, vornehmen (siehe auch Frage 8).

297 Was muss der Diabetiker bei der Blutzuckerprobe beachten?

Die Messung des Blutzuckers beruht auf der quantitativen Umwandlung der Glukose zu Glukonsäure in einem Tropfen Blut. Dieser Tropfen Blut darf nicht durch eine Flüssigkeit, etwa Wasser, verdünnt werden und sollte auch nicht verschmutzt sein. Deshalb ist es wichtig, dass der Diabetiker vor der Blutzuckerprobe seine Hände gut wäscht und trocknet. Der zu stechende Finger sollte warm sein, damit das kapillare Blut gut fließt und ein genügend großer Tropfen entsteht. Der Tropfen Blut muss die Stelle auf dem Teststreifen, wo die Reaktion stattfinden soll, in seiner Gesamtheit abdecken. Die vorgeschriebene Reaktionszeit muss abgewartet werden, damit die Maschine den Blutzuckerwert richtig anzeigt. Alle diese Vorsichtsmaßnahmen sind zu berücksichtigen, damit ein korrekter Blutzucker gemessen werden kann. Die Gebrauchsanweisung des verwendeten Blutzuckermessgerätes ist strikt zu befolgen.

298 Gibt es bei der Messung des Blutzuckers mögliche Fehlerquellen?

Wie erwähnt, müssen die technischen Punkte genau beachtet werden. Dazu kommt, dass die Blutzuckerstreifen trocken aufbewahrt werden müssen, geschützt vor Licht und extremen Temperaturen, und dass sie ein Verfallsdatum haben. Ein Fehler kann aber auch am Messgerät liegen. Dieses muss regelmäßig geeicht werden. Ist man nicht mehr sicher, dass der Apparat richtig misst, sollte sich der Betroffene mit einem zweiten Gerät überprüfen lassen. Man kann Blutzuckermessgeräte auch an die Hersteller-Firma schicken und sie dort prüfen lassen.

299 Man kann in der Apotheke verschiedene Typen von Blutzucker-Messgeräten kaufen. Welche empfehlen Sie?

Die Blutzuckermessung beruht bei allen Geräten auf dem gleichen Messprinzip und sowohl Spezifität wie Genauigkeit ist dieselbe. Wichtig ist die Verwendung eines einstellbaren Stechgeräts, mit dem man einen geeigneten Bluttropfen erhält, nicht zu groß und nicht zu klein.

Die Zeit zwischen dem Aufbringen des Tropfens auf den Streifen oder das Stäbchen und dem Ablesen des Blutzuckerwertes auf dem Gerät beträgt 30 oder 60 Sekunden. Die Qualität der Messgeräte der verschiedenen Firmen zeigt kaum Unterschiede. Es gibt Geräte mit Datenspeicher, an dem man die letzten Blutzuckerwerte abrufen und abends ins Protokoll übertragen kann. Computerfreaks haben sogar die Möglichkeit, mit Hilfe einer besonderen Software Protokolle zu erstellen und statistisch auszuwerten.

300 Kann der Blutzucker auch ohne Messgerät gemessen werden?

Es gibt Streifen, die man auch ohne Messgerät ablesen kann. Der Farbumschlag wird vom Auge allerdings mehr geschätzt als exakt gemessen, und das führt zu Fehlern. Man sollte heutzutage ein Messgerät verwenden, das man gelegentlich überprüfen lässt, damit es optimal funktioniert.

301 Wann sollen die Glukosurie und die Azetonurie gemessen werden?

Bei allen schweren Entgleisungen ist es wichtig, dass Azeton gemessen wird, weil bei einer stark positiven Azetonprobe im Urin das Insulin erhöht werden muss bzw., wenn dies bei Kindern der Fall ist, der Arzt benachrichtigt werden sollte. Bei Patienten, die nachts keine Blutzuckerbestimmungen vornehmen, ist die Messung der Glukosurie vor allem am Morgen wichtig, weil eine massive Glukosurie besagt, dass der Blutzucker nachts zu hoch war, eine negative Glukosurie, dass der Blutzucker nachts normal bzw. tief war.

302 Wie oft soll der Blutzucker gemessen werden?

Dies hängt von der Stabilität der Blutzuckereinstellung ab. Bei stabilen Typ-2-Diabetikern muss der Blutzucker nur gelegentlich gemessen werden. Der labile Typ-1-Diabetiker hingegen muss den Blutzucker mindestens dreimal täglich, oft noch häufiger, messen. Beim stabilen Typ-2-Diabetiker hat die Messung des Blutzuckers keine unmittelbaren Konsequenzen, weil er keine Korrekturen mit dem Insulin vornehmen muss. Beim Basis-Bolus-Insulin-Spritz-Schema hingegen müssen kleine Korrekturen bei den Bolus-Injektionen immer wieder vorgenommen

werden, und diese richten sich nach der Blutzuckermessung (siehe auch
Fragen 30, 212, 237, 241, 251, 292, 294, 402, 429).

303 **Wie misst man Glukose und Azeton im Urin?**
Dafür gibt es verschiedene Teststreifen, die mit einem Farbumschlag
die prozentuale Größenordnung der Glukosurie anzeigen. Dafür genügen einige Tropfen Urin, die man im Gegensatz zum Blut nicht weg-
tupft.
Das Azeton wird mit einem anderen Teststreifen gemessen. Dieser Teststreifen hat einen Bereich für die Glukose- und einen zweiten für die
Azeton-Messung, die voneinander getrennt sind, damit beim Ablesen
keine Fehler möglich sind.

304 **Einige Diabetiker beklagen sich darüber, dass die von
ihnen gemessenen kapillaren Blutzuckerwerte nicht
übereinstimmen mit denen, die im Krankenhaus im venösen Blut
gemessen wurden. Wie kann so etwas vorkommen?**
Dies sollte heute eigentlich nicht mehr passieren, weil Blutzucker prinzipiell im kapillaren Blut gemessen wird, auch im Krankenhaus. Der kapillare Blutzucker entspricht dem arteriellen Blutzucker und ist je nach
Situation (nüchtern oder postprandial) bis zu 10 oder 15 Prozent höher
als der venöse Blutzucker. Dies liegt daran, dass die Arterien das Blut
zur Muskulatur und zur Haut bringen, dort die Glukose zum Teil aus-
geschöpft wird und deshalb im venösen Blut weniger Glukose vorhanden ist. Der arterielle/kapillare Blutzucker ist im nüchternen Zustand
ungefähr gleich hoch wie der venöse Blutzucker, nach dem Essen besteht aber ein Unterschied, weil dann Insulin die Glukoseaufnahme der
Gewebe fördert und weniger Glukose zum Herzen zurückfließt.

305 **Viele Diabetiker beklagen sich, dass die von den Ärzten
angegebene Nierenschwelle von 11 mmol/l (200 mg/dl) bei ihnen
nicht stimme, d. h. dass sie auch bei 12 mmol Blutzucker/l noch
keine Glukosurie nachweisen können. Wie erklären Sie das?**
Die Nierenschwelle für Glukose ist von Mensch zu Mensch verschieden
und hängt von der glomerulären Filtrationsrate und der maximalen Glu-
kose-Rückresorptionskapazität der Niere ab. Junge Menschen haben
eine gute Nierenfunktion, dementsprechend eine hohe glomeruläre Fil-

trationsrate und scheiden Glukose schon bei relativ niedrigen Blutzuckerwerten aus (10 mmol/l, 180 mg/dl). Die Niere älterer Menschen ist weniger gut durchblutet, die glomeruläre Filtrationsrate nimmt ab, und deshalb wird Glukose erst bei höheren Blutzuckerwerten im Urin erscheinen, z. B. bei 12 oder 15 mmol/l (216 oder 270 mg/dl). Will ein Patient sich auf die Messwerte der Glukosurie stützen, so muss er für sich selbst herausfinden, wie hoch seine Nierenschwelle ist. Dies ist relativ einfach zu machen. Man muss den Blutzucker zwei- bis dreimal während drei bis vier Stunden nach einer kohlenhydratreichen Mahlzeit messen, stündlich Urinproben sammeln und darin den Urinzucker messen. So kann man herausfinden, bei welchem Blutzuckerwert die Nierenschwelle überschritten bzw. der Urinzucker positiv wird (siehe auch Frage 245).

306 **Überreaktionen vom Diabetiker können in gewissen Situationen gefährlich sein. Wann ist das so?**
a) Wenn einmal ein unerwartet hoher Blutzucker gemessen wird,
b) eine Hypoglykämie vor dem Essen oder
c) nachts auftritt.

a) Ein einmaliger hoher Blutzuckerwert, für den der Patient keine Erklärung hat, muss mit einer zweiten Blutzuckermessung überprüft werden. Häufig handelt es sich um einen falsch gemessenen Blutzuckerwert. Wenn der Blutzucker dann aber auch bei der zweiten Messung wieder über 20 mmol/l (360 mg/dl) liegt, dann sollte der Betroffene das Azeton überprüfen. Ist die Azetonprobe positiv, muss er zusätzlich Insulin spritzen, und zwar die doppelte Dosis von dem, was er bei negativem Azeton-Befund spritzen würde. Wenn so hohe Blutzuckerwerte zu Unsicherheit führen, sollte der Patient den behandelnden Diabetologen anrufen und ihn fragen, wie er sich verhalten soll. Die meisten Patienten kommen im Verlauf ihres Lebens mehrfach in solche Situationen und wissen mit der Zeit selbst, wie sie damit umgehen müssen.
b) Bei einer Hypoglykämie unmittelbar vor dem Essen sollte der Betroffene die Mahlzeit mit einem Fruchtsaft beginnen, die übliche Insulindosis spritzen und dann sofort weiteressen.
c) Eine unerwartete Hypoglykämie in der Nacht ist oft auf einen Fehler zurückzuführen. Es geht also darum, die Hypoglykämie mit Zucker oder Fruchtsaft zu beheben und sich erst dann Gedanken darüber zu ma-

chen, was wohl daran schuld war. Überreagieren in diesem Fall würde bedeuten, die Basisdosis nachts zu reduzieren. Nur wenn die nächtliche Hypoglykämie mehrmals hintereinander auftritt, soll nach Rücksprache mit dem Arzt die Insulindosis (Basis) reduziert werden.

307 Sollte der Diabetiker die Resultate der Blutzucker-Selbstkontrolle, der Glukosurie und der Azetonprobe in einem Protokoll festhalten?

Ja, dies ist deshalb wichtig, damit er später nachsehen kann, wie er in den Fällen, als der Blutzucker sehr hoch und das Azeton positiv gewesen waren, reagiert hat. Er kann auf die aktuelle Situation besser reagieren. Außerdem kann der Arzt die Blutzuckereinstellung nur dann beurteilen, wenn der Patient ein Protokoll führt. Heute gibt es die Möglichkeit, die Blutzuckerwerte in einem Computer zu speichern. Der Diabetiker kann mittels Software den mittleren Blutzucker zu jeder Tageszeit berechnen und so auch herausfinden, wann er zu wenig Insulin und wann er gegebenenfalls zu viel Insulin spritzt und so die notwendigen Korrekturen anbringen.

308 Welche Daten sollen im Protokoll festgehalten werden?

1. Alle Blutzuckerwerte (in Zahlen), mindestens dreimal täglich für den Typ-1-Diabetiker
2. Alle Insulininjektionen (Einheiten, Art des Insulins, Zeit, Gesammtmenge Insulin pro Tag)
3. Urinzucker und Azeton im Urin, wenn gemessen
4. Besonderheiten im Tagesablauf bezüglich des Essens (Feste), Sport, Aufregungen, Reisen, fieberhafte Erkrankungen, Menstruation (siehe Tabelle Seite 145)

309 Ist es sinnvoll, besondere Ereignisse wie eine schwere Hypoglykämie und hyperglykämische Entgleisungen im Protokoll farblich zu markieren?

Farben sind anschaulich und helfen, die eigene und die Aufmerksamkeit des Betreuerteams auf diese Episoden zu lenken. Man erfährt damit leichter, wie oft solche Ereignisse vorkommen.

Ausschnitt aus einem Diabetes-Kontrollheft

Datum	Zeit (h)	Blut-zucker (mmol/l); Urin-zucker = UZ (+/−); Aceton = Ac (+/−)	Insulin (E); N = Normal*; NPH = Depot**	Bemerkungen
1. März, Sonntag	7.15	6,7	8 N	
	11.30	8,5	6 N	
	16.00	4,9		
	19.00		10 N	
	22.30	12,5		Geburtstagsessen 20.00 bis 23.00 Uhr, NPH erst um 0.30 Uhr
	24.00	14,8	22 NPH	
2. März, Montag	7.00	11,4	6 N	
	10.45	8,6	4 N	11.00 bis 13.00 Uhr Tennis (2 Bananen)
	14.00	4,3	4 N	
	19.00	5,2		
	23.00		18 NPH	
3. März, Dienstag	7.15	8,5	8 N	
	11.30	10,0; UZ −	8 N	
	19.00	6,0		
	23.00		22 NPH	
4. März, Mittwoch	7,15	18,0; Ac ++	14 N	Schlafe schlecht, abgeschlagen, kein Fieber
	9.30	14,5; UZ ++; Ac +	4 N (Korrektur)	
	11.30	12,0; UZ +−;	8 N	Normaler Arbeitstag
	19.00	8,2; Ac −	6 N	Fühle mich besser

* Normalinsulin = rasch wirkendes Insulin (Bolus)
** NPH = intermediär wirkendes Insulin (Basis)

310   Sollen diese Protokolle aufbewahrt werden?

Auf jeden Fall, denn es sind für spätere Vergleiche wichtige Dokumente, mit deren Hilfe Patient und Betreuer auch Verbesserungen für die Zukunft vornehmen können.

311   Soll der Patient dem Arzt das »Diabetes-Tagebuch« zeigen?

Unbedingt! Wenn der Arzt es nicht studiert und mit dem Patienten durchgeht und bespricht, stimmt etwas nicht. Aus dem Protokoll lassen sich die wichtigsten Schlüsse für die weitere Einstellung ableiten.

312   Wird ein solches Protokoll vom Betroffenen oft gefälscht?

Dies kommt vor, weil der Patient einen guten Eindruck hinterlassen will. Der Arzt merkt am objektiven HbA1c-Wert sofort, ob die eingetragenen Blutzuckerwerte stimmen können. Bei Zweifeln an der Ehrlichkeit des Diabetikers ist die Messung des HbA1c deshalb so wichtig. Es lohnt sich also nicht, Blutzuckerwerte zu fälschen! (siehe auch Frage 562)

313   Soll auch ein Typ-2-Diabetiker ein Protokoll führen?

Auf jeden Fall dann, wenn er Insulin spritzt. Junge Typ-2-Diabetiker sollten ein Tagebuch führen, ältere je nach Zumutbarkeit.

314   Wie oft ist eine Kontrolle durch den Diabetologen notwendig?

Zu Beginn des Diabetes sollte der Betroffene häufig durch den Arzt kontrolliert werden. Es geht um die optimale Einstellung des Blutzuckers, um Korrekturen von Insulindosen, Kontrollen der Insulin-Spritztechnik und Fragen, die die Ernährung betreffen, zudem um Besprechungen mit dem Partner und der Familie und die gesamte Schulung, die eines der ganz wichtigen Elemente des Lebens mit dem Diabetes ist.

Objektiv stellt der Arzt die Fortschritte in der Diabeteseinstellung mittels der Messung des glykosylierten Hämoglobins (HbA1c) fest, das ein zuverlässiger Parameter des mittleren Blutzuckers der vergangenen drei Monate ist. Wenn der Diabetiker einmal gut eingestellt ist und das Wichtigste über seine Krankheit weiß, die Blutzuckerkontrollen selbst vornehmen kann und weiß, wann es gefährlich wird, dann können viele Probleme mit dem Arzt am Telefon geregelt werden. Ein gut eingestellter, gut informierter Diabetiker sollte den Arzt mindestens zweimal jährlich sehen, besser viermal. Die Kontrolle des glykosylierten Hämoglobins sollte bei gut eingestellten Diabetikern zweimal jährlich, bei weniger gut eingestellten viermal jährlich vorgenommen werden, die Kontrolle bezüglich der Spätkomplikationen einmal jährlich, solange keine Anzeichen für derartige Folgen vorhanden sind. Sobald solche bestehen, müssen auch diese Kontrollen häufiger vorgenommen werden.

315 **Welche Organe sind von Spätfolgen des Diabetes betroffen, und wie kann man diese frühzeitig erkennen, bevor definitive Schäden eingetreten sind?**

Nieren: Nierenschädigungen bestehen in einem Nachlassen der Filterleistung. Über den Urin können somit Eiweißstoffe verloren gehen. Schlimmstenfalls führt die so genannte Nephropathie zum Nierenversagen, die Dialysepflicht ist dann die Folge. Rund 50 Prozent aller Diabetiker in Deutschland sind davon betroffen. Eine frühzeitige Erkennung ist durch die Messung der Mikroalbuminurie im Nachturin möglich.

Augen: Die Schädigung der kleinen arteriellen Blutgefäße kann zur Retinopathie führen. Es entstehen Durchblutungsstörungen, und die Sehkraft lässt nach. Schlimmstenfalls kann eine Erblindung die Folge sein. Darüber hinaus haben Diabetiker ein deutlich erhöhtes Risiko, an grauem oder grünem Star zur erkranken. Die beginnende Retinopathie lässt sich durch regelmäßige Untersuchungen der Netzhaut (Retina) durch den Augenarzt feststellen.

Herz und Blutgefäße: Durch vermehrte Ablagerungen an den Gefäßwänden kommt es zu arteriellen Durchblutungsstörungen (Makroangiopathie). Dadurch erhöht sich die Gefahr eines Schlaganfalls oder Herzinfarkts. Mit einem EKG kann der Arzt die Durchblutung des Herzens prüfen; um arterielle Durchblutungsstörungen festzustellen, sollten die Pulse aller peripherer arterieller Adern, insbesondere die der Füße und Halsschlagader getastet werden.

Nerven: Typisch für Diabetiker sind Schädigungen am Nervensystem (Neuropathie). Die Nerven sind weniger reizempfindlich; auf diese Weise können Verletzungen schlechter wahrgenommen werden. Zunächst machen sich diese Störungen durch Kribbeln (Ameisenlaufen) in den Füßen und Unterschenkeln bemerkbar. Nervenschäden lassen sich durch eine genaue Untersuchung der Tiefen- und Oberflächensensitivität der Füße und Unterschenkel (Vibrationssinn, Lagesinn, Berührungssinn, Schmerzempfindlichkeit, Spitz-/Stumpf-Diskrimination, Heiß-/Kalt-Diskrimination) rechtzeitig erkennen.

Alle diese Tests werden vom Arzt angeordnet und durchgeführt. Es ist indes von großer Wichtigkeit, dass der Diabetiker über die Bedeutung für die Prävention der diabetischen Folgekrankheiten genau Bescheid weiß und den Arzt darauf aufmerksam macht, falls dieser sie nicht spontan durchführt.

316 Kann ein Diabetiker frühe Zeichen und Symptome von Spätkomplikationen feststellen?

Ja, vor allem diejenigen Symptome der Polyneuropathie an den Füßen: Kältegefühl in den Zehen und Füßen, Ameisenlaufen, verminderter Spürsinn, Verletzungen oder Blasen. Hingegen kann der Diabetiker die pathologischen Veränderungen an den Augen und Nieren meist so lange nicht wahrnehmen, bis es für eine präventive, organerhaltende Zusatztherapie zu spät ist (siehe auch Fragen 602 ff.).

317 Wie kann ein blinder Diabetiker den Blutzucker messen?

Das ist grundsätzlich mit verschiedenen Modellen von Blutzuckermessgeräten möglich, die über eine Sprachausgabe den Blutzucker angeben. Die zweite Schwierigkeit, den Bluttropfen vom Finger genau auf den richtigen Fleck des Streifens zu bringen, wurde mit Hilfe eines Fließbandstreifens behoben, bei dem es nicht darauf ankommt, wie viel Blut auf den Streifen gelangt. Der blinde Diabetiker kann mit Hilfe dieser Geräte selbstständig Blutzucker messen und sich mit dem Basis-Bolus-Spritz-Schema auch gut einstellen.

Die Schulung und Beratung des Diabetikers

Auf den folgenden Seiten steht die Schulung des Diabetikers im Mittel-
punkt: durch den Arzt, die Diabetesberaterin und die Diätassistentin, die
Schulung in Gruppen (Fragen 327, 330) und die Informationsmöglich-
keiten via Medien wie Dia-Vorträge, Videos und Internet. Ein modernes
Schulungsprogramm ist die funktionelle Insulintherapie, auch FIT-
Programm genannt. Es handelt sich um einen umfangreichen, allerdings
zeitraubenden Lehrgang in vielen Schritten (Fragen 336–341). Weitere
Fragen betreffen die Interaktion zwischen Patient und Schulungsteam
(Fragen 342–356) und die Möglichkeit der Erarbeitung von Lösungen
in Selbsthilfegruppen (Fragen 357–364).

Schulung

318 **Wozu muss der Diabetiker überhaupt geschult werden?**
Der Typ-1-Diabetes bricht ohne Vorwarnung aus und führt ohne Insulinspritzen innerhalb von Tagen zum Tod im Coma diabeticum. Der Patient muss also rasch lernen, Insulin selbst zu spritzen. Dazu kommt, dass der Diabetes eine chronische Krankheit ist, deren Ausgang davon abhängt, wie viel der Betroffene gelernt und wie gut er seine Krankheit im Griff hat. Der Typ-1-Diabetiker muss selbst den größten Teil der Behandlung übernehmen und sich mehrmals täglich über seinen Zustand informieren, indem er den Blutzucker misst und selbst Insulin injiziert. Um dies richtig zu machen, benötigt er viele Informationen. Er lernt auch seine Ernährung besser kennen, denn sie ist ein wichtiger Bestandteil der Therapie.
Der Typ-2-Diabetiker muss lernen, seine Ess- und Lebensgewohnheiten zu ändern. Dazu benötigt er eine besonders ausführliche Ernährungsschulung.

319 **Wenn Ernährung und Lebensgewohnheiten geändert werden, müssen dann auch die Angehörigen und gegebenenfalls die Mitarbeiter geschult werden?**
Für Kinder und gebrechliche Menschen sind Eltern, Angehörige oder das Pflegepersonal verantwortlich, die zuerst einmal gut geschult werden müssen. Selbstständige Menschen scheuen sich oft davor, ihren Freunden von ihrer Krankheit zu erzählen. Hier hat das Diabetesteam die besonders wichtige Aufgabe, die Betroffenen davon zu überzeugen, dass sie mit ihren Angehörigen über ihre Krankheit sprechen sollten, damit diese wissen, dass Diabetiker sich manchmal anders verhalten müssen (Essen, Trinken u.a.) und was in einer Notsituation zu tun ist (schwere Hypoglykämie, diabetische Entgleisung). Der psychologische Rückhalt in der Familie ist enorm wichtig!

320 Wer führt die Schulung durch?

Der Arzt, meist ein Diabetologe, in enger Zusammenarbeit mit Diabetesberaterin und Diätassistentin. Im besten Fall arbeiten diese drei Repräsentanten verschiedener Berufsgruppen als Team.

321 Für welche Informationen ist der Arzt zuständig?

Der Arzt informiert den Diabetiker über folgende Bereiche bzw. steht ihm in diesen Fragen zur Verfügung:

- Was ist Diabetes?
- Prinzipien der Diabetestherapie (Ernährung, Insulin, körperliche Aktivität)
- Häufigkeit der Konsultationen beim Arzt und beim Diabetesteam
- Beurteilung der Blutzuckereinstellung, der Gewichtsentwicklung und Prüfung der frühen Anzeichen der diabetischen Spätkomplikationen
- Besprechung der Langzeitgefahren des Diabetes und deren Prophylaxe
- Vorbereitung auf eine eventuelle Schwangerschaft
- Zuweisung zu regelmäßigen Kontrollen beim Augenarzt
- Besprechung von alltäglichen Diabetesproblemen in der Familie und im Beruf, eventuell zusammen mit Lebenspartner, Familie oder Arbeitgeber

322 Wofür ist die Diabetesberaterin verantwortlich?

Die Diabetesberaterin ist für folgende Bereiche verantwortlich:

- Erlernen des Insulinspritzens
- Erlernen der Blutzucker-Selbstkontrolle
- Üben und nochmals üben dieser therapeutisch wichtigsten Maßnahmen mit den Patienten
- Den täglichen Lebensablauf und wichtige Ereignisse im Leben besprechen und mit guten Ratschlägen erleichtern
- Im intensiven Gespräch herausfinden, wo der Betroffene Fehler macht, und seine Sorgen und Ängste anhören und bewältigen helfen (in Zusammenarbeit mit dem Arzt)
- Insulin- und Ernährungskorrekturen und Verhaltensänderungen vorschlagen

- Mit dem Ehepartner und der Familie Kontakt aufnehmen, wenn erwünscht und nötig
- Überprüfen der Funktionstüchtigkeit der Blutzuckermess- und Insulinspritzgeräte

323 Was kann der Diabetiker von der Diätassistentin erlernen?

Die Diätassistentin berät den Betroffenen in allen ernährungsrelevanten Fragen.

- Sie erhebt die Ernährungsanamnese des Patienten. Der Betroffene schreibt auf, was und wie viel er wann am Tag und während der Nacht isst, und dies für eine Woche
- Errechnen der kalorischen Bedürfnisse des Patienten bezogen auf sein Idealgewicht und seine körperliche Aktivität
- Korrekturen der bisherigen Ernährungsweise gemäß den Notwendigkeiten, die sich vom Gewicht des Patienten und der Blutzuckerkontrolle ableiten lassen
- Sinngemäße Instruktion des Lebenspartners, der für den Betroffenen kocht
- Besprechung der Gewichtsentwicklung mit dem Patienten und im Team
- Tipps zum kalorien- bzw. fettarmem gesunden Kochen

324 Können die meisten Typ-1-Diabetiker mit diesen Informationen eine optimale Blutzuckereinstellung erreichen?

Die Diabeteseinstellung hängt zu einem großen Teil davon ab, wie viel der Betroffene von der Krankheit Diabetes versteht, aber eben auch von vielen anderen Gegebenheiten im Leben, die nicht in direktem Zusammenhang mit der Ernährung und der Insulindosierung stehen. Deshalb ist es unmöglich, für die gute Blutzuckereinstellung allgemein gültige Kriterien aufzustellen. Jeder Diabetiker kann sein individuelles Optimum erreichen, das von Mensch zu Mensch sehr verschieden ist. Die Grundvoraussetzung ist jedoch das Verständnis für die physiologische Blutzuckerregulation, die der Diabetiker in der Theorie erlernen und in der Praxis für sich selbst herausfinden und erarbeiten muss.

325 Kann auch ein Diabetiker ohne viel Schulbildung diese Krankheit verstehen?

Für Menschen mit Verständnis für Biologie ist es sicher einfacher. Diabetesberater und Diätassistenten können fast jedem Menschen die Grundlagen des Diabetes so erklären, dass es für den Betroffenen verständlich wird. Es sind eher sozial und seelisch schwierige Umstände, die das Umsetzen der Kenntnisse über den Diabetes in die eigene Praxis erschweren. Außerdem muss das Diabetes-Team die Diabetesberatung dem Patienten anpassen, mit anderen Worten, niveaugerecht schulen. Am schwierigsten ist die Schulung, wenn neben dem Diabetes eine geistige Behinderung besteht, weil solche Patienten sich oft überhaupt nicht auf den Diabetes konzentrieren können. Auch hier ist es nicht eine Frage der Intelligenz, sondern der Möglichkeit und Bereitwilligkeit des Patienten, sich mit seiner Krankheit auseinanderzusetzen.

326 Mit welchen Ausnahmesituationen muss der gut geschulte Patient selbstständig umgehen können?

Er sollte Blutzuckerentgleisungen zu jeder Tages- und Nachtzeit erkennen können, in der Lage sein, diese zu korrigieren, die Frage zu beantworten, wie es zu der Entgleisung kam, und schließlich Lehren daraus ziehen können.

327 Gibt es Formen der Diabetesinstruktion, die in Gruppen stattfindet?

Als Erstes sind hier die Ferienlager für diabetische Kinder und Jugendliche zu erwähnen. Solche Ferienlager werden meist von lokalen Diabeteszentren organisiert, von einem Diabetologen und einem (Sport-)Lehrer geleitet. Die Küche wird von einer Diätassistentin überwacht. Dann werden auch Skilager, Tennisferien, Bergsteigerferien oder Ferien am Meer durchgeführt. Die Betroffenen lernen voneinander und erhalten positive Feedback-Informationen.

328 Wie sind solche lokalen Diabetesgesellschaften organisiert?

Es sind Laien-Organisationen, die unentgeltlich von Diabetikern oder ihren Angehörigen organisiert und geleitet werden. Sie verfügen in der Regel über Büros mit ein bis zwei Angestellten, wo der Diabetiker sich über Literatur, Hilfsmittel zur Selbstkontrolle, Behandlung und Fortbildung über Diabetes informieren kann. Sie werden in der Regel von einer Ärztekommission, bestehend aus Diabetologen, unterstützt, welche Fortbildungen, Vorträge und Diabetiker-Gruppen organisieren. Diese regionalen Diabeteszentren gehören meist zu einer nationalen Diabetesgesellschaft, die als Dachverband ähnlich organisiert ist.

329 **Wie finde ich das nächste Diabeteszentrum, damit ich mich orientieren kann?**
Sie sind im Telefonbuch aufgeführt und auch den Apothekern und Ärzten bekannt. Auf dem Lande und in kleinen Städten gibt es meist kein Diabeteszentrum, man muss also in der nächsten großen Stadt nachschauen.

330 **Kann eine Schulung in Gruppen auch für Typ-2-Diabetiker nützlich sein?**
Viele Typ-2-Diabetiker werden von Anfang an in Gruppen geschult. Diätassistentinnen offerieren Büffets, wo der Typ-2-Diabetiker die für ihn richtigen Portionen auswählen kann. Es kommt so zu einem guten Erfahrungsaustausch über das für Typ-2-Diabetiker so wichtige Problem »Nahrung und Essen«. Auch Sportlager (Wandern, Meer) können eine sehr positive Wirkung haben. Interessant ist außerdem, dass übergewichtige Diabetiker von den Weight-Watcher-Gruppen oft mehr profitieren als von einem Diabetologen und einer Diätassistentin.

331 **Sind Ratschläge, die man in der Gruppe oder auch von einzelnen Diabetikern bekommt, immer zu befolgen?**
Man kann von anderen Diabetikern oft gute Tipps bekommen, allerdings auch schlechte, die man nicht befolgen sollte. Kinder zeigen einander manchmal, wie man kurz vor der Visite beim Arzt das Protokollheft mit guten Blutzuckerwerten »ergänzen« kann. Typ-2-Diabetiker erzählen ihren Kollegen, dass sie oft vor dem Arztbesuch einen Tag lang fasten, um einen guten Nüchternblutzucker zu haben, und wie sie danach im erstbesten Restaurant das Versäumte nachholen. Der Diabetiker muss sich selbst Rechenschaft darüber ablegen, wie er sich verhalten will: So, wie er es gelernt hat, oder ob er den Arzt und damit natürlich auch sich selbst betrügen will.

332 Sind Diavorträge, Videos, Filme und multimediale Programme nützlich für die Diabetikerschulung?

Sie können die individuelle Schulung durch Arzt, Diabetesberaterin und Diätassistentin nicht ersetzen. Als zusätzliche Schulung sind sie für Diabetiker geeignet, die schon viel wissen und können. Solche multimedialen Hilfsmittel sind vor allem als Repetitorium für Diabetiker in Gruppen geeignet, wobei in der nachfolgenden Diskussion ein Diabetologe anwesend sein sollte.

333 Muss sich der Diabetiker vor gefährlichen und falschen Informationen in den Medien und in Läden, die Nahrungsmittel, diätetische Produkte oder Heilmittel anbieten, in Acht nehmen?

Es gibt Werbung und Informationen über verschiedene Arten von Produkten für Diabetiker (Heilmittel, Nahrungsmittel, Kräuter etc.), vor denen er sich in Acht nehmen sollte. Häufig sind diese gar nicht für den Diabetiker geeignet und insbesondere ersetzen sie niemals Insulin, Diabetes-Tabletten oder eine vernünftige Ernährung. Bevor ein Diabetiker sich mit derartigen Heilmitteln und Nahrungsmitteln einlässt, sollte er den Arzt und die Diätassistentin konsultieren. Auch Diabetesartikel in den Zeitungen über neue Heilverfahren für Diabetiker müssen mit der nötigen Distanz gelesen und mit dem Arzt diskutiert werden.

334 Gibt es im Internet wichtige Informationen?

Ja, es existieren sehr viele Einträge von völlig unterschiedlichen Seiten (Diabetesgesellschaften, -zentren, Firmenwerbung, persönliche Werbung für zu bezahlende Beurteilungen und Therapievorschläge, biografische Krankengeschichten von Diabetikern mit der Aufforderung, sich mit ihnen in Verbindung zu setzen, Vorschläge für Diabetesernährungspläne und Fitnessprogramme, Diskussions- und Selbsthilfegruppen, die sich anbieten etc.). Man sollte sich aber darüber im Klaren sein, dass alles, was im Internet steht, keiner Qualitätskontrolle unterzogen wurde. Jeder kann x-beliebige Einträge machen. Viele Einträge im Internet sind für einen unkritischen und ungeschulten Diabetiker gefährlich. Seriöse Informationen erhält der Interessierte unter den Adressen im Anhang (siehe Seite 318).

Funktionelle Insulintherapie (FIT-Programm)

335 **An wen richtet sich das FIT-Programm?**
Vor allem an Typ-1-Diabetiker, die sehr aktiv und gestresst sind und einen unregelmäßigen Lebensrhythmus haben.

336 **Können Sie den FIT-Lehrgang beschreiben?**
Der als FIT-Programm bezeichnete Lehrgang richtet sich an Typ-1-Diabetiker, die schon einiges über ihre Krankheit wissen, Eigenverantwortung übernehmen und ihre Einstellung optimieren wollen, um Hypoglykämien und vor allem Spätkomplikationen zu vermeiden. Der intensive Lehrgang setzt sich zusammen aus theoretischer Schulung in verschiedenen strukturierten Seminaren und praktischen Übungen, die zu Hause durchgeführt werden, damit das Wissen in die Praxis umgesetzt werden kann.

337 **Was ist das Ziel des FIT-Programms?**
Die Optimierung des Stoffwechsels und eine individuelle Übernahme der Verantwortung, womit eine größere Autonomie und bessere Lebensqualität erreicht wird.

338 **Wo und wie wird das FIT-Programm angeboten?**
Das FIT-Programm besteht aus einer Folge von weiterführenden Lehrgängen, die als Ganzes zeitlich und personell aufwendig sind. Der Betroffene ist deshalb auf die Hilfe eines Schulungszentrums angewiesen, das dieses Programm anbietet. Die ersten zwei oder drei Phasen, die wir hier beschreiben, können grundsätzlich auch von einem guten Diabetologen überwacht werden.

339 **Welches sind die ersten Phasen des FIT-Programms?**
1. Im ersten theoretischen Seminar wird erklärt, wozu das Basisinsulin, Bolusinsulin und das Korrekturinsulin dienen. Dazu kommt die korrekte Führung des Protokolls. Die theoretische Einleitung der Anwendung im Alltag erfolgt in zwei Fastentagen, in denen der Blutzucker zwischen 5 und 7 mmol/l (90 bis 126 mg/dl) gehalten werden muss, wenn nötig

mit zwei Einheiten Korrekturinsulin (rasch wirkendes Insulin), wenn der Blutzucker über 8 mmol/l (144 mg/dl) ansteigt bzw. mit zehn Gramm Glukose, wenn er unter 4 mmol/l (72 mg/dl) absinkt. Für noch größere Blutzuckerschwankungen gibt es detaillierte Instruktionen und, wenn nötig, eine telefonische Anweisung vom Zentrum rund um die Uhr.

2. Die zwei Fastentage werden zu Hause im üblichem Tagesablauf und mit der gewohnten Basisdosis von Insulin in die Praxis umgesetzt. Mindestens sechs Blutzuckerwerte und die Korrekturen werden genau protokolliert.

3. In einer Besprechung der Resultate mit dem Arzt kann als Erstes die Basis-Dosis-Insulin korrigiert bzw. angepasst werden.

4. Die nächste Phase betrifft die Bolusdosis Insulin, die an Hand von Test-Mahlzeiten praktiziert wird. Diese Mahlzeitentests mit 50, 80 und 100 Gramm Kohlenhydraten werden instruiert und wiederum zu Hause praktisch durchgeführt.

340   Wie geht es weiter im FIT-Programm?

Die nächsten theoretischen und praktische Schritte betreffen:

* die Abhängigkeit der Reaktion des Blutzuckers auf Insulin von der Tageszeit
* die Wirkung der körperlichen Aktivität auf den Blutzucker und die Insulinempfindlichkeit
* Hypoglykämie-Probleme
* das Ausschlafen
* das Weglassen einer Mahlzeit
* mehrstündige Wanderungen
* Festessen, Alkohol, Discobesuch

(siehe auch Fragen 72, 90, 268–290).

341   Die Diabetesschulung und insbesondere das FIT-Programm scheinen mir sehr personalintensiv zu sein. Kann ein Teil der Schulung auch mit Gruppen von Diabetikern durchgeführt werden?

Gruppen eignen sich vor allem für theoretische Einführungskurse. Die Gruppendynamik ist hier günstig, weil Betroffene wichtige Fragen stellen und der Lehrer gezwungen ist, noch detaillierter auf einzelne Punkte einzugehen. Davon profitiert dann die ganze Gruppe. Die individuellen Resultate müssen zuerst in Einzelgesprächen mit dem Arzt geklärt werden, die Erfahrungen der einzelnen Patienten dann aber auch in der Gruppe, wovon wiederum alle Gruppenteilnehmer profitieren.

Beziehungen zwischen Diabetiker, Arzt und Diabetes-Schulungsteam

342   Warum muss ein Diabetiker regelmäßig zu Kontrolluntersuchungen?

In der Routine der Diabetes-Selbstbehandlung können sich schnell Fehler und schlechte Gewohnheiten einschleichen, etwa bei der Ernährung, beim Spritzen und bei der Blutzuckerkontrolle. Es ist also sinnvoll, dass das Gewicht, das HbA1c und das Kontrollheft gelegentlich überprüft werden. Viele Diabetiker haben Probleme in ihrer Lebensführung und ihrer Lebenssituation und sind dankbar für ein Gespräch mit der für sie richtigen, diabetologisch geschulten Person. Abgesehen von Gewichts-, Blutzuckerkontrollen und dem Besprechen von Lebensproblemen müssen mindestens jährlich der Blutdruck, die Pulse (arterielle Durchblutung), eventuell ein Elektrokardiogramm, die Sensibilität an den Füßen, die Nieren (Mikroalbuminurie) und der Augenhintergrund (Augenspiegelung, eventuell eine Fluoreszenzangiographie) gecheckt werden. Es ist für den Diabetiker besonders wichtig, dass Spätkomplikationen möglichst früh erkannt werden, solange der Schaden an den Organen nicht definitiv ist, sondern mit präventiven Maßnahmen noch verhindert werden kann (siehe auch Fragen 10, 245 ff.).

343   Muss der behandelnde Arzt unbedingt ein Diabetologe sein?

Nein, es genügt auch, wenn der behandelnde Arzt diabetologisch geschult ist und sich Zeit für den Patienten nimmt. Ein Nichtdiabetologe sollte eng mit einer Diabetesberaterin oder noch besser mit einem Diabeteszentrum zusammenarbeiten. Die Erfahrung zeigt, dass viele Ärzte sich nicht gerne um Diabetiker kümmern, weil sie weniger vom Diabetes verstehen als der Betroffene selbst und sich zur Behandlung nicht die erforderliche Zeit nehmen wollen (können).

344 Was nützt das Diabetes-Schulungsteam zusätzlich zum Diabetologen?

Eine Diabetesberaterin hat größere Erfahrung mit dem Blutzuckermessen und dem Insulinspritzen, die Diätassistentin versteht mehr von der praktischen Seite der Ernährung und vom Kochen. Außerdem sind Betroffene oft viel freier im Umgang mit Diabetesberaterinnen. Das Miteinander von Arzt, Diabetesberaterin und Diätassistentin fügt sich so zu einem sinnvollen Ganzen.

345 Wie kann der Diabetiker ein Gleichgewicht finden zwischen Selbstkontrolle und eigener Kompetenz einerseits und der Hilfestellung von Arzt, Beraterin und Diätassistentin andererseits?

Dies ist individuell sehr verschieden. Es gibt Diabetiker, die selbstsicher alles richtig machen und das Diabetes-Team kaum je brauchen. Andere benötigen häufig die Bestätigung von außen, und wieder andere machen vieles trotz guter Beratung immer wieder falsch und bleiben in einem schwierigen Abhängigkeitsverhältnis zum Diabetes-Team.

346 Wie findet der Betroffene nach der Diagnose Diabetes den »richtigen« Arzt oder das »beste« Diabeteszentrum?

In jeder größeren Stadt gibt es ein Diabeteszentrum, meist eine Laienorganisation von Diabetikern, die den Betroffenen beraten können und ihn darüber unterrichten, welche Ärzte diabetologisch geschult und empfehlenswert sind. Auch der Diabetiker Bund und die Diabetiker Gesellschaft helfen weiter. Ein Diabetiker darf sich nicht scheuen, den Arzt zu wechseln, wenn er mit der Behandlung nicht zufrieden ist.

347 Ist es wichtig, dass der behandelnde Arzt mit einer Diabetesberaterin zusammenarbeitet bzw. gute Verbindungen zu einem Diabeteszentrum hat?

Ja, dies ist entscheidend. Ein guter Arzt steht im Interesse seiner diabetischen Patienten in engem Kontakt mit den Diabetes-Spezialisten. Nur so gelingt es, gute Synergien für den Diabetiker herbeizuführen.

348 **Der Besuch eines Diabeteszentrums ist für die meisten Diabetiker in der Stadt möglich, wie werden aber die vielen Diabetiker auf dem Land versorgt?**

Dies ist ein großes, noch ungelöstes Problem. Die erste Hilfeleistung erfolgt durch den Hausarzt, meist ein Allgemeinpraktiker. Diese Ärzte sind mit der medizinischen Grundversorgung, der Sprechstunde und den Hausbesuchen viel beschäftigt. Im Allgemeinen haben sie wenig Zeit für eine ausführliche Ernährungsberatung, oft haben sie damit auch nicht viel Erfahrung.

Diese Situation trifft allerdings nicht auf den Typ-1-Diabetiker zu. Dieser muss nach erfolgter Diagnose so rasch wie möglich in das nächste Krankenhaus gebracht werden, wo eine Insulintherapie durchgeführt wird. Wenn der Weg dorthin sehr weit ist, muss der Hausarzt notfallmäßig eine Infusion mit Insulin anlegen und den Patienten so transportieren lassen. Der Typ-1-Diabetiker muss zur weiteren Schulung vom Krankenhaus aus an ein Diabeteszentrum verwiesen werden (siehe auch Fragen 320 ff., 601 ff.).

349 **Gibt es Fragen, die vom Diabetologen, andere, die besser von der Diabetesberaterin beantwortet werden sollten?**

Die Blutzucker-Einstellung, wann und wie viel Insulin, allgemein medizinische Probleme und Fragen über die Spätkomplikationen sind vorwiegend Sache des Diabetologen. Probleme mit dem Spritzen, der Technik, den neuen Geräten, Kontrollen des Blutzuckers, Urinzuckers und Azetons werden von der Diabetesberaterin besser überwacht. Allerdings gibt es keine starren Grenzen, und das Team funktioniert optimalerweise als echtes Team (siehe auch Fragen 319, 320, 321).

350 **Gibt es Dinge, die Diabetiker gern verschweigen?**

Typ-2-Diabetiker essen gern und gut, und es ist in der Regel mühsam zu erfahren, wann und wo die massiven Ernährungsfehler liegen. Hier ist Offenheit angesagt. Die Waage zeigt die Wahrheit, und es ist wichtig, Kompromisse zu finden. Das Diabetesteam macht sich keine Illusionen und stellt keine unmöglichen Erwartungen an den Betroffenen, was eine Gewichtsabnahme angeht. Trotzdem: Eine Gewichtsabnahme von einigen Kilogramm kann Blutzuckereinstellung und Cholesterinwerte im Blut deutlich verbessern. Alkoholexzesse, Drogenmissbrauch, Extremsport, schwere Lebensprobleme, die den Blutzucker in die Höhe schnellen lassen, müssen besprochen werden. Das Diabetesteam kann vielleicht nicht selbst und sofort helfen, jedoch Vorschläge unterbreiten, wo der Betroffene soziale und psychologische Hilfe finden kann.

351 **Was soll ein Diabetiker unternehmen, wenn er das Gefühl hat, dass der behandelnde Arzt ihn nicht wirklich unterstützt und ihm keine echte Hilfestellung bietet?**
Er soll sich bei anderen Diabetikern und/oder der regionalen Diabetesgesellschaft erkundigen, welchen Arzt sie empfehlen. Diabetiker müssen sich gut aufgehoben fühlen, damit es ihnen gut geht.

352 **Wie weit kann sich ein Diabetiker auf seine Kenntnis des Diabetes stützen und die Verantwortung für seine Krankheit selbst übernehmen?**
Dies ist von Mensch zu Mensch sehr verschieden. Patienten, die sich selbst und ihre Krankheit gut kennen, sie akzeptieren und seit langem gut eingestellt sind, wissen mehr über ihre Krankheit als jeder Arzt oder das Diabetes-Team. Aber auch für diese Patienten ist es sinnvoll, sich die gute Einstellung vom Arzt bestätigen zu lassen. Vor allem kann der Diabetiker frühe Zeichen der Spätkomplikationen selbst nicht erkennen. Ein HbA1c (als Bestätigung), der Blutdruck, die peripheren Pulse, die Sensibilität an den Füßen, das Elektrokardiogramm, die Augenuntersuchung und die Microalbuminurie kann der Patient selbst nicht prüfen, muss diese Untersuchungen aber mindestens einmal pro Jahr abchecken lassen (Fragen 540 ff., 601 ff.).

353 **Ist es wünschenswert, dass der Diabetiker seinen Diabetologen über andere gesundheitliche Probleme informiert?**
Ja, unbedingt. Oft haben diese Gesundheitsstörungen einen Einfluss auf den Blutzucker, möglicherweise besteht sogar ein ursächlicher Zusammenhang. Geheimhaltung ist deshalb sehr gefährlich!

354 **Kann der Diabetiker auch Hilfe bei anderen Ärzten finden?**
Ja, sicher, der Diabetiker ist schließlich nicht nur Diabetiker, sondern in erster Linie Mensch. Frauen brauchen mindestens einmal pro Jahr eine

gynäkologische Kontrolle, bei Männern um die 50 ist die Untersuchung der Prostata durch einen Urologen angezeigt. Unfallfolgen und chirurgische Probleme behandelt meist der Chirurg, und der Augenarzt sollte einmal jährlich den Augenhintergrund spiegeln. Dies sind nur einige Beispiele. Der Diabetiker muss jeden Arzt informieren und von ihm verlangen, seine Befunde dem Diabetologen mitzuteilen. Neu auftretende Beschwerden sollte er dem behandelnden Arzt (Diabetologen) mitteilen, der dann beschließt, ob ein weiterer Arzt (Organspezialist) hinzugezogen werden muss.

355 Soll der Diabetologe den Patienten darauf hinweisen, dass Zahnfleischprobleme beim Diabetes gehäuft auftreten?

Wie jeder Nichtdiabetiker sollte auch der Diabetiker eine sorgfältige Zahn- und Zahnfleischpflege durchführen. Der Zahnarzt legt fest, wie oft er zur Kontrolle muss, meistens halbjährlich oder jährlich.

356 Ist es manchmal erforderlich, für die Betreuung von Diabetikern Psychologen oder Psychiater hinzuzuziehen?

Das Diabetesteam soll und kann seelische Nöte auffangen. Für alle Diabetiker wie auch für andere chronisch kranke Menschen ist es mehr oder weniger schwer, die Krankheit zu akzeptieren. Ablehnung und Akzeptanz lösen sich im Allgemeinen ab. Aber auch mangelnde Akzeptanz in Partnerschaft, Schule oder am Arbeitsplatz führt zu seelischen Schwierigkeiten. Wenn der Diabetiker seine Last nicht mehr tragen kann, ist Hilfe nötig: vonseiten des Psychologen, Psychiaters, Seelsorgers, eventuell von Selbsthilfegruppen. Das Diabetesteam arbeitet eng mit Psychologen und Sozialarbeitern zusammen, die mit sozialen und seelischen Problemen der Diabetiker vertraut sind.

Die Selbsthilfegruppen

357 Was sind eigentlich Selbsthilfegruppen?

Selbsthilfegruppen sind nicht zu verwechseln mit von Diabetesberaterinnen und Ärzten geleiteten Gruppen, wie Sportgruppen von Diabetikern und dergleichen. Es ist ein Zusammenschluss von meist gleichaltrigen Diabetikern, die das Bedürfnis haben, Probleme im Zusammenhang mit dem Diabetes miteinander zu besprechen – ohne die »Oberaufsicht« durch einen Arzt oder eine Diabetesberaterin.

358 **Gibt es solche Selbsthilfegruppen nur für Diabetiker?**
Heute gibt es Selbsthilfegruppen für viele Patienten, die an einem chronischen Leiden erkrankt sind. Vielleicht zeigt dieses Bedürfnis, mit Menschen mit ähnlichen Erkrankungen sprechen zu können, ein bisschen die Vereinsamung des Einzelnen in der Gesellschaft. Diabetiker haben Probleme, die sie lieber mit anderen Diabetikern besprechen als mit dem Arzt oder der Diabetesberaterin. Sie erfahren dabei, dass andere ähnliche Probleme haben, wie diese damit umgehen und können dadurch für sich selbst lernen.

359 **Wie oft treffen sich die Menschen in Selbsthilfegruppen?**
Da gibt es keine festen Regeln. Die Selbsthilfegruppen organisieren sich ja selbst. Sie können sich also monatlich oder alle zwei Monate einmal zum Gedanken- und Erfahrungsaustausch treffen.

360 **Befürworten Sie persönlich solche Selbsthilfegruppen?**
Ja. Ich glaube, dass es viele Erfahrungen gibt, die Diabetiker untereinander einfach besser austauschen können, wo ein Arzt und eine Diabetesberaterin fehl am Platz ist. Auf der anderen Seite ist es auch möglich, dass einige Mitglieder der Selbsthilfegruppe für eine Zusammenkunft eine Diabetesberaterin oder einen Arzt einladen, um ihre Probleme einmal mit einer Fachperson besprechen zu können.

361 **Wird in Selbsthilfegruppen offen über Mängel in der Schulung oder über Schwierigkeiten mit dem Arzt gesprochen?**
Ja, ich glaube, das ist sehr sinnvol. Wlahrscheinlich haben viele Diabetiker ihren Arzt, der zu ihnen passt, durch regen Erfahrungsaustausch mit anderen Diabetikern gefunden. Es ist auch aus ärztlicher Sicht sehr erwünscht, dass Diabetiker den Arzt finden, der ihnen am besten helfen kann, und die Diabetesberaterin, mit der sie ihre Probleme am besten besprechen können. Diese Erfahrungen können sie am ehesten in solchen Selbsthilfegruppen machen.

362 Gibt es aus ärztlicher Sicht auch negative Aspekte der Selbsthilfegruppen?

Nein, ich glaube nicht, dass das so ist. Selbsthilfegruppen formieren sich und können sich wieder auflösen. Einzelne Mitglieder treten aus, weil ihnen etwas nicht mehr passt oder sie gerade diese Selbsthilfegruppe nicht mehr brauchen. Es ist also keine fixe Einrichtung, sondern eine, die sich immer wieder ändern und deshalb kaum Schaden anrichten, sondern eher vielen Betroffenen helfen kann.

363 Wie komme ich am ehesten in Kontakt mit einer Selbsthilfegruppe, die meinen Interessen und Problemen entspricht?

Im Gespräch mit Diabetikern, Diabetologen und den Diabetesberaterinnen in der regionalen Diabetesgesellschaft, und auch im Internet (Vorsicht, keine Qualitätsgarantie).

364 Ist es möglich, via Internet mit Diskussions- und Selbsthilfegruppen in Kontakt zu treten?

Ja, unter der Adresse http.//www.diabeticus.com. Um Diabetes-Kontakte herzustellen, können Sie mit Hilfe der Suchmaschinen unter den Stichworten »Diabet«, »MODY Diabet«, »Zuckerkrank« etc. suchen lassen (siehe auch Anhang).

Probleme im Zusammenhang mit Pubertät, Partnerschaft, Menopause und Sexualität

Metamorphosen im Verlauf des Lebens beeinflussen über die Psyche, Hormone und andere Mechanismen den Stoffwechsel und damit die therapeutischen Anforderungen an den Diabetiker. In diesem Kapitel versuchen wir, einige Fragen im Zusammenhang mit diesen psychischen und physischen Veränderungen zu beantworten. Diese Probleme sind keineswegs neu, wurden früher aber weniger klar artikuliert und die diabetischen Patienten entsprechend weniger darauf angesprochen und vorbereitet. Insbesondere werden in diesem Kapitel Fragen im Zusammenhang mit Pubertät (Fragen 365–367), Sexualität (Fragen 368, 369, 376–379), Schwangerschaftsverhütung (Fragen 370–372) und Menopause (Fragen 373–375) besprochen.

365 Hat die Pubertät einen Einfluss auf die Stoffwechselkontrolle
a) beim jungen Mann?
b) bei der jungen Frau?

a) Während der Pubertät macht der junge Mann einen letzten Wachstumsschub durch. Dieser Wachstumsschub wird durch die beginnende Testosteron-Produktion im Hoden ausgelöst, der seinerseits eine vermehrte Wachstumshormon-Sekretion aus der Hypophyse initiiert. Die Wachstumshormon-Konzentrationen sind in der Nacht viel höher als beim präpubertären Kind oder beim Erwachsenen, und dies führt zu einer Erhöhung auch der Konzentration des insulinähnlichen Wachstumsfaktors im Blut und zu einer Instabilität der Stoffwechsellage. Pubertierende Jungen benötigen mehr Insulin als vor oder auch nach der Pubertät. Es gibt keine Regel, wie viel mehr Insulin pubertäre Jungen brauchen, aber es kann die doppelte Menge sein. Auch wenn die Insulindosis adäquat erhöht wird, sind die Fluktuationen des Blutzuckers größer als normal.

Dies hat einerseits mit den Hormonen etwas zu tun, andererseits aber auch mit der »psychologischen Verfassung« während der Pubertät. Der junge Mann löst sich von seinen Eltern, nimmt die Verantwortung für sein Leben in seine Hand, auch für seinen Diabetes. Je nachdem, wie dieser Übergang gelingt, ob rasch, gut, schlecht oder gar nicht, wird der Diabetes beeinflusst. In jedem Fall ist es eine schwierige Zeit für den jugendlichen Diabetiker, die dann überwunden ist, wenn ein neues Gleichgewicht zwischen den Hormonen und dem Stoffwechsel zu Stande gekommen ist und die psychologische Verfassung des Jugendlichen sich einigermaßen stabilisiert.

b) Bei den Mädchen ist der Wachstumsschub viel weniger ausgeprägt. Auch sie haben eine leicht vermehrte Wachstumshormon-Ausschüttung, die aber nicht wesentlich ist. Viel wichtiger ist, dass zu dieser Zeit der monatliche Zyklus einsetzt, der mit einer Östrogen-Phase eingeleitet wird, dann in eine Gestagen-Phase übergeht und mit der Menstruation endet, um wieder von Neuem zu beginnen.

Die Reaktion des Körpers auf diesen Zyklus ist sehr unterschiedlich. Es gibt junge Frauen, die kurz vor dem Eisprung, also vielleicht 10 bis 14 Tage nach dem Einsetzen der Menstruation, vermehrt Insulin benötigen, weil eine hohe Östrogen-Konzentration im Blut mit einer gewissen Insulinresistenz einhergeht. Die Insulinresistenz nimmt dann wieder ab, und die Insulindosen werden gegen Ende des Zyklus geringer. Psychologisch verarbeiten Mädchen das Erwachsenwerden meist besser als Jungen (siehe auch Fragen 259, 263, 540 ff.).

366 Welche Probleme sind beim Übergang vom Kind zum Erwachsensein zu lösen?

Der junge Mann spürt von jetzt an seine sexuellen Triebe und weiß nicht so recht, was er damit anfangen soll. Beim Jungen ist das Testosteron dafür verantwortlich, dass er sexuelle Gefühle bekommt, Erektionen hat und onaniert. Beim Mädchen sind die Östrogene nicht so entscheidend für die Libido wie das Testosteron beim Jungen. Man weiß, dass vor der Pubertät beim Mädchen die Pubarche kommt, d. h. die Zeit, wo die Nebennierenrinde neben den wichtigsten Hormonen Kortison und Aldosteron auch vermehrt Hormone mit vermännlichenden Eigenschaften produziert, worauf etwa die Achselbehaarung zurückzuführen ist. Beim weiblichen Geschlecht ist der Übergang vom Mädchen zur Frau in sexueller Hinsicht viel weniger dramatisch als beim Jungen, und das mag ein Grund sein dafür, dass auch der Stoffwechsel in der Regel weniger beeinflusst wird.

367 Wie sind die angesprochenen Probleme lösbar?

Es gibt keine allgemein gültige Regel. Beim Jungen muss die Insulindosis deutlich erhöht werden, beim Mädchen etwas weniger. Die psychologischen Probleme sind beim diabetischen Kind im Prinzip nicht anders als beim stoffwechselgesunden Kind. Möglicherweise sind sie schwieriger, weil das Wissen um eine chronische Krankheit das Gefühl vermitteln kann, von gesunden Kindern nicht akzeptiert zu werden. Schwierig ist es sicher in der Gruppe, insbesondere während der Pubertät, wenn das diabetische Kind Ausnahmen machen muss, nicht alles essen kann, nicht einmal mit Alkohol ausflippen darf und auch nicht rauchen sollte. Alle diese Probleme sind nicht aus der Welt zu schaffen, und jedes diabetische Kind muss seinen Weg durch diesen Dschungel finden (siehe auch Fragen 540 ff.).

368 Sind die sexuellen Empfindungen, Libido und Potenz beim Diabetes verändert
a) bei der Frau?
b) beim Mann?

a) Ein diabetisches Mädchen, das die Pubertät durchmacht, hat dieselben Östrogen- und Gestagen-Spiegel wie ein gesundes Kind, falls es einigermaßen gut mit Insulin eingestellt ist. Die Libido der Frau hängt, wie ich schon gesagt habe, ohnehin nicht ab vom momentanen Östrogen-Spiegel, da die Libido während des Zyklus sich ja kaum verändert, ob jetzt die Östrogene in der ersten Hälfte des Zyklus hoch oder in der zweiten Hälfte des Zyklus niedrig sind. Libido und Sexualität bei der diabetischen Frau können dadurch gestört sein, dass sie sich nicht normal vorkommt und deshalb auch ein schlechtes Selbstwertgefühl hat und ihre Liebesfähigkeit dadurch gestört ist. Dieses Phänomen kommt bei allen chronischen Krankheiten vor, nicht nur beim Diabetes. Es gibt also für das diabetische Mädchen keine spezifische Veränderung von Libido und Sexualität, sondern mehr ein Problem mit dem Bewusstsein, dass man eine chronische Krankheit hat, vielleicht keine Kinder bekommen kann und ein Partner diese Krankheit z. B. nicht akzeptieren könnte.

b) Junge Diabetiker haben eine normale Libido und Potenz und dieselben Probleme mit ihrem Selbstwertgefühl wie die diabetischen Mädchen. Das Nichtakzeptieren der eigenen Krankheit, Angst vor der Nichtakzeptanz durch die Kollegen und Kolleginnen, dies sind die Probleme, die der chronisch Kranke haben kann (siehe auch Fragen 540 ff., 596).

369 Sind Erektionsstörungen beim diabetischen Mann häufiger als beim Stoffwechselgesunden?
Erektions- und Potenzstörungen beim diabetischen Mann sind in den ersten 20 Jahren der Krankheit nicht häufiger als beim normalen Mann, es sei denn, dass der diabetische Mann seine Krankheit überhaupt nicht akzeptiert und deshalb große Probleme mit seinem Selbstwertgefühl hat. Auch hier handelt es sich nicht um ein diabetesspezifisches Problem, sondern um die Frage, ob man mit einer Krankheit leben kann. Später im Leben sind Erektionsstörungen als Folge von polyneuropathischen und arteriosklerotischen Spätkomplikationen beim diabetischen Mann häufiger als beim stoffwechselgesunden Mann. Wegen der Poly-

neuropathie funktionieren die Schwellkörper nicht mehr richtig, und es kommt nicht zur Erektion. Erektions- und Potenzstörungen 30–40 Jahre nach Auftreten des Diabetes können zu einem echten Problem werden. Dabei ist allerdings zu vermerken, dass auch bei Stoffwechselgesunden die Erektionen seltener werden und nach dem 50. Lebensjahr wesentlich an Häufigkeit abnehmen und damit auch bei ihm Potenzstörungen auftreten.

370 Darf die junge Typ-1-Diabetikerin orale Antikonzeptiva (die Pille) nehmen?

Die Pille ist nichts anderes als eine Kombination von Östrogenen und Gestagenen, welche dazu führen, dass im Hypothalamus, also in dem wichtigen Zentrum im Hirn, und durch die Hypophyse die Ovarien nicht mehr zur Ovulation stimuliert werden, damit es nicht zu einer Schwangerschaft kommen kann. Junge Frauen müssen sequenzielle Antikonzeptiva nehmen, die für die erste Hälfte des Zyklus vor allem Östrogene und für die zweite Hälfte vor allem Gestagene enthalten, damit es zu einer regulären Abbruchsblutung kommt. Hoch dosierte Antibaby-Pillen sind bei der Diabetikerin kontraindiziert, weil sie etwas häufiger zu Thrombosen und lebensgefährlichen Embolien führen können. Junge Diabetikerinnen sollten also prinzipiell niedrig dosierte orale Pillen nehmen, die praktisch keine Nebenerscheinungen mehr erzeugen (siehe auch Fragen 260, 261, 371, 372, 377, 459).

371 Man behauptet, dass es bei Einnahme der Pille zu Gewichtszunahme komme, manchmal sogar zu Schwellungen an den Beinen, zu Ödemen?

Dieses Problem ist mit der niedrigen Dosierung von Östrogenen und Gestagenen in der Pille eigentlich gelöst worden. Mit dieser Antikonzeption kommt es kaum je zu einer Gewichtszunahme oder anderen Nebenerscheinungen.

372 Sollte eine junge Diabetikerin, die die Pille gut verträgt, Pillenpausen machen?

Unterbrechungen in der antikonzeptiven Therapie mit niedrig dosierten Antibaby-Pillen sind eigentlich nicht mehr die Regel. Eine junge Diabetikerin, die Kinder wünscht, sollte vielleicht jedes Jahr eine Pause von zwei bis drei Monaten machen, um zu sehen, ob ihr Zyklus dann normal funktioniert. Wer keine Kinder wünscht, kann die Pille ohne Probleme über einene längeren Zeitraum einnehmen.

373 Wie verläuft die Menopause bei der diabetischen Frau?

Die Menopause tritt bei allen Frauen zwischen dem 45. und 52. Lebensjahr ein. Die akuten Symptome der Menopause bzw. des Östrogen-Mangels sind Hitzewallungen, Schweißausbrüche, vor allem während der Nacht, Gereiztheit wegen Schlafmangels und ganz generell das allgemeine, von der Presse und von den Medien dümmlicherweise vermittelte Gefühl, dass man nun definitiv zu einer alten Frau wird. Dies alles ist nicht spezifisch für den Diabetes, sondern passiert zusätzlich zum Diabetes.

374 Birgt die Abänderung besondere Gefahren bei der Diabetikerin?

Ja, dies ist ein großes und wichtiges Problem. Frauen sind durch die Östrogene relativ gut vor Arteriosklerose geschützt. Mit dem Eintritt der Menopause fällt dieser Schutz weg. Diabetikerinnen haben indessen auch schon vor der Menopause und trotz der Östrogene mehr Risikofaktoren für eine Arteriosklerose: Hyperglykämie, Hypercholesterinämie, erhöhter Blutdruck – all dies zusätzlich zu dem arteriosklerotischen Geschehen bei nicht diabetischen Frauen. Östrogene vermitteln einen relativen Schutz vor diesen zur Arteriosklerose führenden Risikofaktoren und sind deshalb bei der Diabetikerin in der Menopause besonders indiziert. Es gibt somit keinen Grund, Diabetikerinnen von einer Östrogen-Prophylaxe in der Menopause abzuraten.

375 Gibt es andere Früh- und Spätsymptome, die sich durch eine Östrogen-Therapie günstig beeinflussen lassen?

Eine unangenehme Folge des Östrogen-Mangels ist die Austrocknung der Schleimhaut der Scheide. Dies hat zur Folge, dass der Geschlechtsverkehr schmerzhaft und die normale Sexualität gestört wird. Dies trifft sicher auch auf die Diabetikerin zu, die wie jede andere Frau, wenn sie sexuell aktiv ist, Östrogene lokal oder aber eben systemisch appliziert benötigt. Dazu kommt, dass Diabetikerinnen rascher zu einer Osteoporose neigen als Nichtdiabetikerinnen, insbesondere wenn sie schlecht eingestellt sind. Östrogene schützen vor dem raschen Abbau des Knochens und sind auch deshalb für Diabetikerinnen indiziert.

376 Ist die Impotenz beim älteren Diabetiker immer als eine Spätkomplikation des Diabetes zu werten?

Nein, überhaupt nicht. Älter werdende Männer machen auch so etwas wie eine Menopause durch. Man nennt es die Andropause. Die Testosteron-Werte im Blut nehmen ab, ebenso die Libido, die Erektionen werden seltener, und das Sexualleben ist generell weniger intensiv. Beim Diabetiker kommt dazu, dass eine Polyneuropathie wie auch ein Verschluss der kleinen Arterien, die die Schwellkörper mit Blut versorgen, zu Erektionsstörungen führen können (siehe auch Fragen 625, 626).

377 Kann die Impotenz beim jungen Diabetiker behandelt werden?

Jede Form der Impotenz, ob psychologisch, arteriosklerotisch oder polyneuritisch bedingt, kann durch eine Injektion von Prostaglandin E_2 in den Schwellkörper behoben werden. Diese Therapie der Erektionsstörung hat sich bewährt, sollte aber mit einem Urologen, der sich mit der Technik und der Dosierung des Prostaglandin E_2 genau auskennt, im Detail besprochen und geübt werden. Durch die Injektion von Prostaglandin E_2 kommt es zu einer normalen Erektion, die manchmal übermäßig lange andauern kann, wenn man zu viel Prostaglandin E_2 spritzt. Diese Situation ist dann eher schmerzhaft und sollte vermieden werden. Die neue Potenzpille Viagra® führt bei fast allen Männern mit Erektionsstörungen zu einer dauerhaften Erektion. Viagra sollte jedoch nicht von Männern eingenommen werden, die mit koronarerweiternden Medikamenten (u. a. Nitroglyzerin) behandelt werden (siehe auch Frage 626).

378 Ist diese Therapie auch bei älteren Diabetikern möglich?

Ja, durchaus. Wenn ältere Männer noch ein aktives Sexualleben wünschen und es wegen der Erektionsstörungen nicht haben, sollten sie mit solchen Injektionen ein normales Sexualleben führen können.

379 Ist in diesem Sinn auch eine Hormontherapie mit Testosteron beim Mann möglich?

Testosteron ist die Voraussetzung für eine normale Libido und ein normales Sexualleben beim Mann. Die Testosteron-Spiegel nehmen im Alter ab, meist aber nicht dermaßen, dass sie für die Abnahme der Libido und der Potenz verantwortlich gemacht werden können. Die Therapie mit Testosteron ist bei älteren Männern im Allgemeinen ohne Wirkung, es sei denn als psychologischer Plazebo-Effekt. Genauso ist es beim Diabetiker. Der Diabetiker hat keinen Testosteronmangel, und eine Testosteron-Therapie ist deshalb nicht sinnvoll (siehe auch Fragen 582 f.).

380 Gibt es Informationen zu diesem Problemkreis im Internet?

Ja, massenhaft. Der Diabetiker sollte sich immer darüber bewusst sein, dass nur wenige Einträge über diese Thema von wirklichen Experten stammen und keine Qualitätskontrolle besteht. Deshalb ist Vorsicht geboten! (siehe auch Fragen 364, 647–656).

Der Diabetes bei Kindern und Jugendlichen

Es ist eine schwere Bürde für das ganze Leben, wenn ein Kind an Diabetes erkrankt. Im Gegensatz zu früher sind Eltern, Lehrer und Ärzte heute besser über die Krankheit informiert, sodass der Diabetes auch bei Kindern rechtzeitig erkannt werden kann. Einmal diagnostiziert, stellen sich viele Fragen, die immer neu beantworten werden müssen.
Wie wirkt sich der Diabetes beim Kind aus (Fragen 381–385)? Wie groß ist der Kalorienbedarf und wie sollen Mahlzeiten verteilt werden (Fragen 386, 387)? Wie viel Insulin benötigt das Kind und nach welchem Spritz-Schema? Wer ist verantwortlich für die Insulintherapie, Blutzuckerkontrolle und das Führen eines Protokolls (Fragen 388–404)? Wie muss die Therapie beim Heranwachsen des Kindes angepasst werden und wer muss wann geschult werden (Fragen 402–406)?
Anders als noch vor 20 Jahren ist die Diagnose Diabetes kein Schreckgespenst mehr und Kinder und Jugendliche können mit der Krankheit ein fast »normales« Leben führen, vorausgesetzt, das soziale Umfeld und die fachliche Beratung stimmen (Fragen 556–582).

381 Welche Art Diabetes haben Kinder und Jugendliche?

Fast alle diabetischen Neugeborenen (äußerst selten), Kinder und Jugendliche haben einen Typ-1-Diabetes. Es gibt ganz wenige Ausnahmen, von denen wir später sprechen werden. Junge Diabetiker benötigen innerhalb weniger Tage nach Auftreten des Diabetes Insulin, ansonsten würden sie in ein ketoazidotisches Coma diabeticum fallen.

382 Welches sind beim Kind die Symptome des Diabetes?

Die Symptome sind ähnlich wie die beim erwachsenen Typ-1-Diabetiker, nur geht alles viel schneller. Das Kind ist plötzlich müde, hat einen unstillbaren Durst, muss häufig Wasser lassen, macht nachts ins Bett und am Tag vielleicht in die Hosen, verliert rapide an Gewicht, ist schnell erschöpft. Bei Schulkindern fällt die Leistung in der Schule rasch ab. Wenn diese Symptome auftreten, müssen die Eltern das Kind sofort zum Arzt bringen. Dieser macht einen Urintest auf Glukose und Azeton, der positiv ist, misst den Blutzucker, der dann schon meist auf über 30 mmol/l (540 mg/dl) angestiegen ist, und weist das Kind sofort in ein nahe gelegenes Krankhaus zur Infusionstherapie und zur Einstellung des Diabetes ein (siehe auch Fragen 7, 8).

383 Sollen Kinder von diabetischen Eltern oder Großeltern regelmäßig auf eine Frühform des Diabetes getestet werden?

Es gibt noch keine sicheren Marker, mit denen man einen Typ-1-Diabetes vor Ausbruch der Krankheit erkennen kann. Durch systematisches Suchen nach unsicheren Merkmalen bei der Familie und beim Kind entsteht nur Unsicherheit und Angst. Zur Zeit muss ich deshalb von der »Diabetessuche« bei gesunden Kindern noch abraten. Dies könnte sich in Zukunft ändern, sobald ein »sicherer Marker« für Typ-1-Diabetes gefunden wird. Dann müssten in regelmäßigen Abständen die verschiedenen Inselzell-Antikörper und, wenn positiv, postprandiale Blutzucker und C-Peptid-Konzentrationen gemessen werden (siehe auch Fragen 629 ff.).

384 Soll man bei Kindern mit Diabetes in der Familie einen Glukosetoleranztest durchführen, wenn sie starken Durst haben?

Nein, der Durst beim Diabetiker wird durch die Harnflut (Glukosurie) verursacht. Es genügt deshalb, mit einem Teststreifen zu prüfen, ob Glukose im Urin vorhanden ist. Wenn ja, soll das Kind auf keinen Fall mit Glukose belastet, sondern sofort der Blutzucker gemessen werden (siehe auch Frage 7).

385 Müssen sich Eltern von Kindern sorgen, wenn Typ-2-Diabetiker in der Familie gehäuft vorkommen und die Kinder übergewichtig sind?

Übergewicht bei Kindern, in deren Familien Typ-2-Diabetes gehäuft vorkommt, kann ein Vorbote eines Diabetes sein und birgt als solches Risiken für die Gesundheit. Eine Ernährungsberatung für die gesamte Familie ist dann dringend nötig, zusätzlich müssen solche Kinder zum Sport angeleitet werden (siehe auch Fragen 11, 31 ff.).

386 Wie berechnet man für diabetische Kinder a) den Kalorienbedarf, b) die Aufteilung der Nahrung in Eiweiß, Kohlenhydrate und Fett und c) wie sind die Mahlzeiten über den Tag zu verteilen?

a) Der Kalorien- und Energiebedarf ist altersabhängig und individuell verschieden. Beim Kind gilt die allgemeine Regel: 1000 kcal + 100 kcal pro Altersjahr, also z. B. 1200 Kalorien für ein zweijähriges Kind. Zu Beginn der Behandlung des Kindes sollte man diese Kalorienmenge eher etwas reduzieren – um 100–200 Kalorien – und diese dann wieder zulegen, wenn das Kind körperlich sehr aktiv wird und tatsächlich die oben angegebene Kalorienmenge benötigt (Gewichtskontrolle!).

b) Die Aufteilung der Nahrung des Kindes auf die Energieträger und Eiweiß ist im Prinzip dieselbe wie beim Erwachsenen, d. h. 15–20 Prozent Eiweiß, 50–55 Prozent Kohlenhydrate und 20–30 Prozent Fett.

c) Kinder essen häufiger als Erwachsene eine Kleinigkeit zwischendurch, was grundsätzlich sehr günstig ist. Im Prinzip sollten Kinder drei Hauptmahlzeiten einhalten, Frühstück, Mittagessen und Abendessen, sowie drei Zwischenmahlzeiten, wobei der kleine Snack vor dem Schlafengehen besonders wichtig ist, da Kinder viel früher zu Bett gehen und die letzte Insulindosis somit früher spritzen als Erwachsene. Im Grundschulalter, etwa beim sieben- bis neunjährigen Kind, ist der Vormittag zu lang, und das Insulin muss, wenn das Kind um acht Uhr in die Schule geht, bereits gegen sieben Uhr gespritzt werden. Das intermediär wirkende Insulin könnte dann um elf Uhr zu einer Hypoglykämie führen.

Deshalb ist es ratsam, zwischen zehn und elf Uhr eine kleine Zwischenmahlzeit zu essen (siehe auch Fragen 40 ff., 101, 177 ff., 220).

387 Sind Süßigkeiten strikt verboten?

Süßigkeiten sind im Prinzip verboten, aber Verbote sind an und für sich etwas Schlechtes und Demotivierendes. Es ist für ein Schulkind schwierig mit ansehen zu müssen, wie seine Altersgenossen mit großer Lust immer wieder etwas Süßes verzehren. Das Schulkind sollte eine Frucht oder einen Fruchtsaft bei sich haben und sich damit begnügen. Wenn dies aber nicht geht, dann gibt es heute verschiedene Riegel, die – wenn mit Sorbit oder Xylit gesüßt – durchaus akzeptabel sind (siehe auch Fragen 100, 115, 565, 566).

388 Welches Insulin-Spritzschema empfehlen Sie
a) bei kleinen Kindern bis zur Pubertät
b) in der Adoleszenz?

a) Beim Kleinkind und beim Kind im Grundschulalter gibt es im Prinzip zwei Spritzen pro Tag, die von den Eltern oder den verantwortlichen Personen verabreicht werden. Morgens und abends wird eine halbe Stunde vor dem Essen ein schnell und ein intermediär wirkendes Insulin subkutan gespritzt. Man verabreicht rasch wirkendes Insulin zusammen mit einem intermediären Insulin in einer Spritze (rasch wirkendes Insulin zuerst aufziehen!). Die fixen Mischinsuline, die von vielen Typ-2-Diabetikern mit Erfolg verwendet werden, sind für das exakte Einstellen des Typ-1-Diabetes beim Kind nicht geeignet. Die Dosis der beiden Insulinanteile muss individuell ermittelt werden, und Korrekturen sind mit dem rasch wirkenden Insulin vorzunehmen.

b) Irgendwann in der Adoleszenz, also während der Pubertät oder manchmal auch erst nach der Pubertät, muss der Übergang vom starren Zwei-Spritzen-Schema zum Basis-Bolus-Prinzip bewerkstelligt werden, das mehr Freiheiten und Lebensqualität bringt und von den meisten Jugendlichen sehr geschätzt wird. Der jugendliche Diabetiker spritzt eine halbe Stunde vor der Mahlzeit mit dem Insulin-Pen einen Insulin-Bolus. Er nimmt drei Hauptmahlzeiten zu sich und im Gegensatz zum konventionellen Zwei-Spritzen-Schema keine oder nur noch selten Zwischenmahlzeiten ein. Mit dem Basis-Bolus-Insulin-Schema können die Essenszeiten und die Anzahl der Mahlzeiten variiert werden, was

Vorteile und vor allem auch Unabhängigkeit mit sich bringt. Die Injektion des Basis-Insulins erfolgt wie beim erwachsenen Typ-1-Diabetiker vor dem Schlafengehen. Das Basis-Bolus-Insulinschema wird auch als so genannte physiologische Insulintherapie oder intensivierte Insulintherapie bezeichnet und ist nur erfolgreich, wenn der Betroffene gleichzeitig mit einer intensivierten Blutzucker-Selbstkontrolle beginnt. Die Anwendung des Basis-Bolus-Schemas ist Jugendlichen ab zwölf Jahren zuzutrauen. Voraussetzung ist eben Selbstständigkeit in der Spritz- und in der Blutzucker-Kontrolltechnik. Ein Kind muss reif sein für den Pen, d. h. es muss Verantwortung für sich selbst übernehmen können (siehe auch Fragen 177 ff., 189, 193, 293 ff.).

389 Wie groß ist der Insulinbedarf bei Kindern?

Kinder spritzen wie Erwachsene zwischen 0,5 und 0,75 IE Insulin pro Kilogramm Körpergewicht. Man wird die Neubehandlung eines diabetischen Kindes mit 0,5 E/kg Körpergewicht beginnen und diese Dosis langsam so steigern, dass der Blutzucker in die Grenzen der Norm abfällt. Übergewichtige Kinder benötigen etwas mehr Insulin, untergewichtige weniger. Während der Pubertät steigt der Insulinbedarf um 20–30 Prozent, weil die Sexualhormone zu einer gewissen Insulinresistenz führen. Meist sinkt der Insulinbedarf nach der Pubertät eher wieder ab (siehe auch Fragen 28, 365 ff.).

390 Wo soll Insulin gespritzt werden?

Bei kleinen Kindern spritzt man in die Oberschenkel oder ins Gesäß, aber nicht dort, wo sie nachher drauf sitzen. Die Resorptionsgeschwindigkeit des Insulins ist im Oberschenkel ungefähr gleich hoch wie im Gesäß. Das subkutane Fettgewebe im Oberarm ist bei Kindern und Jugendlichen zu wenig ausgebildet, sodass der Oberarm nur dem Erwachsenen zum Insulinspritzen zur Verfügung steht. Wegen des dünnen subkutanen Fettgewebes soll der Einstich bei Kindern immer in einem Winkel von ca. 45 Grad zur Hautoberfläche erfolgen. Zu tiefe Injektionen sind schmerzhaft (siehe auch Fragen 196 f.).

391 Wer spritzt Insulin?

Bis zum zehnten Lebensjahr spritzen die Eltern am Morgen vor dem Frühstück und am Abend vor dem Abendessen. Kinder lernen um das zehnte Lebensjahr, sich das Insulin selbstständig zu spritzen und wenn sie das einmal erfolgreich tun, kann man sie auf das Basis-Bolus-Prinzip umschulen.

392 Wer ist verantwortlich für die Insulintherapie
a) beim Kleinkind
b) während der Pubertät?

a) Beim kleinen Kind bis zu zehn Jahren müssen die Eltern die gesamte Verantwortung übernehmen. Ein Elternteil spritzt das Insulin und muss sich darum kümmern, dass der Blutzucker richtig gemessen wird.
b) In der Pubertät geht die Verantwortung dann langsam von den Eltern auf das Kind über. Das gut geschulte Kind weiß, wie viel Insulin es am Morgen und am Abend spritzen muss, kennt die genaue Spritztechnik und kann auch den Blutzucker selbst messen, was für das Insulinspritzen eine Voraussetzung ist (siehe auch Fragen 320–327, 556–569).

393 Wie weit können Eltern die Verantwortung für die Diabetestherapie eines diabetischen Kindes übernehmen, und wie oft benötigen sie Hilfe vom Arzt oder einer Diabetesberaterin?

Nach Ausbruch des Diabetes werden die Eltern vom Diabetesteam im Krankenhaus bezüglich Ernährung, Insulinspritzen, Blutzuckermessung und Blutzuckerkorrekturen genau instruiert. Die Eltern erfahren auch, dass sie mit den Lehrern in der Schule und anderen wichtigen Bezugspersonen der Kinder über den Diabetes sprechen müssen und vor allem darüber, was zu tun ist, wenn das Kind sich einmal seltsam verhält (Hypoglykämie) oder gar bewusstlos wird. Ambulante Kontrollen sind anfänglich wöchentlich bis monatlich notwendig, später seltener. Die Häufigkeit der Kontrollen hängt sehr vom Verständnis der Eltern für die Krankheit des Kindes ab und von ihrer Bereitschaft, sich mit der Krankheit und mit dem Kind selbst vertieft auseinander zu setzen, was auch sehr von der Akzeptanz eines chronisch kranken Kindes durch die Eltern abhängt (siehe auch Fragen 320–327, 540 ff.).

394 Wie kontrolliert man bei kleinen Kindern die Stoffwechsellage?

Bei diabetischen Kindern misst man vorzugsweise den Zucker im frisch gelösten Urin, um Anhaltspunkte zu bekommen, ob der Blutzucker zu tief (kein Zucker im Urin) oder zu hoch (viel Zucker im Urin) ist, um dann entsprechende Insulinkorrekturen vorzunehmen. Die Azetonprobe im Urin sollte bei Kindern parallel zur Urinzuckerprobe gemacht werden. Azeton beim diabetischen Kind bedeutet, dass es in einer bedrohlichen Situation ist und sich daraus ein Praecoma diabeticum entwickeln kann. Bei stark positiver Azetonprobe muss der behandelnde Arzt sofort angerufen und selbstverständlich auch ein Blutzucker bestimmt werden (siehe auch Fragen 10, 293 ff.).

395 **Wie oft müssen die Eltern den Blutzucker des Kindes messen?**

Bei kleinen Kindern misst man die Glukose viermal am Tag mit einem Teststreifen im Spontanurin. Die Urintests liefern die wichtigste Information für die Insulindosierung im Zwei-Spritzen-Rhythmus. Der Morgen-Urintest zeigt, ob die abendliche Insulindosis, also das NPH-Insulin, ausreichend war, und der Mittagsurin zeigt, ob die Dosis des kurz wirkenden Insulins am Morgen genügte. Ein glukosefreier Urin bedeutet, dass der Blutzucker in der Zeit, in der sich der Urin in der Blase gesammelt hat, nicht über 10–12 mmol/l (180-225 mg/dl) betrug. Die Messung des Urinzuckers genügt aber nicht, um Hypoglykämien zu erkennen. Man sollte deshalb auch beim kleinen Kind gelegentlich den Blutzucker messen, insbesondere dann, wenn der Urinzucker stark positiv ist oder wenn er immer negativ ist, weil dann die Gefahr eines zu tiefen Blutzuckers besteht. Das Blutzucker-Profil beim Kind wird aber nicht an einem einzigen Tag erstellt, sondern an vielen aufeinander folgenden Tagen. Man misst den Blutzucker am ersten Tag – etwa vor dem Frühstück und nach dem Mittagessen– am nächsten Tag eine oder zwei Stunden nach dem Frühstück und vor dem Abendessen und am dritten Tag vor dem Mittagessen und wieder vor dem Schlafengehen. So weiß man, zu welcher Zeit Insulin fehlt, wann das Kind zu viel isst und wann es hypoglykämiegefährdet ist.

Viele Kinder machen die Blutzuckertests schon Jahre, bevor sie selbst Insulin spritzen. Auch bei kleinen Kindern ist unser Ziel, den Blutzucker nahe bei der Normoglykämie einzustellen, um Spätkomplikationen zu vermeiden. Dies ist ohne eine systematische Blutzuckerkontrolle nicht zu verwirklichen (siehe auch Fragen 10, 293 ff., 556–569).

396   Sind andere Kontrollen wichtig?

Ja, durchaus. Wenn der Urinzucker positiv ist, es dem Kind nicht gut geht, es sehr viel Urin löst, dann muss man unbedingt den Azetongehalt des Urins messen. Wenn dieser positiv ist, sollten nach Rücksprache mit dem Arzt die Insulindosis erhöht und in den nächsten Stunden häufigere Kontrollen durchgeführt werden (siehe auch Fragen 10, 293 ff.).

397   Azetonurie, die mit azetonämischem Erbrechen einhergeht, kommt auch bei nicht diabetischen Kindern vor. Ist die Azetonurie beim diabetischen Kind immer auf einen Insulinmangel zurückzuführen?

Fieberhafte Erkrankungen führen zu einem erhöhten Energie- bzw. Zuckerbedarf im ganzen Körper, sodass der Blutzucker abfällt und die Fettreserven mobilisiert werden. Beim sonst gesunden Kind bedeutet die Azetonurie vor allem Zuckermangel und erst sekundär Insulinmangel, weil bei einem niedrigen Blutzucker ja weniger Insulin von den Inselzellen der Bauchspeicheldrüse ausgeschüttet wird. Beim diabetischen Kind geht die Azetonurie immer mit einem sehr hohen Blutzucker einher und ist stets auf einen Insulinmangel zurückzuführen. Es gibt eine einzige Ausnahme: Bei ganz schweren, lang andauernden insulinbedingten Hypoglykämien kann das Azeton auch beim diabetischen Kind positiv werden, weil dann Fett mobilisiert wird und aus den im Blut zirkulierenden freien Fettsäuren in der Leber Ketosäuren bzw. Azeton entstehen (siehe auch Fragen 10, 22).

398   Wie können Kinderfinger, die für die Blutzuckermessung gestochen werden müssen, vor bleibenden Schäden geschützt werden?

Die Haut des Kindes ist elastisch und gut durchblutet. Der winzige Stichkanal schließt sich deshalb sehr rasch, und es kommt in der Regel nicht zu einer Narbenbildung, auch wenn viel gestochen wird. Wichtig vor dem Stechen ist, dass die Finger warm und gut durchblutet sind und dass die Tiefe der Nadelspitze auf das Minimum reduziert wird, das gerade noch einen genug großen Tropfen Blut hervorlockt. Dass ein Stechen in die Finger vom Kind nicht als so schlimm empfunden wird, ist daran zu erkennen, dass viele Kinder, lang bevor sie selbst Insulin injizieren wollen, die Blutzuckerproben selbst vornehmen.

399 Verspüren Kinder dieselben Hypoglykämie-Symptome wie erwachsene Diabetiker?

Die erfassbaren Symptome des Sympathikotonus und des Adrenalins sind dieselben. Das Kind ist bleich, zittrig, hat kalten Schweiß und fühlt sich wahrscheinlich unsicher und hat auch Angst. Es kann diese Symptome aber nicht wie ein Erwachsener ausdrücken, und wir sind deshalb noch viel mehr als beim Erwachsenen auf eine Blutzuckerbestimmung angewiesen. Mit der Zeit wird man solche Symptome richtig erkennen und entsprechend reagieren können. Ich glaube, dass ein Kind im Schulalter schließlich versteht, was diese Symptome bedeuten und was es tun soll. Vorher ist das eher schwierig (siehe auch Fragen 177 ff., 268).

400 Wie können die Eltern merken, dass ihr Kind hypoglykämisch ist?

Die Beurteilung von so diskreten Veränderungen bei einem Kind sind schwierig und deshalb müssen verantwortungsvolle Eltern den Blutzucker bestimmen. Das heißt aber nicht, dass bei einer besonders guten Stimmung oder einer besonders schwierigen Stimmung beim Kind immer der Blutzucker gemessen werden soll. Die Eltern müssen sensibel auf die Symptome achten und werden beim dritten, vierten Mal herausfinden, wie ihr Kind auf den tiefen Blutzucker reagiert und was dann sofort zu tun ist.

401 Ist es notwendig, dass der Lehrer, die Babysitterin oder wer immer gerade für ein Kind verantwortlich ist, weiß, dass das Kind einen Diabetes hat und hyperglykämisch oder hypoglykämisch entgleisen kann?

Ein Kind, dessen Lehrer und Lehrerin nicht wissen, dass es einen Diabetes hat und entgleisen kann, ist zu bedauern. Der Lehrer, die Babysitterin bzw. derjenige, der für ein diabetisches Kind die Verantwortung trägt, muss über den Diabetes voll informiert sein, auch darüber, wie man ihn behandelt und was man in Notfällen tun muss. Dies trifft auch auf die besten Freundinnen und Freunde eines kleinen oder größeren Kindes zu. Es ist absolut verantwortungslos, den Diabetes als Krankheit zu verheimlichen. Das Kind weiß, dass es Zucker hat, und es soll dies vor niemandem verheimlichen müssen. Je früher die Umgebung Verantwortung für das Kind übernimmt, desto besser! Nur so kann der Umgang mit seiner Krankheit vom Kind auf die Dauer positiv und nicht nur negativ erlebt werden (siehe auch Fragen 540 ff., 556, 567).

402 Kann sich die Insulindosis rasch ändern beim
a) Säugling
b) Kleinkind
c) in der Pubertät
d) bei Krankheit
e) bei intensivem, langdauerndem Sport?

a) und b) Säuglinge und Kleinkinder machen die klassischen Kinderkrankheiten durch, die meist von hohem Fieber begleitet werden. Kinder haben eine sehr große Körperoberfläche und verlieren durch die Haut bei Fieber rasch und viel Wasser. Sie trocknen aus. Dazu kommt der Stress, der den Blutzucker ansteigen lässt. All dies führt dazu, dass die Insulindosis bei Krankheit eines Kindes rasch angepasst bzw. erhöht werden muss. Beim schwer kranken kleinen Kind müssen Blutzucker-, Urinzuckerbestimmungen und Bestimmungen auf Azeton im Urin in kurzen Abständen durchgeführt werden, damit zwischenzeitlich rasch wirkendes Insulin gespritzt werden kann, bis sich der Blutzucker wieder einigermaßen stabilisiert.

c) In der Pubertät wird der Körper relativ insulinresistent, und sowohl das Basis- wie auch das Bolus-Insulin müssen allmählich um 20–30 Prozent erhöht werden. Auch sind Kinder während der Pubertät viel unsicherer, wehren sich gegen die Krankheit, müssen selbstständig werden, und dies alles führt zu großer Labilität, sodass zu diesem Zeitpunkt eine gute Führung durch einen Diabetologen besonders wichtig ist.

d) Bei jeder Krankheit muss der Blut- und Urinzucker häufig gemessen werden, weil es zu einer Blutzuckererhöhung kommt und oft auch zu einer ketotischen Entgleisung.

e) Wie beim Erwachsenen benötigt das Kind weniger Insulin, wenn es viel Sport treibt. Beim Bergsteigen oder Ski laufen ist die Insulindosis zu reduzieren. Vor allem müssen die »bedtime-Injektion« oder die Dosis von intermediär wirkendem Insulin vor dem Nachtessen (Kleinkind) wegen der Gefahr der nächtlichen Hypoglykämie reduziert werden (siehe auch Fragen 262, 263, 265, 556 ff.).

403 Soll auch bei Kindern ein Protokoll über Blutzucker, Urinzucker und Azeton geführt werden?

Ja, dies ist sehr wichtig. Zuerst sind die Eltern verantwortlich und irgendwann im Schulalter werden die Kinder die Protokolle selbst führen. Ohne das sorgfältige Führen eines Protokolls ist eine gute Einstellung bei einem Kind nicht möglich. Auch der Arzt kann aus mündlichen Angaben der Eltern und des Kindes allein nicht ausreichend viele wichtige Information herausholen, um gute Ratschläge geben zu können (siehe auch Fragen 293 ff.).

404 Sollen Spezialprotokolle über Hypoglykämien und die Umstände, wie diese zu Stande kamen, geführt werden?

Dies ist sicher sinnvoll, weil solche Protokolle dazu führen, dass die Eltern, der Arzt und die Diabetesberaterin in Zukunft durch gute Ratschläge hypoglykämische Episoden vermeiden oder ihre Häufigkeit reduzieren können.

405 Müssen die Eltern von diabetischen Kindern geschult werden?

Eltern von diabetischen Kindern müssen besonders viel über Diabetes wissen. Sie tragen eine große Verantwortung dafür, dass ihr Kind gut eingestellt ist, weil es ein langes Leben mit Diabetes vor sich hat und bei einer schlechten Einstellung schon im Kindesalter sehr große Risiken bestehen, dass es frühzeitig (bereits mit 20 oder 30 Jahren) schwere diabetische Begleitkrankheiten durchmachen wird. Das Schicksal eines diabetischen Kindes wird weitgehend von der Akzeptanz des kranken Kindes durch die Eltern bestimmt. Akzeptanz bedeutet Übernahme der vollen Verantwortung für die gesundheitliche und soziale Entwicklung des Kindes, Information der Familie und der wichtigen Bezugspersonen und richtiges Vorgehen bezüglich Blutzuckerbestimmung und Insulinkorrekturen sowie Vermeiden von schweren Hypoglykämien (siehe auch Fragen 293 ff.).

406 Von welchem Alter an soll das Kind selbst geschult werden?

Bei der Schulung der Eltern sollte das Kind zuhören dürfen. Es kann spielen, wird aber doch irgendetwas vom Insulinspritzen und vom Blutzuckerbestimmen mitbekommen. Es ist wichtig, dem Kind zu erklären, dass der Arzt verordnet hat, dass man es stechen muss, damit es die schmerzhaften Eingriffe durch Mutter und Vater nicht als Strafe empfindet. Spätestens im Schulalter sollte das Kind ganz genau wissen, dass es einen Diabetes hat, was der Blutzucker ist und dass er im Normbereich sein muss. So kann es allmählich beginnen, den Blutzucker selbst zu bestimmen und auch schon bei tiefen Blutzuckerwerten mit der Einnahme von Zucker bzw. etwas Süßem reagieren. Eine intensive Schulung beginnt irgendwann im Alter zwischen 9 und 14 Jahren, wenn das Kind die Verantwortung für die Führung des Protokolls und die Einstellung des Blutzuckers selbst übernimmt. In dieser Zeit ist es vorteilhaft, wenn Kinder Diabetiker-Lager besuchen, wo sie mit anderen Kindern über ihre Krankheit sprechen können und sehen, dass sie nicht die einzigen sind mit dieser Krankheit, sondern dass noch viele andere darunter leiden. Es hilft nicht nur dem Erwachsenen, zu wissen, dass andere Menschen auch mit der Krankheit alt werden, sondern auch einem Kind, wenn es sieht, dass viele andere Altersgenossen dieselben Probleme haben (siehe auch Frage 574).

407 **Gibt es im Internet bereits Informationen über den Diabetes bei Kindern?**
Ja, unter der Adresse http://www.childrenwithdiabetes.com erhält man Informationen (siehe auch Anhang).

Schwangerschaft, Geburt und Kind bei Diabetikerinnen

Von besonderen Zeiten im Leben des Diabetikers war bereits die Rede. Ein besonders wichtiges Ereignis im Leben jeder Frau ist die Schwangerschaft und das Mutterwerden. In den neun Schwangerschaftsmonaten und sogar schon einige Monate vor der Empfängnis entscheidet sich das Schicksal des werdenden Kindes.

Wird es gesund auf die Welt kommen und auch noch nach ein paar Tagen gesund sein? Wie und wer soll die werdende Mutter instruieren und was kann und muss sie selbst beitragen? Im Gegensatz zur Zeit vor zehn Jahren ist heute eine optimale Blutzuckereinstellung der Mutter und damit die Geburt gesunder Kinder die Regel, wenn die diabetische Mutter dazu Hand bietet. In diesem Kapitel werden diesbezügliche Fragen behandelt (Fragen 408–460).

408 Sind der Menstruationszyklus und die Fruchtbarkeit bei Diabetikerinnen gestört?

In der Regel gibt es keine Störungen, ausgenommen bei schweren Stoffwechselentgleisungen (siehe auch 365 ff.).

409 Kann eine Diabetikerin ohne Probleme schwanger werden und Kinder gebären?

Es existieren keine Unterschiede zwischen »normalen« Frauen und Diabetikerinnen. Es gibt nur einiges mehr, auf das die Diabetikerin während ihrer Schwangerschaft achten muss.

410 Worauf muss die Diabetikerin achten, wenn sie schwanger werden möchte?

1. Sie sollte eine »gesunde« Diabetikerin sein – ohne wesentliche Spätkomplikationen des Diabetes. Bei Frauen, die bereits an fortgeschrittenen Spätkomplikationen leiden, ist größte Vorsicht geboten.
2. Diabetikerinnen, die nicht gut eingestellt sind, haben viel häufiger als andere Frauen Fehlgeburten, Kinder mit Missbildungen und Neugeborene mit Problemen nach der Geburt.
3. Eine gute Einstellung des Blutzuckers ist Voraussetzung für eine problemlose Schwangerschaft und die Geburt eines gesunden Kindes (siehe auch Fragen 402, 557).

411 Muss die Diabetikerin die Schwangerschaft und die Geburt planen?

Vor der Schwangerschaft ist eine eingehende ärztliche Untersuchung geboten. Eine Diabetikerin, die sich ein Kind wünscht, muss sich auf Nierenschäden, Anzeichen einer Hypertonie und vor allem auch auf arterielle Durchblutungsstörungen checken lassen. Dazu kommt, dass die Diabetikerin schon drei bis vier Monate vor der Schwangerschaft eine gute Schulung bezüglich ihrer Diabeteseinstellung durchmachen und schon drei Monate vor Beginn der Schwangerschaft optimal eingestellt sein sollte. Wenn dies nicht der Fall ist und die gute Einstellung erst mit der Schwangerschaft beginnt, besteht die Gefahr von Fehlgeburten und Missbildungen (siehe auch Fragen 420, 597).

412 Gelten diese Voraussetzungen für Typ-1- und Typ-2-Diabetikerinnen?

Grundsätzlich gelten sie für alle Diabetikerinnen. Da der Typ-2-Diabetes meist erst nach dem 40. Altersjahr auftritt, stellen sich diese Probleme für Typ-2-Diabetikerinnen in der Regel seltener als für Typ-1-Diabetikerinnen, die ja meistens schon vor dem 20. Lebensjahr diabetisch sind.

413 Sind die therapeutischen Voraussetzungen also für Typ-1- und Typ-2-Diabetikerinnen verschieden?

Sie sind tatsächlich sehr verschieden, weil bei relativ jungen Typ-2-Diabetikerinnen das Übergewicht eine große Rolle für die Manifestation des Diabetes spielt, während dies bei der Typ-1-Diabetikerin nicht der Fall ist. Typ-2-Diabetikerinnen müssen also vor allem eine sorgfältige hypokalorische Ernährung einhalten, während Typ-1-Diabetikerinnen eine Insulintherapie benötigen. Orale Antidiabetika sind grundsätzlich verboten. Wenn eine Typ-2-Diabetikerin mit hypokalorischer Ernährung allein nicht gut genug eingestellt ist, muss sie zusätzlich Insulin spritzen.

414 Erfordert die Schwangerschaft eine besondere Ernährung?

Der Energiebedarf einer schwangeren Diabetikerin ändert sich in den ersten fünf Schwangerschaftsmonaten nicht. In dieser Zeit sollte die Gewichtszunahme nicht mehr als ein bis drei Kilogramm betragen. Viele schwangere Frauen leiden an häufigem Erbrechen und nehmen in den ersten Monaten sogar einige Kilogramm Gewicht ab – ohne jeglichen Schaden für den Fötus.

415 Ist eine übermäßige Gewichtszunahme in der Schwangerschaft schädlich?

Schwangere Frauen müssen nicht für zwei essen, sonst nehmen sie zu viel zu. Dadurch erschwert sich die Einstellung des Diabetes, die Insulinresistenz erhöht sich, und die Gefahr, dass ein großes Kind mit neonatologischen Problemen auf die Welt kommt, wird größer. Die Ernährung der schwangeren Diabetikerin sollte qualitativ gut sein, quantitativ eher bescheiden (siehe auch Fragen 266, 293, 294).

416 Führt das Schwangerschaftserbrechen zu Einstellungsproblemen?

Insulinbehandelte Diabetikerinnen, die unter Erbrechen leiden, sollten weniger Insulin spritzen und vor allem das intermediär wirkende Insulin reduzieren. Außerdem helfen Coca-Cola und andere glukosehaltige Getränke in kleinen Mengen, Hypoglykämien zu vermeiden.

417 Schadet es dem Fötus, wenn die diabetische Mutter schlecht eingestellt ist?

Der hohe Blutzucker schadet dem Fötus in den ersten sechs bis acht Wochen. Er kann zu Missbildungen am Herz und am zentralen Nervensystem (Hirn) führen. Fehlgeburten kommen gehäuft vor. Später in der Schwangerschaft ist die gute Einstellung wichtig, weil diabetische Mütter sonst häufig sehr große Kinder bekommen, so genannte »big babies«, die wegen ungenügender Lungenreifung nach der Geburt Probleme mit der Atmung haben und auch Hypoglykämien durchmachen (siehe auch Fragen 21, 212, 262, 597).

418 Warum ist es wichtig, dass die Diabetikerin schon vor der Konzeption gut eingestellt ist?

Der hohe Blutzucker schädigt die Arterien, die kleinen Gefäße und führt dazu, dass die Plazenta sich nicht richtig ausbildet. Der Grund dafür ist die Glykosylierung der Eiweiße. Wenn die Diabetikerin jedoch drei oder vier Monate vor Beginn der Schwangerschaft schon gut eingestellt war, besteht dieses Problem nicht mehr. Die gute Einstellung kann während der ersten Monate der Schwangerschaft erhalten bleiben, sodass es auch nicht zu Missbildungen und nicht zu gehäuften Fehlgeburten kommt. Diese drei Monate vor der Schwangerschaft sind aber nicht nur wegen der Schulung und der Stoffwechseleinstellung wichtig, sondern auch deshalb, weil dann die Gewebe der Diabetikerin für die Schwangerschaft gut vorbereitet sind.

419 Wie kann eine Typ-2-Diabetikerin in angemessener Frist lernen, den Blutzucker richtig einzustellen?

Sie benötigt in erster Linie eine sorgfältige Ernährungsberatung mit folgendem Inhalt:

1. Weniger essen, Kohlenhydrate gleichmäßig auf die Mahlzeiten verteilen.
2. Blutzucker vor und nach dem Essen messen.
3. Genaues Protokoll führen. Wenn der Blutzucker mit der Ernährung allein in zwei bis drei Tagen nicht in den gewünschten Bereich (4-8 mmol/l = 72-144 mg/dl) abgefallen ist, muss sie lernen, Insulin zu spritzen. Meistens genügen zwei Injektionen eines intermediär wirkenden Insulins – oder Mischinsulins – vor dem Frühstück und dem Nachtessen oder vor der Bettruhe (siehe auch Fragen 40 ff., 321–323).

420 **Welche Gefahren bestehen bei schlecht eingestellten Diabetikerinnen für das Neugeborene?**
Der Tod im Mutterleib ist gehäuft, die ungenügende Reifung der Lunge kann zum Ersticken führen und Hypoglykämien zu zerebralen Schädigungen (siehe auch Fragen 410, 411, 597).

421 **Wie groß ist die Gefahr für Mutter und Kind, wenn die Frau bereits 15–20 Jahre vor der Schwangerschaft diabetisch war?**
Es hängt nicht von der Diabetesdauer ab, sondern vielmehr von der Schwere der Spätkomplikationen. Es gibt Frauen, die nach 15 Jahren Diabetes mit einer guten Einstellung eine normale Schwangerschaft durchmachen können und gesunde Kinder auf die Welt bringen, während andere nach fünf oder acht Jahren des Diabetes eine gute Einstellung nicht zu Stande bringen und die Gefahr für Mutter und Kind wesentlich größer ist als bei stoffwechselgesunden Schwangeren (siehe auch Fragen 601 ff.).

422 **Kommt es darauf an, wie lange eine werdende Mutter den Diabetes hatte?**
Ja, dies ist auch wichtig. Wenn ein Diabetes schon sehr viele Jahre, etwa über 15 oder 20 Jahre bestanden hat, ist die Häufigkeit von Spätkomplikationen relativ groß. Diese betreffen die Niere, die Netzhaut der Augen, die Nerven und die Durchblutung der Organe. Wenn der Diabetes nur zwei bis drei Jahre lang bestand, dann konzentrieren sich die Schwierigkeiten bei der Entwicklung des Föten auf den derzeit erhöhten Blutzucker (Missbildungen, Aborte, »big babies«).

423 Bei welchen Spätkomplikationen ist das Risiko einer Schwangerschaft besonders groß?

Bei eingeschränkter Nierenfunktion, fortgeschrittener Arteriosklerose, stark erhöhtem Blutdruck, der medikamentös behandelt wird, Verkalkung der Beckenarterien, fortgeschrittener Retinopathie und auch bei schwerer Neuropathie. Der erhöhte Blutdruck stellt ein großes Problem dar, da die Patientin während der Schwangerschaft nicht alle Medikamente nehmen darf. Im späteren Verlauf kommt es bei Hypertonie, Albuminurie und eingeschränkter Nierenfunktion oft zu einer Verschlechterung bis zur Spätgestose mit sehr hohem Blutdruck, Ödemen und Vergiftungserscheinungen.

424 Welche Blutzuckerwerte sind für den Fötus schädlich?

Darauf gibt es keine eindeutige Antwort. Es gibt Frauen, die mit relativ schlechter Einstellung gesunde Kinder auf die Welt bringen. Die Statistik zeigt aber, dass die Blutzuckerwerte einer schwangeren Diabetikerin im normalen Bereich liegen sollten, damit das Kind mit hoher Wahrscheinlichkeit gesund zur Welt kommt. Die Nüchternblutzuckerwerte sollten zwischen 3,5 mmol/l (63 mg/dl) und 6 mmol/l (108 mg/dl) betragen und die postprandialen Blutzuckerwerte nicht über 8 mmol/l (144 mg/dl) liegen.

425 Gibt es während der Schwangerschaft systematische Veränderungen der Insulinempfindlichkeit, mit anderen Worten, bleibt die Insulindosis, die eine Schwangere benötigt, dieselbe wie am Anfang der Schwangerschaft oder verändert sie sich?

Generell kann man sagen, dass sowohl für Typ-1- wie auch für Typ-2-Diabetikerinnen in den ersten fünf Monaten keine wesentlichen Änderungen des Insulinbedarfs auftreten. Die Schwangere, die bereits vor der Schwangerschaft gut eingestellt war, kann bei den Insulinmengen bleiben. Ab dem fünften Monat produziert die Plazenta jedoch antiinsulinäre Hormone, welche zu einer Insulinresistenz führen. Allmählich benötigt die Schwangere deshalb höhere Insulindosen, am Ende der Schwangerschaft oft das Doppelte oder mehr der ursprünglichen Insulindosis. Bei jeder schwangeren Diabetikerin müssen die Insulindosen also vom sechsten Monat an erhöht werden.

426 Ist es dann notwendig, die Therapie zu ändern?

Ja. Bei jeder schwangeren Diabetikerin müssen die Insulindosen ab dem sechsten Monat erhöht werden. Dies gelingt bestens, wenn die Patientinnen den Blutzucker regelmäßig vor und nach dem Essen messen.

427 Dann ist es also notwendig, dass schwangere Diabetikerinnen eine sehr strenge Selbstkontrolle des Blutzuckers vornehmen?

Sie müssen vor der Schwangerschaft gelernt haben, ihren Diabetes bzw. den Blutzucker zu kontrollieren, und müssen diese Selbstkontrolle in der Zeit der Schwangerschaft noch exakter und häufiger durchführen, damit das Kind keinen Schaden nimmt. Sie müssen genau Protokoll führen und dieses mit dem Arzt besprechen.

428 Welches Insulin-Spritz-Schema ist für schwangere Diabetikerinnen am besten?

Typ-2-Diabetikerinnen mit viel Übergewicht müssen eine genaue hypokalorische Ernährung einhalten und können, wenn der Blutzucker im sechsten Monat zu steigen beginnt, mit einem Zwei-Spritzen-Schema eingestellt werden. Sie wissen ja wenig über das Insulinspritzen, und häufig ist es besser, wenn man die ganze Angelegenheit nicht zu kompliziert anlegt. Bei Typ-1-Diabetikerinnen ist es absolut notwendig, ein Basis-Bolus-Schema mit zwei Dosen eines lange wirkenden Insulins und drei Dosen eines rasch wirkenden Insulins vor den Mahlzeiten anzuwenden (siehe auch Frage 634).

429 Kann die Insulinpumpen-Behandlung bei sehr labilen Diabetikerinnen eine bessere Einstellung bringen?

Die wichtigste Indikation für eine Insulinpumpe ist in der Tat die Schwangerschaft. Mit dieser Therapie gelingt es fast immer, eine ordentliche Blutzuckereinstellung zu erreichen (siehe auch Frage 206 ff.).

430 Können Diabetikerinnen in der Regel eine spontane Geburt abwarten?

Dies ist nicht anzuraten, da Geburtskomplikationen viel häufiger sind als bei gesunden Schwangeren. Man rät schwangeren Diabetikerinnen, zwei bis vier Wochen vor dem Geburtstermin ins Krankenhaus zu gehen, um den Fötus engmaschig kontrollieren zu können. Sollten dann Gefahren für den Fötus drohen, kann die Geburt sofort eingeleitet werden.

431 Wann ist ein Kaiserschnitt angezeigt?

Bei vielen Diabetikerinnen ist es sicherer, einen Kaiserschnitt zu planen als eine Spontangeburt, weil so die Komplikationsrate viel niedriger ist.

432 Hat die Schwangerschaft auf das Allgemeinbefinden und die Spätkomplikationen einer Diabetikerin negative oder positive Einflüsse?

Dies hängt vor allem von der Einstellung der Diabetikerin zur Schwangerschaft und von ihrem Willen ab, ein gesundes Kind zu gebären. Eine gesunde Diabetikerin, die gut eingestellt ist und sich ein Kind wünscht, wird dies ohne Weiteres mit einer guten Einstellung und ohne große Schwierigkeiten zu Stande bringen. Eine Diabetikerin, die sich kein Kind wünscht, sollte auch kein Kind haben müssen, weil sie sich negativ zur Schwangerschaft einstellt und diese negative Einstellung auch eine schlechte Stoffwechselsituation bedingt, welche das Kind gefährdet.

433 Dann ist es also für eine Schwangere ungünstig, wenn sie ohne zu wollen schwanger wird und sich deshalb nicht auf die Mutterschaft vorbereitet hat?

Dies kann man nicht allgemein so sagen, weil bei gut eingestellten Diabetikerinnen, die nicht abgeneigt sind gegen eine Schwangerschaft und ein Kind, dies nicht zutrifft. Einer Diabetikerin, die ohne Kinderwunsch schwanger wird und keine Kinder haben will, sollte eine Schwangerschaftsunterbrechung im Interesse des Kindes und der Frau ermöglicht werden.

434 Welchen HbA1c-Wert sollte eine Diabetikerin haben, bevor sie schwanger wird?

Der HbA1c-Wert sollte im Bereich der Norm, sicher nicht über sieben Prozent (Norm bis 6,4 Prozent) liegen (siehe auch Frage 10).

435 Was sollen Diabetikerinnen machen, die sich ein Kind wünschen, aber Schwierigkeiten mit einer guten Einstellung haben?

Der Arzt muss ihnen bei einer besseren Einstellung zur Seite stehen. Häufig müssen solche Diabetikerinnen ihr Leben umstellen, weniger arbeiten und sich bewusst auf die Schwangerschaft vorbereiten, damit es ihnen gelingt, den Diabetes zu kontrollieren. Die Insulinpumpe hilft oft in solchen Fällen (siehe auch Fragen 206 ff.).

436 Mit welchen Ärzten muss eine Diabetikerin wegen einer Schwangerschaft sprechen?

Das ist eine wichtige Frage. Diabetologe und Gynäkologe sollten die Risiken am besten gemeinsam abschätzen.

437 Welche Untersuchungen müssen bei einer schwangeren Diabetikerin regelmäßig durchgeführt werden?

Dieselben wie bei jeder anderen schwangeren Frau, d. h. regelmäßige Sonographien, um das Wachstum des Kindes beurteilen zu können und eventuelle Missbildungen frühzeitig zu erkennen. Gegen Ende der Schwangerschaft ist es bei Risikoschwangerschaften, also fast bei jeder Diabetikerin angezeigt, dass in zweiwöchigen Abständen die Östrogen-Konzentration im Urin gemessen wird, weil durch einen Abfall der Östrogene eine Plazentaschwäche eintreten und eine Folge davon das Absterben des Ungeborenen sein kann. In dieser Situation ist das Monitoring der fötalen Herztöne entscheidend. Sobald diese langsamer werden, muss sofort ein Kaiserschnitt vorgenommen werden (siehe auch Fragen 21, 410, 411, 420, 597).

438 Wie kommt es zur Makrosomie des Kindes, zu den »big babies«, und sind diese großen Kinder von Diabetikerinnen besonders gefährdet?

Die Makrosomie kommt in der Regel durch den erhöhten Blutzucker der Mutter zu Stande. Er wird auf das Kind übertragen, und dieses produziert mehr Insulin, um den Zuckerspiegel zu senken. Es wird also mit Zucker überfüttert und lagert wegen der erhöhten Insulinwerte vermehrt Fett und Wasser in die Gewebe ein. Die Makrosomie als solche ist nicht gefährlich, bedeutet aber häufig, dass andere neonatologische Komplikationen auftreten, die ich schon genannt habe: die unreifen Lungen mit akuter respiratorischer Insuffizienz und Hypoglykämien bis etwa zwei Tage nach der Geburt (siehe auch Fragen 417, 422, 422, 461, 465).

439   Gibt es eine Therapie gegen die Makrosomie?

Es gibt nur die Prävention mit Hilfe der guten Einstellung des Blutzuckers. Wenn der Fötus zu groß ist, muss die Blutzuckereinstellung sofort verbessert werden, damit die Lunge noch reifen kann und nach der Geburt keine Hypoglykämien auftreten.

440   Haben diabetische Frauen eine besondere Disposition zu Frühgeburten?

Es kommt bei ihnen häufiger vor, dass der Fötus in der Gebärmutter abstirbt, weshalb man Geburten rechtzeitig bzw. frühzeitig einleiten muss.

441   Wann soll der Geburtstermin festgelegt werden?

Das hängt von der Güte der Einstellung ab und auch davon, ob die Mutter schon schwerwiegende Spätkomplikationen hat. Bei schlechter Einstellung und Spätkomplikationen soll der Geburtstermin sehr früh (spätestens in der 36./37. Schwangerschaftswoche) festgelegt werden, weil dann die Chance, ein gesundes Kind auf die Welt zu bringen, noch recht hoch ist.

442   Gibt es Kinder, die mit einem Diabetes geboren werden?

Es kommt vor, aber zum Glück sehr selten.

443   Muss das Kind in einem Krankenhaus mit einer besonders gut ausgerüsteten neonatologischen Abteilung geboren werden?

Auf alle Fälle, weil die neonatalen Risiken stark erhöht sind.

444   Soll zur Geburt der behandelnde Diabetologe hinzugezogen werden?

Dies ist wünschenswert, weil der Diabetologe mit der Vorgeschichte und den Problemen der Mutter vertraut ist.

445 Wie wichtig ist die gute Einstellung während der Geburt?

Dies spielt keine so große Rolle und ist durch den Stress während des Geburtsgeschehens oft auch schwieriger.

446 Wie soll man die metabolische Situation während des Geburtsvorgangs meistern?

Wichtig zu wissen ist, dass kurz nach der Geburt die Insulinsensibilität der Mutter wieder zunimmt. Bei Weheneintritt sollte kein Insulin mehr subkutan gespritzt, sondern durch Insulin in der Infusion ersetzt werden. Auf diese Weise kann mit einem Blutzucker-Monitoring eine Entgleisung vermieden werden. Zu Beginn der geplanten Geburt wird der Stoffwechsel mit einer Insulininfusion mit programmierbarer Pumpe eingestellt.

447 Wer übernimmt während der Geburt die Verantwortung für die Insulintherapie?

Der Diabetologe in Zusammenarbeit mit Geburtshelfer und Anästhesisten. Die werdende diabetische Mutter soll sich nicht auch noch mit dem Blutzucker auseinander setzen müssen, sondern sich ganz auf das gesunde Baby freuen dürfen.

448 Wie ernährt sich die Diabetikerin am Tag der Geburt?

Da eine Geburt kurz, aber auch lange dauern kann und bei der Diabetikerin ein Kaiserschnitt oft nötig wird, sollte die Diabetikerin außer kleinen Flüssigkeitsmengen nichts zu sich nehmen. Der Arzt steckt eine Infusion mit einer Lösung, die 5 g Glukose/100 ml oder evtl. mehr Glukose enthält. Mit dieser Infusion wird der Flüssigkeits- und Glukosebedarf der Gebärenden gedeckt und der Blutzucker mit der Insulininfusion im Gleichgewicht gehalten.

449 Ändert sich der Insulinbedarf gleich nach der Geburt?

Sobald die Plazenta ausgestoßen ist, d. h. kurz nach der Geburt, sinkt der Insulinbedarf schlagartig. Deshalb wird vor der Geburt kein Insulin gespritzt, sondern nur noch mit der Infusion gegeben. Ein bis zwei Tage nach der Geburt wird wieder auf Insulinspritzen umgestellt, mit etwa denselben Dosen wie vor der Schwangerschaft (siehe auch Fragen 28, 425 ff., 477, 478).

450 Welches Insulinschema soll nach der Geburt eingehalten werden?

Dasselbe wie vor der Geburt, d. h. also meistens ein Basis-Bolus-Schema mit Insulindosen wie vor der Schwangerschaft (siehe auch Fragen 193, 194).

451 Wie sollte das Kind neonatologisch überwacht werden?

Mit einem Monitoring des Sauerstoffgehalts des Blutes, Sauerstoffelektroden auf der Haut und Blutzuckerbestimmungen in kurzen Abständen, sodass Hypoglykämien sofort korrigiert werden können. Das Gehirn des Neugeborenen ist extrem empfindlich auf Hypoglykämien, die zu Dauerschäden führen können.

452 Können diabetische Mütter ihre Kinder stillen?

Ohne Schwierigkeiten. Auch wenn die Glukose in der Muttermilch etwas höher ist, spielt das für das Kind keine Rolle.

453 Hat das Stillen einen Effekt auf den Stoffwechsel der Mutter?

Sicher. 600 oder 800 Milliliter Milch entsprechen etwa 800 Kalorien, die die Mutter zusätzlich zu sich nehmen muss, wenn sie ihr Gewicht und einen guten Ernährungszustand erhalten will. Jede stillende Mutter muss also ihre Energieaufnahme um das erhöhen, was sie dem Kind an Milch abgibt. Diese erhöhte Energiezufuhr muss in der Regel nicht mit erhöhten Insulindosen abgedeckt werden, weil die Energie ja an das Kind weitergegeben wird.

454 Hat die Diabetikerin besondere Schwierigkeiten beim Stillen?

Nein. Diabetikerinnen können genauso gut stillen wie stoffwechselgesunde Frauen. Schwierigkeiten können durch die neonatologischen Probleme entstehen, weil solche Kinder mit Verzögerung an die Brust gelegt werden und der Milcheinschuss später erfolgt.

455 Kann eine Diabetikerin auch stillen, wenn sie gerade in einer hyperglykämischen Phase ist?

Das ist kein Problem. Hingegen sollte sie die Hypoglykämie korrigieren, bevor sie stillt. Hyperglykämien führen zu Wasserverlust des Körpers via Glukosurie, und jede diabetische Frau, die stillt, muss mindestens drei Liter pro Tag trinken (siehe auch Fragen 94, 458).

456 Wie lange dauert es, bis eine Frau nach der Geburt ihren Stoffwechsel wieder unter Kontrolle hat?
Dies ist meistens eine Frage von ein bis zwei Tagen, dann ist der Blutzucker wieder gut eingestellt. In der Regel kann sie das gleiche Insulinspritzschema und die gleichen Dosen Insulin benützen wie vor der Schwangerschaft.

457 Sind die Pfunde, die eine Frau nach der Geburt an Übergewicht hat, wesentlich für das Stoffwechsel-Gleichgewicht?
Nein, dies wird sich innerhalb der ersten Wochen ausgleichen, und stillende Mütter können sich in der Regel gleich einstellen wie vor der Schwangerschaft.

458 Was kann eine Diabetikerin machen, die in der Schwangerschaft zu viel zugenommen hat?
Sie muss trotz des Stillens eine leicht hypokalorische Ernährung einhalten und langsam, in etwa sechs bis neun Monaten, wieder ihr früheres Gewicht erreichen. Dazu ist eine Ernährungsberatung angezeigt. Wichtig ist die qualitativ richtige Ernährung mit viel Eiweiß, Vitaminen, Spurenelementen und drei Liter Flüssigkeit täglich (siehe auch Fragen 75, 123, 323).

459 Welches sind die besten Methoden der Schwangerschaftsverhütung, wenn von einer Schwangerschaft abgeraten werden muss?
Unproblematisch ist die Verwendung von Kondomen. Die zweitbeste Methode ist die Mikropille. Sie ist sicher, risikoarm, hat aber einige Kontraindikationen. Ein hoher Blutdruck muss kontrolliert werden, auch frühere Venenthrombosen und Embolien sprechen eher gegen die Verwendung. Frauen, die sicher sind, dass sie keine Kinder mehr wollen, können sich sterilisieren lassen (psychologische Folgen nicht immer voraussehbar!). Die Spirale ist kontraindiziert wegen der möglichen Infektionen.

In jedem Fall ist eine gut durchgeführte und vom Paar akzeptierte
Schwangerschaftsverhütung entscheidend, damit Schwangerschaftsun-
terbrechungen mit Sicherheit vermieden werden (siehe auch Fragen
260, 261, 370–372, 377, 601 ff.).

460 **Wenn beide, Mutter und Vater, einen Typ-2-Diabetes
haben, haben die Kinder eine Chance von 50 Prozent, ebenfalls
einen Typ-2-Diabetes zu bekommen. Soll man einem solchen Paar
von Kindern abraten?**
Nein, so definitiv lässt sich eine schwierige ethisch-moralische Frage
nicht abtun. Erstens wissen wir nicht, ob wir nicht schon in wenigen Jahren Heilungsmöglichkeiten für den Typ-2-Diabetes zur Verfügung haben werden. Zweitens haben die Nachkommen des diabetischen Paars
jede Möglichkeit, weniger als ihre Eltern zu essen, Sport zu treiben und
schlank zu bleiben und somit die Risiken, an Diabetes zu erkranken, zu
minimieren (siehe auch Fragen 11, 642).

Der Schwangerschaftsdiabetes

Eine besonders perfide Form des Diabetes trifft Frauen während der Schwangerschaft. Bis vor wenigen Jahren endete der Schwangerschaftsdiabetes oft mit einem Abort, dem Tod des Kindes in der Gebärmutter oder dem Tod des Kindes kurz nach der Geburt. Dank der Früherkennung einer Blutzuckererhöhung bei schwangeren Frauen und der Normalisierung mit Ernährungsplan und Insulin gibt es diese tödlichen Komplikationen für das Kind nicht mehr (Fragen 461–485).

461 Weshalb kommt es vor, dass eine gesunde Frau in der Schwangerschaft einen Diabetes entwickelt?

In der Schwangerschaft produziert vor allem die Plazenta Hormone, welche dem Insulin entgegenwirken. Es sind die Östrogene, das plazentare Wachstumshormon und das plazentare laktogene Hormon. Diese Hormone steigen im fünften und sechsten Schwangerschaftsmonat auf sehr hohe Werte an und führen zu einer vorübergehenden Insulinresistenz, die bis zum Ende der Schwangerschaft bzw. bis zur Geburt andauert. Wenn nun eine Frau eine eingeschränkte Inselzellfunktion hat, kann sie in den letzten Schwangerschaftsmonaten nicht genügend Insulin produzieren, um den Blutzucker im Bereich der Norm zu halten. Der Blutzucker steigt sukzessive auf abnormale Werte an, zuerst nach dem Essen, später auch nüchtern. Da ein erhöhter Blutzucker in der Schwangerschaft das Risiko eines Abortes, einer schwierigen Geburt oder eines zu großen Kindes (»big baby«) in sich trägt, muss der Blutzucker während der restlichen Monate der Schwangerschaft mit Hilfe von Ernährung oder Insulin im Normbereich gehalten werden. Schwangerschafts-Diabetikerinnen müssen also bis zum Ende der Schwangerschaft normoglykämisch eingestellt werden (siehe auch Fragen 19, 266, 438, 439, 470, 477).

462 Kann man behaupten, dass jede Frau mit einem Schwangerschaftsdiabetes potenziell eine Typ-2-Diabetikerin ist – auch wenn sie nach der Geburt wieder eine normale Glukosetoleranz hat?

Es gibt sicher eine enge Beziehung zwischen dem Typ-2-Diabetes und dem Schwangerschaftsdiabetes. Dennoch kann man nicht sagen, dass jede Frau mit einem Schwangerschaftsdiabetes einmal einen Typ-2-Diabetes bekommen wird. Dies hängt von vielen Faktoren ab, die wir nur zum Teil kennen. Frauen mit einem Schwangerschaftsdiabetes, die bereits übergewichtig sind und nach der Geburt das Übergewicht behalten und noch schwerer werden, sind sicher gefährdet, an einem Typ-2-Diabetes zu erkranken. Frauen, die sich nach der Geburt der Gefahr des Typ-2-Diabetes bewusst sind und ihr Gewicht durch eine vernünftige Ernährung normal halten können, schützen sich mit dieser Maßnahme. Es hängt also sehr viel vom Verhalten der Frau mit Schwangerschaftsdiabetes nach der Geburt und auch später im höheren Alter ab. Obwohl nicht bewiesen und nicht beweisbar, weil der Typ-2-Diabetes ja auch sehr spät auftreten kann, muss man jede Frau mit einem Schwangerschaftsdiabetes als eine potenzielle Typ-2-Diabetikerin einstufen und sie entsprechend diätetisch beraten, damit sie nicht adipös und insulinresistent wird (siehe auch Frage 11).

463 **Welche Frauen haben ein besonders hohes Risiko, einen Schwangerschaftsdiabetes durchzumachen?**
Es gibt mehrere Risikofaktoren für einen Schwangerschaftsdiabetes:
- eine starke Familienbelastung mit Adipositas (Übergewicht) und Typ-2-Diabetes
- frühere Fehlgeburten im dritten/vierten Monat oder später (bei denen ein Schwangerschaftsdiabetes vielleicht nicht gesucht und verpasst wurde)
- Frauen, die Kinder zur Welt gebracht haben, die bei der Geburt über 4 oder 4,5 Kilogramm wogen
- Frauen mit Übergewicht zu Beginn der Schwangerschaft, die während der Schwangerschaft mehr als 15 Kilogramm an Gewicht zunehmen (siehe auch Fragen 11, 117, 415, 417, 438, 461)

464 **Wann ist es möglich, einen Schwangerschaftsdiabetes zu diagnostizieren?**
Eine sichere Voraussage ist nur möglich, wenn eine Frau bereits in einer früheren Schwangerschaft einen Schwangerschaftsdiabetes hatte. Die in der Frage 439 aufgeführten Risikofaktoren sollten jedoch bei allen Schwangeren beachtet werden. Der Schwangerschaftsdiabetes tritt meist in der zweiten Schwangerschaftshälfte oder noch häufiger erst im letzten Drittel der Schwangerschaft auf, also ab dem sechsten Monat. Da der Fötus durch den zu hohen Blutzucker direkt geschädigt wird, sollte man bei jeder Schwangeren Blutzuckerbestimmungen vornehmen. In der Regel genügt es, wenn man vom fünften Monat an monatlich den Blutzucker ein bis zwei Stunden nach einer kohlenhydratreichen Mahlzeit misst. Dieser Blutzucker darf nicht höher sein als 7,6 mmol/l (136 mg/dl). Bei einem Blutzucker in diesem Bereich sollte ein zweiter Blutzucker nach einer kohlenhydratreichen Mahlzeit gemessen und evtl. ein Glukosetoleranztest mit 75 g Glukose durchgeführt werden. Wenn die aufgezählten Risikofaktoren vorhanden sind oder gar

schon ein Schwangerschaftsdiabetes bei einer früheren Geburt nachgewiesen wurde, dann müssen Blutzuckermessungen viel häufiger stattfinden, vom vierten Monat an alle zwei Wochen nach einer kohlenhydratreichen Mahlzeit und, wenn die Werte in einem Zwischenbereich zwischen normal und diabetisch sind, sollte ein Glukosetoleranztest durchgeführt werden, um die Diagnose zu stellen. Die Diagnose Schwangerschaftsdiabetes ist enorm wichtig, weil das Kind der Schwangeren einem sehr hohen Risiko ausgesetzt ist, wenn der Blutzucker der Mutter zu hoch ist (siehe auch Fragen 8, 466–468, 479).

465 **Weiß man, wie der hohe Blutzucker den Fötus schädigt und welche Gefahren für den Fötus bestehen?**
Der Fötus bezieht den Blutzucker über die Nabelschnur aus dem Blut seiner Mutter. Der Blutzucker des Ungeborenen gleicht also dem der Mutter. Nach dem vierten Schwangerschaftsmonat hat der Fötus eine funktionstüchtige Bauchspeicheldrüse und damit auch funktionstüchtige B-Inselzellen, welche auf den erhöhten Blutzucker mit einer vermehrten Insulinsekretion reagieren.
Der Fötus wird auf zwei verschiedene Weisen durch den hohen Blutzucker geschädigt:
Zum einen führt der erhöhte Blutzucker zu einer Glykosylierung der neu gebildeten Eiweiße in allen Organen des Fötus und damit zu Organschäden. Zum anderen führt das erhöhte Insulin des Fötus zu übermäßigem Wachstum und einer vermehrten Einlagerung von Wasser in die Gewebe. Kinder von unbehandelten schwangerschaftsdiabetischen Frauen sind bei der Geburt in der Regel übergewichtig (schwerer als 4–5 kg). Sie haben zu viel Wasser und Fett im Körper und neigen, weil das Insulin erhöht ist, zu hypoglykämischen Anfällen am ersten Tag nach der Geburt. Ein weiteres großes neonatales Risiko sind die unreifen Lungen. Wasser reichert sich in den Lungen an, der Fötus bekommt bei der Atmung zu wenig Sauerstoff und kann schwere zerebrale Schädigungen erleiden oder sogar ersticken (siehe auch Fragen 417, 422, 438, 463).

466 **Welche Untersuchungen sollte jede Schwangere machen lassen, um sicher zu sein, dass sie keinen Schwangerschaftsdiabetes hat?**
Die meisten Gynäkologen machen routinemäßig einen Blutzuckertest,

wenn die Schwangere zur Untersuchung kommt. Dies genügt aber nicht, um den Schwangerschaftsdiabetes auszuschließen, weil der Blutzucker in frühen Stadien des Schwangerschaftsdiabetes nur nach einer kohlenhydratreichen Mahlzeit oder im Glukosetoleranztest eindeutig nachweisbar ist. Der Blutzucker sollte deshalb bei jeder Frau ein bis zwei Stunden nach einer kohlenhydratreichen Mahlzeit getestet werden und, wenn dies nicht möglich ist, sollte monatlich vom fünften Monat an ein Glukosetoleranztest durchgeführt werden.

467 **Ist es sinnvoll, dass bei jeder Frau, die eine Schwangerschaft wünscht, ein Glukosetoleranztest durchgeführt wird?**

Frauen mit normalen Blutzuckerwerten und einem normalen HbA1c sind fast immer auch im Glukosetoleranztest normal. Es wäre deshalb sicher übertrieben, generell zu empfehlen, dass jede Frau, die schwanger werden will, einen Glukosetoleranztest durchführen soll. Es wäre aber sinnvoll, dass alle Frauen mit den Risikofaktoren schon vor dem Eintritt der Schwangerschaft einen Glukosetoleranztest durchführen lassen (siehe auch Fragen 10, 463).

468 **Welchen Frauen soll geraten werden, einen Glukosetoleranztest während der Schwangerschaft durchführen zu lassen, um die Möglichkeit eines Schwangerschaftsdiabetes zu verifizieren?**

Bei dieser Frage scheiden sich die Meinungen. Ich persönlich bin der Ansicht, dass es genügt, postprandiale Blutzuckermessungen nach kohlenhydratreichen Mahlzeiten durchzuführen, während gewisse Gynäkologen glauben, dass im 5. Monat bei jeder Frau ein Glukosetoleranztest durchgeführt werden sollte. Ein Glukosetoleranz-Test ist sinnvoll bei allen Frauen mit den in Frage 463 genannten Risikofaktoren.

469 **Reicht es aus, dass sich eine Frau mit Schwangerschaftsdiabetes allein von einem Gynäkologen behandeln lässt?**

Nein. Ich glaube, dass hier die Zusammenarbeit zwischen Gynäkologe und Diabetologe ganz essenziell ist. Die Einstellung des Blutzuckers, die Ernährungsberatung und auch die besonders wichtigen Gewichtskontrollen sollten vom Diabetologen in enger Zusammenarbeit mit dem Gynäkologen durchgeführt werden.

470 Wie muss eine Frau mit Schwangerschaftsdiabetes vom Arzt behandelt werden?

Der Blutzucker einer Frau mit Schwangerschaftsdiabetes muss auf alle Fälle normalisiert werden, und zwar sowohl nüchtern als auch postprandial. Bei stark übergewichtigen Frauen genügt es gelegentlich, eine hypokalorische Ernährung zu verordnen, weil ja nicht erwünscht ist, dass übergewichtige Frauen durch die Insulintherapie noch mehr an Gewicht zulegen. Es ist wichtig, dass man allen Frauen mit Schwangerschaftsdiabetes genau erklärt, dass der hohe Blutzucker für das Kind schädlich ist und mit einem Abort oder schweren postnatalen Risiken für das Kind gerechnet werden muss. Bei nicht massiv übergewichtigen Frauen mit einem Schwangerschaftsdiabetes muss der Blutzucker im Krankenhaus mit einem Zwei-Spritzen-Rhythmus oder einem Basis-Bolus-Spritz-Schema normalisiert werden. Es ist übrigens sehr einfach, den Blutzucker beim Schwangerschaftsdiabetes zu normalisieren, weil diese Frauen durch die antiinsulinäre Blutzucker erhöhende Wirkung der plazentaren Hormone vor Hypoglykämien geschützt sind. Alle oralen Antidiabetika sind in der Schwangerschaft kontraindiziert (siehe auch Fragen 121 ff., 417, 438, 463, 465).

471 Muss eine Frau mit Schwangerschaftsdiabetes eine Blutzucker-Selbstkontrolle üben?

Ja, dies ist sehr wichtig. Sie sollte zwei bis drei Blutzuckerwerte nach den Mahlzeiten bestimmen und diese dem Diabetologen und Gynäkologen mitteilen, damit die Insulindosen korrigiert werden können. Die Korrekturen der Insulindosen sind einfach, weil die Insulinresistenz im Verlauf der Schwangerschaft vom fünften bis zum achten Monat zunimmt und die Insulindosen entsprechend erhöht werden (siehe auch Fragen 293 ff.).

472 Wenn eine Frau mit Schwangerschaftsdiabetes stark zunimmt, was empfehlen Sie dann?

Eine solche Frau sollte eine gute Ernährungsberatung bekommen, damit sie nicht nur nicht mehr zunimmt, sondern ihr Gewicht sogar noch reduziert. Es ist ungefährlich für das Ungeborene, wenn die Mutter eine hypokalorische Ernährung einhält und an Gewicht abnimmt, vorausgesetzt, dass sie alle wichtigen Mineralien und Vitamine mit der Nahrung zuführt (siehe auch Fragen 65, 123).

473 Welches Insulin-Spritz-Schema ist bei der Frau mit Schwangerschaftsdiabetes zu empfehlen?

Meist genügt ein Zwei-Spritzen-Rhythmus, weil es sich im Prinzip um eine dem Typ-2-Diabetes ähnliche Anomalie handelt und die Frauen einfach mehr Insulin benötigen, als sie selbst produzieren können. Gelegentlich ist es besser, das Basis-Bolus-Schema zu verwenden (siehe auch Fragen 192–194).

474 Kommt es vor, dass Frauen mit Schwangerschaftsdiabetes während einer Insulintherapie Hypoglykämien bekommen?

Diese Gefahr besteht in einem viel geringeren Maß als bei nicht schwangeren Patientinnen. Die Patientin mit Schwangerschaftsdiabetes ist dank ihrer plazentaren Hormone sehr insulinresistent, und Hypoglykämien sind entsprechend selten. Man muss sich vor Hypoglykämien in dieser Situation eigentlich sehr wenig fürchten (siehe auch Fragen 19, 266, 268 ff.).

475 Inwieweit muss eine Frau mit einem Schwangerschaftsdiabetes geschult werden?

Das wichtigste bei der Instruktion der Schwangerschafts-Diabetikerin ist sicher, dass man ihr deutlich sagt, dass sie ein zu schweres und krankes Kind auf die Welt bringen kann, wenn sie den Blutzucker nicht normalisiert. Im Weiteren ist es ganz wichtig, dass man eine genaue Ernährungsanamnese aufnimmt und die Ernährung normalisiert bzw. die Patientin auf eine hypokalorische Ernährung setzt. Sie muss lernen, Blutzucker zu bestimmen, muss wissen, wann sie den Blutzucker bestimmen muss und, wenn nötig, muss man ihr genau erklären, wie und wann sie Insulin spritzen soll. Eine detaillierte Instruktion über mögliche Spätkomplikationen ist in diesem Fall nicht angezeigt, weil es ja vor allem darauf ankommt, dass das Baby gesund zur Welt kommt (siehe auch Fragen 121 ff., 293 ff.).

476 Ist eine Schulung angezeigt?

Ja, sicher, und zwar eine Schulung, wie ich sie in der letzten Frage dargestellt habe (siehe auch Fragen 117 ff., 293 ff., 318 ff.).

477 Wann kann die Betroffene die Ernährungstherapie und die Insulintherapie beenden?

Zum Zeitpunkt der Geburt ist die Betroffene in der Regel nicht mehr Diabetikerin. Sie hat von jetzt an wieder genügend eigenes Insulin, um den Blutzucker in normalen Grenzen zu halten. Die vorher durchgeführte Insulintherapie ist unter genauer Kontrolle des Blutzuckers abzusetzen. Ratschläge bezüglich der Ernährung müssen auf den jetzigen Zustand der Frau Rücksicht nehmen. Eine Frau, die im Bereich des Normgewichtes ist oder nur wenige Kilogramm Übergewicht hat, sollte sich normal ernähren, wobei wöchentliche Gewichtskontrollen in den ersten Monaten beweisen, ob die Betroffene zu viel isst oder das richtige Maß einhält. Orale Antidiabetika sind kontraindiziert in der Zeit, wo die Frau stillt, weil sie auch in die Milch übergehen und das Kind dann ebenfalls mit oralen Antidiabetika behandelt wird (siehe auch Frage 449).

478 Ist es möglich, dass eine Frau mit einem Schwangerschaftsdiabetes auch nach der Geburt Diabetikerin bleibt?

Solche Fälle gibt es. Sie sind aber relativ selten. Es kommt auch vor, dass eine vorher völlig gesunde Frau in der Schwangerschaft einen Typ-1-Diabetes bekommt, der als Schwangerschaftsdiabetes diagnostiziert wird. Man stellt dann erst im Nachhinein fest, dass die Bauchspeicheldrüse dieser Frau überhaupt kein Insulin mehr produziert, dass sie Inselzellantikörper im Blut hat und dass ein Typ-1-Diabetes während der Schwangerschaft ausgebrochen war.

Beim normalen Schwangerschaftsdiabetes benötigen Frauen nach der Geburt meist kein Insulin mehr, es kommt aber in seltenen Fällen vor, dass auch nach der Geburt noch Insulin benötigt wird. Der Schwangerschaftsdiabetes zeichnet sich dadurch aus, dass während des erhöhten Insulinbedarfs – wegen der Insulinresistenz in der Schwangerschaft – mehr Insulin produziert werden muss und der Inselzellapparat dadurch überlastet ist. Es kann passieren, dass sich die Schwangerschaft so ungünstig auswirkt, dass der Typ-2-Diabetes permanent vorhanden bleibt.

479 **Wie kann eine Frau mit Schwangerschaftsdiabetes nach der Geburt wissen, dass sie völlig gesund ist und nicht mehr an einem Diabetes leidet?**

Man muss nach der Schwangerschaft bzw. nach der Geburt den Blutzucker weiterhin messen, im Krankenhaus auch nach einer kohlenhydratreichen Mahlzeit und bei fraglichen Blutzuckerwerten einen Glukosetoleranztest durchführen. Dies alles sollte dann aber erst zwei bis vier Wochen nach der Geburt gemacht werden, weil sich die Insulin produzierenden B-Zellen der Bauchspeicheldrüse in dieser Zeit noch erholen können (siehe auch Fragen 293–296).

480 **Soll sich eine Frau mit Schwangerschaftsdiabetes nach der Geburt regelmäßig auf einen möglicherweise vorhandenen Typ-2-Diabetes testen lassen?**

Dies ist sinnvoll und auch nötig. In der Regel genügen postprandiale Blutzuckerwerte und, wenn diese im fraglich diabetischen Bereich sind, Glukosebelastungstests.

481 **Muss die Frau mit Schwangerschaftsdiabetes nach der Geburt besonderen Kontrollen unterworfen werden?**

Für die Frau bestehen keine besonderen Gefahren, außer eben der Möglichkeit, dass die Glukoseintoleranz oder der Diabetes weiter bestehen könnten. Außerdem müssen die Frauen bezüglich ihres Gewichts sich selbst weiterhin kontrollieren und sollten nicht zunehmen.

482 **Muss man dem Neugeborenen der Mutter mit Schwangerschaftsdiabetes besondere Aufmerksamkeit zuwenden?**

Jedes Kind einer Mutter mit Schwangerschaftsdiabetes, auch wenn sie gut eingestellt war, hat immer noch eine leicht höhere Inzidenz von Hypoglykämien und unreifen Lungen bzw. eines akuten respiratorischen Stress-Syndroms. Der Blutzucker muss monitorisiert werden und ebenso die Sauerstoffsättigung (siehe auch Frage 420).

483 **Kann eine Frau mit Schwangerschaftsdiabetes das Kind normal stillen?**

Es besteht überhaupt kein Grund, weshalb diese Frauen Kinder nicht stillen sollten. Es ist heute gesichert, dass die Muttermilch das beste ist –

für ein gesundes und ein gefährdetes Neugeborenes. Der Frau, die einen Schwangerschaftsdiabetes hatte, schadet das Stillen in keiner Art und Weise.

484 **Hat das Kind einer Frau mit Schwangerschaftsdiabetes ein erhöhtes Risiko, später einen Typ-2-Diabetes zu entwickeln?**
Dieses Risiko ist sicher etwas höher als bei Neugeborenen, die keinen Typ-2-Diabetes in der Familie haben. Das Risiko ist jedoch minimal, wenn das Kind normalgewichtig ist. Sohn oder Tochter einer Schwangerschaftsdiabetikerin, die als Kind schon übergewichtig waren und später übergewichtig bleiben, sollten gelegentlich auf erhöhte Blutzuckerwerte nach dem Essen überprüft werden (siehe auch Fragen 11, 19, 20).

485 **Besteht ein Risiko, dass eine Frau, die einmal einen Schwangerschaftsdiabetes hatte, bei der nächsten Schwangerschaft wieder einen Schwangerschaftsdiabetes bekommt?**
Dieses Risiko ist sehr groß. Wenn bei der ersten Schwangerschaft die Bauchspeicheldrüse nicht genügend Insulin produzieren konnte, ist es sehr unwahrscheinlich, dass während der zweiten und dritten Schwangerschaft die Bauchspeicheldrüse normal viel Insulin produzieren kann. Es besteht eine gewisse Gesetzmäßigkeit, dass, wenn einmal ein Schwangerschaftsdiabetes aufgetreten ist, bei der nächsten Schwangerschaft dasselbe Problem bestehen wird. Man muss also bei allen folgenden Schwangerschaften den Blutzucker nach dem Essen und möglicherweise mit Glukosebelastungstests überprüfen, damit die Patientin einer korrekten Therapie zugeführt werden kann (siehe auch Fragen 19, 20).

Diabetes und Sport

Körperliche Bewegung und Sport sind gesundheitsfördernd und -erhaltend, nicht nur für den Diabetiker. Die ganz besondere Bedeutung der körperlichen Aktivität für den Diabetiker ist zwar keine neue Erkenntnis, doch ist sie heute im Bewusstsein von Ärzten, Diabetesteam und Betroffenen fest verankert (Fragen 486–515).

486 Kann ein Diabetiker sportlich genauso viel leisten wie der Stoffwechselgesunde?

Durchaus. Ein trainierter, gut eingestellter Diabetiker kann jeden noch so schwierigen Hochleistungs- und Ausdauersport ausüben. Je mehr Sport er treibt, desto besser geht es ihm. In Amerika werden die diabetischen Spitzensportler regelmäßig im Heft der »Juvenile Diabetes Foundation« aufgeführt – mit Interviews, die oft sehr eindrucksvoll sind. Unter ihnen sind Weltmeister im Tennis, Basketball, Golf und Baseball. In der Schweiz gibt es eine Gruppe Diabetiker, die Spitzenleistungen im alpinen Bergsteigen erbringen, und es gibt viele andere Gruppen, die andere Sportarten gemeinsam oder in Gruppen mit Nichtdiabetikern ausüben (siehe auch Frage 492).

487 Gilt dies auch für Diabetiker mit Spätkomplikationen?

Hier muss die Antwort differenzierter ausfallen. Bei Sportarten wie Gewichtheben, Ringen oder Boxen kann es zu gefährlichen Schlägen auf Körper und Kopf und zu plötzlichen Blutdruckspitzen kommen. Diese sind für alle Diabetiker mit vaskulären Komplikationen (Auge, Herz, Hirn) gefährlich. Einschränkungen sind zudem bei der Polyneuropathie geboten, da vor allem die Füße in Gefahr sind, weil die Schmerzempfindung vermindert ist (Vorsicht bei allen Kampfsportarten, auch Fußball, anderen Ballspielen, Ski laufen und Wandern in ungeeignetem Schuhwerk). Diese Diabetiker sollten mit ihrem Diabetologen und eventuell einem Sportarzt besprechen, welche Sportarten für sie geeignet sind. Sie können und sollen aber unbedingt weiterhin aktiv sein (siehe auch Fragen 601 ff.).

488 Welchen Einfluss hat Sport auf den Stoffwechsel des Diabetikers?

Während der Muskelarbeit wird mehr Glukose verbrannt, und der Blutzucker hat die Tendenz zu sinken. Ist der Sport allerdings mit großem Stress verbunden, schüttet das Nebennierenmark Adrenalin aus, das den Blutzucker erhöht. Je öfter und regelmäßiger man das Training absolviert, desto zuverlässiger ist der Blutzuckerabfall. Die zweite zu begrüßende Wirkung von regelmäßiger sportlicher Aktivität ist darin zu sehen, dass ein trainierter Körper insulinempfindlicher ist als der untrainierte. Der dritte positive Effekt betrifft das Gewicht bzw. die Fettmasse. Es ist viel einfacher für einen übergewichtigen Typ-2-Diabetiker, einige Pfunde zu verlieren, wenn er neben dem Ernährungsplan regelmäßig Sport treibt. Viertens führt Muskelarbeit zu einer Erhöhung der HDL-Lipoproteine, die ein wichtiger Schutzfaktor gegen Arteriosklerose sind. Schließlich führt die sportliche Leistungsfähigkeit zu einem guten Selbstwertgefühl und Selbstvertrauen, das der Diabetiker mit seiner chronischer Krankheit dringend benötigt (siehe auch Frage 173 ff.).

489 **Kann ein Diabetiker auch am Anfang seiner Krankheit Sport treiben?**
Diese Frage möchte ich mit der eindrucksvollen Krankengeschichte eines 14-jährigen, bis dahin gesunden Mädchens beantworten. Sie wurde mit einem frischen Diabetes im Praecoma diabeticum ins Krankenhaus eingeliefert. Der Blutzucker betrug 25 mmol/l (430 mg/dl), das Azeton war positiv, die Patientin war dehydriert und hatte in einer Woche insgesamt einen Gewichtsverlust von fünf Kilogramm erlitten. Dies war 1980. Deshalb wurde die Patientin noch mit einem Zwei-Spritzen-Rhythmus eingestellt, nachdem der Blutzucker mit viel Insulin in den Infusionen korrigiert worden war. Am dritten Tag ihres Krankenhausaufenthalts hatte das Mädchen ein dringendes Anliegen. In zehn Tagen begannen nämlich die Schulferien, und die Familie hatte vor, Ski laufen zu gehen. »Darf ich mitgehen?«, war die drängende Frage der Patientin. Der Arzt erwiderte mit Bestimmtheit: »Du darfst, aber nur, wenn du in diesen zehn Tagen gelernt hast, wie viel und wann du essen sollst und wie viel Insulin du an Tagen spritzen musst, an denen du nicht Ski läufst und an Tagen, an denen du Sport treibst.«
Die intelligente Patientin erlernte das Insulinspritzen, hielt einen vernünftigen Ernährungsplan ein, wie übrigens schon vor Ausbruch des Diabetes. Sie spritzte an den schönen Tagen, an denen sie Ski laufen ging, die Hälfte des Insulins, nahm zweistündlich einige Dörrfrüchte zu sich und spritzte auch abends nur die Hälfte. Damit ging es ihr gut, sie hatte keine schwerwiegenden Hypoglykämien oder Hyperglykämien und das Wichtigste: Diese Lebenserfahrung war derart positiv, dass sie auch heute noch eine glückliche, gesunde, wenngleich diabetische Mutter von zwei gesunden Kindern ist (siehe auch Frage 180 ff.).

490 Nützt ein täglicher Spaziergang mit dem Hund?

Spaziergänge sind für junge und alte, dicke und schlanke Diabetiker und natürlich auch für Nichtdiabetiker sehr empfehlenswert, besonders wenn zwischendurch auch kleine Steigungen zu überwinden sind und sich der Puls beschleunigt (siehe auch Frage 169, 180 ff.).

491 Kann Sport auch zu hyperglykämischen Entgleisungen führen?

Ja, und auch dazu möchte ich ein Beispiel geben. Eine 30-jährige Frau hatte seit zehn Jahren einen Diabetes und wurde wegen eines drohenden Coma diabeticum ins Krankenhaus gebracht. Zwei Tage lang andauernde Infusionen mit Insulin führten zur Beruhigung der Stoffwechsellage. Am siebten Abend wünschte die Patientin einen Urlaub für ein Volleyball-Match mit ihrer Mannschaft. Sie setzte sich dort wie immer voll ein, untrainiert wie sie nach diesem Coma diabeticum war, und trank nach dem Match mit den Kolleginnen noch ein paar Flaschen Bier. Am nächsten Morgen betrug der Blutzucker wieder 25 mmol/l (430 mg/dl), sie atmete tief wie in einem Praecoma diabeticum, und das Azeton war stark positiv.

Die Lehren aus diesem Beispiel und dem Beispiel in Frage 461: Sport hilft jedem Diabetiker körperlich, seelisch und auch bezüglich der Blutzuckereinstellung. Voraussetzung ist allerdings eine gute Vorbereitung und ein adäquater Trainingszustand, sodass der Sport nicht zum negativen Stress verkommt.

492 Wie soll sich ein völlig untrainierter Diabetiker auf seine sportlichen Aktivitäten vorbereiten?

Zum einen braucht er eine gründliche Untersuchung durch den Diabetologen. Wenn dieser feststellt, dass keine kardiovaskulären und neurologischen Komplikationen bestehen, dann kann er vorsichtig mit dem Training beginnen und dieses langsam steigern. Diese Art des Vorgehens verhindert körperliche und seelische Rückschläge. Wenn er zu schnell beginnt, reagiert der Körper mit Stress, Anstieg des Blutzuckers, positivem Azeton und Muskelschmerzen. Wenn er langsam beginnt, hat er jeden Tag ein Erfolgserlebnis, weil er seine Leistungsfähigkeit steigert und die Blutzuckerwerte besser werden.

493 Wie soll sich ein untrainierter diabetischer Büroangestellter verhalten, wenn seine Kollegen ihn zu einem Fußballspiel überreden wollen?

Dies ist eine schwierige Frage, schließlich will er ein »guter« Kollege sein. Er macht also mit. Voraussetzungen: Blutzucker vor dem Spiel messen, den ruhigsten Posten auf dem Platz für sich beanspruchen (Linienrichter, Schiedsrichter, Torhüter). Vor dem Spiel kein Insulin spritzen, aber am Ende sofort wieder Blutzucker messen und die Insulindosis abschätzen. Nach dem Spiel im Restaurant statt Bier Wasser trinken. Das nächste Mal trainiert zum Spiel antreten!

494 Muss ein Diabetiker den Sport aufgeben, wenn er danach häufig nächtliche Hypoglykämien hat?

Nein, er muss seine Blutzuckereinstellung überdenken. Das Wichtigste ist, dass der trainierte Diabetiker nach einer anstrengenden sportlichen Leistung die Abend- oder Nachtdosis Insulin auf die Hälfte reduziert und vor dem Schlafengehen einen Imbiss mit mindestens zwei Brotwerten zu sich nimmt (siehe auch Fragen 237, 268 ff.).

495 Wie hoch ist der Insulinbedarf an einem normalen Sporttag und wie soll man die Insulintherapie planen?

Dies hängt von Dauer und Intensität des Sports und dem zeitlichen Abstand zur letzten Insulininjektion ab. Für ein intensives Tennisspiel von einer Stunde Dauer kann man die übliche Dosis spritzen, wenn das Spiel mindestens drei Stunden nach der letzten Injektion stattfindet. Ist der Zeitabstand geringer, ist es empfehlenswert, die Insulindosis zu halbieren. In jedem Fall sollte der Blutzucker am Ende des Spiels und ein bis zwei Stunden später nochmals kontrolliert werden. Vielen Diabetikern geht es besser, wenn sie nach dem Spiel einen Fruchtsaft trinken.

496 Wie plant man einen körperliche Einsatz von vier bis acht Stunden?

In diesem Fall reduziert man die morgendliche Insulindosis vor einem großen Frühstück auf die Hälfte und zusätzlich isst man stündlich einen Snack (zwei Obstwerte in Form von Fruchtsaft, Früchten, Dörrfrüchten, Riegel). Der Blutzucker muss mehrmals am Tag und (wichtig!) vor dem Schlafengehen gemessen werden. Die Insulindosis für das Abendessen

wird halbiert, ebenso das intermediär wirkende Insulin vor dem Schlafengehen. Ein Snack vor dem Schlafen ist obligatorisch. Daran denken:
Alkohol (Wein, Schnäpse) führt in dieser Situation zu nächtlichen Hypoglykämien!

497 **Soll ein Diabetiker Ernährungs- und Einstellungsprobleme mit Insulin an Sporttagen mit seinem Arzt besprechen?**
Es ist sinnvoll, Training und Sport zusammen mit einem Arzt zu planen.
Oft ist der Arzt aber überfordert und sollte den Patienten zu einem Diabetologen oder zu einem Sportarzt überweisen.

498 **Wie kann ein Diabetiker lernen, wie viel mehr er bei der
Ausübung einer neuen Sportart essen muss bzw. wie viel Insulin
er weniger spritzen muss?**
Zum einen sollte er vorbereitet, also gut trainiert in die neue Sportart
einsteigen und die Aktivität am Anfang nicht übertreiben. Zum anderen
muss er viele Blutzuckermessungen durchführen, damit er herausfindet,
wie sein Körper auf diese Sportart reagiert; so kann er mit kohlenhydratreichen Zwischenmahlzeiten und einer möglichen Reduktion der Insulindosen Hypoglykämien vermeiden.

499 **Können Sie den ungefähren Kalorienbedarf für
verschiedene körperlichen Aktivitäten angeben?**
Die folgende Tabelle gibt eine annähernde Übersicht für eine 60 Kilogramm schwere, idealgewichtige Frau.

Energiebedarf für unterschiedliche körperliche Aktivitäten

Tätigkeit	kcal/Std
Schlaf	65
Grundumsatz (liegend, nüchtern)	70
Grundumsatz plus Verdauung	77
Sitzen (Grundumsatz u. Sitzaufwand)	73
Stehen, straff	96
theoretischer Unterricht	105
Gehen, 4,5 km/Std	196
Morgengymnastik (leicht)	210
Gehen, 6 km/Std	259

Reiten (Trab)	294
Schwimmen (Brust) 1, 2 km/Std	308
Tischtennis	315
Eislaufen 12 km/Std	351
Tanzen (Walzer)	357
Reiten (Galopp)	469
Kanu fahren	490
Rudern (Rollsitz), 6 km/Std	516
Paddeln, 7,5 km/Std	567
Rad fahren, 21 km/Std	610
Skilauf, 9 km/Std	630
Rudern (fester Sitz), 6 km/Std	651
Laufen, 9 km/Std	665
Eislaufen, 21 km/Std	694
Laufen, 12 km/Std	705
Rad fahren, 30 km/Std	840
Laufen, 15 km/Std	847

500 **Muss das diabetische Kind beim Sport besonders vorsichtig sein?**
Es kann genauso agieren wie seine Altersgenossen. Die Voraussetzung ist eine ordentliche Einstellung, regelmäßige Blutzuckerbestimmungen und die Anpassung der Ernährung und Insulindosen. So bereitet sportliche Betätigung Freude (siehe auch Frage 402).

501 **Gibt es für den Diabetiker einen Unterschied zwischen Skilanglauf und Ski alpin?**
Wichtig ist die Vorbereitung zu Hause auf diesen Sport. Für alle, nicht nur für Diabetiker, ist eine gute körperliche Verfassung und ein gezieltes Training vor dem Ski laufen Voraussetzung. Langlauf ist ein ideales Training. Vielen macht Abfahrtslaufen aber mehr Spaß. Wichtig ist immer die Reduktion der Insulindosis und bei stundenlangem Langlaufen die Einnahme von ein bis zwei Obstwerten in Form von Bananen, Äpfeln, Dörrfrüchten, Fruchtsäften alle ein bis zwei Stunden während des Laufens.

502 Wie lange darf ein nicht trainierter Diabetiker Ski laufen?

Er sollte ohne Vorbereitung überhaupt nicht auf die Piste. Dies trifft auch für Nichtdiabetiker zu. Ski laufen ist gefährlich – für die Gelenke und die Knochen, aber auch für die anderen Menschen auf der Piste, weil man sie verletzen kann. Man kann Knochen brechen, sich selbst und anderen, und der Blutzucker kann wegen des Stresses in unvorhersehbarer Weise ansteigen.

503 Gibt es für einen gut trainierten Diabetiker Vorsichtsmaßnahmen oder gar Verbote für intensives Alpin-Ski laufen?

Der gut trainierte Diabetiker kann gleich viel leisten wie der Nichtdiabetiker. Die Vorsichtsmaßnahmen betreffen nur die adäquate Reduktion der Insulindosis und die regelmäßigen Snacks. Allerdings: Wenn ein Diabetiker bereits eine diabetische Neuropathie hat und die Sensibilität an den Füßen eingeschränkt ist, dann ist größte Vorsicht mit den Skischuhen geboten. Dieser Diabetiker darf nur vom Orthopäden angepasste Skischuhe tragen, muss seine Füße nach dem Ski laufen auf Blasen und Verletzungen genau überprüfen, womöglich mit einem Spiegel, damit es nicht zu langwierigen Verletzungen (Blasen) mit Infektionsfolgen an den Füßen kommt.

504 Muss der Diabetiker kalorienreichere Nahrung zu sich nehmen, wenn er intensiv Sport treibt?

Eventuell ja, wenn er wegen der sportlichen Aktivität keinen Appetit hat und nicht viel essen mag. Im Prinzip genügen kohlenhydratreiche Früchte, Fruchtsäfte oder Trockenobst. Fett wird bei Anstrengung vom Magen schlecht ertragen. Wichtig ist die regelmäßige Einnahme von Zucker, evtl. in Form von Traubenzucker-Tabletten, wenn der Betroffene seinen Magen bei der Ausübung des Sports nicht belasten kann.

505 Wie soll sich der diabetische Sportler verhalten, wenn er vor dem Training mit einem hohen Blutzucker erwacht? Sind Insulinkorrekturen dann angebracht?

Nein, ich glaube nicht. Es ist angebracht, die beim Sport übliche Dosis eines rasch wirkenden Insulins vor dem Frühstück zu spritzen. Zur Sicherheit soll man nach zwei bis drei Stunden den Blutzucker wieder messen. Insulinkorrekturen beim gut trainierten Sportler sind erst angezeigt, wenn der Blutzucker an ein paar aufeinander folgenden Tagen nicht stimmt (siehe auch Fragen 183 ff.).

506 Soll der Diabetiker weniger Insulin zum Frühstück spritzen, wenn der Blutzucker nach einem intensiven Trainingstag zu tief ist?

Nein, er sollte bei gleich bleibender Insulindosis etwas mehr essen.

507 Wie soll man einer eventuellen Hypoglykämie während der sportlichen Aktivität begegnen?

Man muss den Blutzucker messen, die Hypoglykämie verifizieren und den Blutzucker mit Fruchtsäften oder Traubenzucker-Tabletten normalisieren. Wenn die Hypoglykämie drohend ist, kann man das Blutzuckermessen auch weglassen, sofort Traubenzucker-Tabletten zu sich nehmen und sich zehn Minuten lang hinsetzen. Vor der Fortsetzung des sportlichen Einsatzes zur Sicherheit noch einmal messen (siehe auch Fragen 268 ff.).

508 Sie haben betont, dass die Basisdosis Insulin nach einem intensiven Sporttag reduziert werden soll. Gilt dies auch beim Skifahren?

Ja. Wenn die Muskeln gearbeitet haben, lagern sie nachts in Ruhe wieder Glykogen ein. Dieses Glykogen stammt aus dem Blutzucker, der deshalb während der Nacht absinkt. Diese Regel, das Basisinsulin nach einem Sporttag zu reduzieren, gilt für jeden Sport.

509 Ein Diabetiker pflegt sein Training nüchtern vor dem Frühstück zu absolvieren. Soll er dann schon vor dem Training Insulin spritzen?

Nein, das wäre gefährlich. Gut eingestellte Diabetiker sollten nüchtern das Training absolvieren, dann erst spritzen, meist die übliche Dosis eines rasch wirkenden Insulins, wenn das Training nicht länger als eine Stunde dauert. Mit einem Blutzucker von 8 mmol/l (144 mg/dl) kann man sich sofort ins Training stürzen, bei einem Blutzucker von 5 mmol/l (90 mg/dl) wäre es besser, vorher eine Banane zu essen.

510 Wie soll sich der Langläufer am Trainingstag verhalten?

Ein 22-jähriger Akademiker erkrankt an einem Diabetes. Er ist ein erfolgreicher Langstreckenläufer und trainiert wöchentlich dreimal etwa zehn Kilometer. Er ist mit wenig Insulin sehr gut eingestellt, an »normalen« Tagen mit zehn Einheiten intermediären Insulin vor dem Schlafen und 6-4-4 Einheiten rasch wirkendem Insulin (Bolus) vor den Mahlzeiten. An den Trainingstagen reduziert er das intermediäre Insulin (Basis) auf sechs Einheiten und spritzt am Tag 4-2-2 Einheiten rasch wirkendes Insulin, also total etwa die Hälfte. Er hat in der Nacht nach dem Training auch schon Hypoglykämien durchgemacht und spritzt deshalb nur noch sechs Einheiten intermediäres Insulin. Seine Blutzuckerwerte sind meistens im Bereich der Norm, und das HbA1c variiert zwischen 5,8 und 7,2 % (siehe auch Frage 10).

511 Ist Bodybuilding für Diabetiker geeignet?

Dies ist die einzige wirklich ungeeignete Sportart. Bodybuilding bringt sehr wenig für den Trainingszustand des kardiovaskulären/respiratorischen Systems. Dazu kommt, dass in keiner anderen Sportart so viel gedopt wird. Amphetamine, anabole Steroide und Wachstumshormone bringen den Stoffwechsel durcheinander und sind für Männer und Frauen gleichermaßen schädlich. Vor den Vorstellungen entwässern sich die Bodybuilder mit harntreibenden Medikamenten, die einen katastrophalen Einfluss auf Glukose und Wasserstoffwechsel haben.

512 Ist Doping für Diabetiker besonders gefährlich?

Da Doping von vielen Spitzensportlern angewendet wird, muss man jeden Diabetiker darauf hinweisen, dass er von solchen Mitteln die Finger lassen soll.

513 Was soll ein Tennisspieler tun, wenn er merkt, dass er eine Hypoglykämie hat?

Er muss eine Verletzung vortäuschen, ein »Time out« vom Schiedsrichter verlangen, sich hinsetzen, Orangensaft trinken und Schokolade essen.

514 Wie soll sich der Auto- oder Motoradfahrer auf einer langen Fahrt verhalten?

Er muss alle zwei Stunden anhalten, den Blutzucker messen und zwei Obst- oder Brotwerte zu sich nehmen (siehe auch Fragen 516 ff.).

515 Wann und wie viel sollte ein Diabetiker vor längerem Schwimmen essen?

Schwere Mahlzeiten sind mit jeder Form von Wassersport unverträglich. Hingegen ist es besonders für den Diabetiker wichtig, dass er während des Schwimmens Kohlenhydrat-Reserven zur Verfügung hat. Er sollte eine Distanz von mindestens drei Stunden von der letzten Insulinspritze einhalten und eine Stunde vor dem Schwimmen zwei Obstwerte zu sich genommen haben. Vor dem Schwimmen muss er sich vergewissern, dass der Blutzucker im richtigen Bereich liegt (eher etwas zu hoch als zu tief!).

Reisen und Zeitverschiebung

Flugreisen über lange Distanzen sind heute an der Tagesordnung und führen zwangsläufig zu Veränderungen der Ernährung und manchmal auch zu Zeitverschiebungen. Der Diabetiker muss sich darauf einstellen und einen neuen Rhythmus finden, auch mit dem Insulinspritzen. Zu diesem Thema sind einige Fragen und Bemerkungen sicher angebracht. Die Antworten sind als praktische Lebenshilfe gedacht (Fragen 516–539).

516 Darf ein Diabetiker ohne allzu große Risiken Auto fahren?

Nach dem Gesetz darf jeder Diabetiker einen Personenwagen lenken, wenn der Arzt bestätigt, dass er seinen Diabetes gut eingestellt hat und somit das Risiko einer Hypoglykämie bzw. eines Unfalls wegen einer Hypoglykämie nicht besteht. Zudem muss das Sehvermögen intakt sein.

517 Worauf sollte der Diabetiker achten, wenn er viele Stunden am Steuer sitzt?

Er sollte auf dem Beifahrersitz Orangensaft und ein paar Früchte griffbereit haben. Das Blutzuckermessgerät und die Teststreifen sowie der Insulin-Pen sollten ebenfalls in Griffnähe liegen. Der Diabetiker muss vor dem Start den Blutzucker messen und, wenn dieser unter 5 mmol/l (90 mg/dl) liegt, eine Frucht essen oder einen Orangensaft trinken. Unterwegs sollte er zweistündlich anhalten, den Blutzucker messen und bei einem Blutzucker unter 5 mmol/l (90 mg/dl) wiederum eine Frucht essen oder einen Fruchtsaft trinken. Er muss die Mahlzeiten einhalten und spritzt in der Regel die dazu richtige Dosis Bolusinsulin. Patienten mit dem Zwei-Spritzen-Rhythmus spritzen die übliche Dosis Insulin am Morgen und am Abend und halten es ebenso, dass sie alle zwei Stunden anhalten und durch Zwischenmahlzeiten den Blutzucker nicht unter 5 mmol/l (90 mg/dl) abfallen lassen.
Der erste Teil der Antwort gilt für Typ-1-Diabetiker. Der Typ-2-Diabetiker mit einer Ernährungstherapie allein oder auch mit zusätzlicher Tabletten-Therapie kann den Blutzucker in größeren Abständen messen und in der Regel die üblichen Zwischenmahlzeiten einhalten. Wenn ein Diabetiker den Eindruck bekommt, dass er eine hypoglykämische Entgleisung hat, sollte er sofort anhalten, Blutzucker messen und, wenn dieser wirklich tief ist, einen Orangensaft trinken, eine Viertelstunde warten, den Blutzucker noch einmal messen und, wenn nötig, eine kleine Zwischenmahlzeit einnehmen und erst nach Normalisierung des Blutzuckers und nach eingenommener Zwischenmahlzeit weiterfahren (siehe auch Frage 289).

518 Gibt es für den Insulin spritzenden Diabetiker Schwierigkeiten, lange Reisen im Flugzeug durchzustehen?

In der Regel geht dies problemlos. Die Zeitverschiebung macht es nötig, dass die Insulindosis und die Zeit des Spritzens angepasst werden (siehe auch Fragen 530 ff.).

519 Ändert sich auf Reisen die Blutzuckereinstellung?

Dies hängt vor allem davon ab, ob jemand besonders nervös ist, Angst vor dem Fliegen hat und im Flugzeug womöglich vergisst, dass er wegen der Zeitverschiebung die Insulindosis adaptieren und die Zeit der Insulininjektion nach dem Reiseziel richten muss. Wenn starke Emotionen und Stress mit der Reise verbunden sind, steigt der Blutzucker in der Regel an, und kleine Insulinkorrekturen sind angezeigt.

520 Was sollte ein Diabetiker bei sich haben, wenn er reist?

Alle notwendigen Ausweise, insbesondere seinen Diabetikerausweis, Insulin, Spritzen oder Pens, Teststreifen, Stechgerät sowie das Messgerät für den Blutzucker, Würfelzucker oder Traubenzucker in einer Blechdose, Früchte, Dörrobst, Fruchtsäfte, Brot und eine Taschenapotheke, deren Inhalt mit dem Arzt besprochen worden ist.

521 Muss der Diabetiker bei einer längeren Reise alle für die Behandlung seines Diabetes notwendigen Utensilien mit sich nehmen, oder kann er sich darauf verlassen, dass er in seinem Urlaubsland alles so vorfindet, was er braucht?

Ich glaube, der Diabetiker sollte wirklich alles bei sich haben, wenigstens für den ersten Monat, damit er nie in Schwierigkeiten kommt. Im Übrigen ist es sehr gut, wenn er sich bei der regionalen Diabetes-Gesellschaft oder bei den Firmen, von denen er das Insulin und die für die Blutzuckermessung notwendigen Sticks und Apparate beschafft, erkundigt, ob in dem Reiseland das Insulin und die zu Messzwecken notwendigen Utensilien auch vorhanden sind und unter welchem Namen sie dort vertrieben werden. Zusätzlich braucht er ein Rezept von seinem Arzt, worauf alle diese Utensilien genau notiert sind, damit er es dort auch kaufen kann, wenn er seine Reisetasche verliert oder sie mit dem falschen Flugzeug an das andere Ende der Welt gebracht worden ist.

522 Warum soll der Diabetiker den Diabetikerausweis bei sich haben?

Er sollte sein Kontrollheft dabei haben, damit er auf die Eventualität eines Arztbesuches vorbereitet ist und diesem zeigen kann, was er benötigt und wie er eingestellt ist. Auf dem Ausweis sollte stehen, welches Insulin und wie viel er davon benötigt und dass er in seinem Reisegepäck Spritzen bzw. Pens für die Behandlung seiner Krankheit benötigt. In den letzten Jahren ist es mehreren Patienten passiert, dass ihnen ohne ärztliche Bescheinigung die Spritzen und Nadeln weggenommen wurden, weil Zollbeamte diese für Drogenutensilien hielten. Auch ist es richtig, wenn der Diabetiker seinen Ausweis in die Sprache übersetzen lässt, die an seinem Zielort gesprochen wird.

523 Kann der Diabetiker ohne Bedenken alle Impfungen durchführen lassen, die gefordert werden – insbesondere bei Reisen nach Asien und Afrika?
Es ist möglich, dass es bei solchen Impfungen unerwünschte Reaktionen gibt – wie bei allen anderen Menschen –, manchmal mit Fieber und einer hyperglykämischen Entgleisung. Dennoch müssen diese Impfungen durchgeführt und bei Entgleisungen Korrektur-Insulin gespritzt werden. Es wäre allerdings gefährlich, auf die Impfungen zu verzichten, weil alle Tropenkrankheiten viel schwerwiegender sind und die Gesundheit viel mehr gefährden als eine kleine diabetische Entgleisung nach der Impfung.

524 Dürfen Diabetiker bedenkenlos Mittel gegen die Reisekrankheit nehmen?
Die in Drogerien oder Apotheken erhältlichen Medikamente gegen Erbrechen bei hohem Wellengang oder beim Fliegen sind in der Regel unbedenklich. Alle diese Medikamente sollten beim Autofahren nicht verwendet werden, da sie die Konzentration des Fahrers einschränken können.

525 Beim Reisen ist man manchmal gezwungen, die Essgewohnheiten zu ändern. Kann der Diabetiker sich an die Küche anderer Länder anpassen, und kann die Ernährung die Therapie beeinflussen?
Das Wichtigste beim Reisen sind die Grundnahrungsmittel, insbesondere die Kohlenhydrate, die auf die großen Mahlzeiten verteilt werden müssen. In allen Ländern findet man Brot, Reis, Mais oder Teigwaren

und auch Früchte. Man soll sich vor der Reise über die Essgewohnheiten am Ziel genau informieren, insbesondere auch darüber, was man eben nicht essen sollte, z. B. Salate, Eiswürfel und Eis – wegen der Gefahr von Magen-Darm-Störungen. Prinzipiell sollte man immer Obst essen, das geschält werden kann, sodass die Gefahr von Magen-Darm-Infektionen und Durchfallerkrankungen möglichst klein bleibt.

526 **Sind Infektionen des Magen-Darm-Trakts mit Diarrhoe und Erbrechen besonders gefährlich für Diabetiker auf Reisen?**
Ja, diese sollte man, wenn irgend möglich, vermeiden. Trotzdem kann es einen erwischen, und dann sollte der Betroffene auf alle Fälle Insulin spritzen! Nur bei tiefen Blutzuckerwerten ist es ratsam, ein Drittel weniger Insulin zu spritzen. Man muss beachten, dass solche Infektionen für den Körper puren Stress bedeuten und der Blutzucker oft nach oben entgleist, obschon man weniger oder nichts isst. Wichtig bei jeder Diarrhoe und bei Erbrechen ist, genügend Flüssigkeit zu sich zu nehmen. Bei Erbrechen ist es angezeigt, oft Coca-Cola zu trinken, das es ja in jedem Land gibt, wobei man Coca-Cola mit Coca light mischen sollte, damit man den Körper nicht mit zu viel Zucker belastet. Solange das Erbrechen anhält, sollte die Durchfallkrankheit mit Zäpfchen behandelt werden. Da man nicht weiß, mit welchem Krankheitserreger man sich angesteckt hat, sollte man möglichst rasch mit einem Arzt in Verbindung treten, der dann das richtige Antibiotikum verschreiben wird.

527 **Was soll der Diabetiker machen, wenn er sich erbrechen musste? Kann er ohne Insulin auskommen?**
Nein. Wie schon gesagt, muss er die üblichen Insulindosen weiterspritzen, evtl. ein Drittel weniger, wenn er gar nichts essen kann und wenn der Blutzucker tief ist. Häufig steigt dieser aber an, und er muss Korrektur-Insulin spritzen.

528 **Was soll ein Diabetiker machen, der auf der Reise eine mittelschwere Diabetesentgleisung bekommt?**
Er sollte schon vor Reisebeginn vom behandelnden Diabetologen die Namen von guten Diabetologen im Reiseland erbitten und von ihm einen Brief über die Behandlung und die metabolische Kontrolle seines Diabetes mitnehmen. Wenn eine Konsultation bei dem empfohlenen

Diabetologen nicht möglich ist, muss er versuchen, sich mit dem behandelnden Arzt im Heimatland in Verbindung zu setzen. Ein Aufenthalt im Krankenhaus ist in den meisten Fällen nicht notwendig, häufig auch nicht günstig, wenn man nicht weiß, in welchen Kliniken Diabetiker gut aufgehoben sind.

529 Kann das mitgebrachte Insulin durch die hohen Temperaturen Schaden nehmen und weniger wirksam sein?

Prinzipiell sollte das Insulinfläschchen in Ländern mit heißem Klima in einem Styropor-Behälter, in einer Mini-Kühlbox, die in den regionalen Diabetes-Gesellschaften erhältlich ist, vor Überwärmung geschützt werden. Das Insulin sollte auf keinen Fall im Kofferraum des parkenden Autos aufbewahrt werden, weil es im Auto sehr heiß wird. Immerhin ist zu bedenken, dass Insulin, das nicht besonders stark geschüttelt wird, auch bei 30 °C noch mindestens einen Monat lang haltbar ist (siehe auch Frage 207).

530 Muss die Insulintherapie wegen der Zeitverschiebung bei einer Flugreise geändert werden?

Jede Zeitverschiebung verlangt, dass die physiologische Blutzuckerregulation angepasst wird, da Tages- und Nachtzeiten sich ändern und auch die Mahlzeiten zu anderen Zeiten eingenommen werden. Daran muss sich der Diabetiker mit seiner Insulintherapie adaptieren.

531 Ist es notwendig, dass der Diabetiker vor der Reise lernt, wie er die Adaptationen der Insulintherapie vornehmen soll?

Grundsätzlich sollte nur ein gut geschulter Diabetiker längere Reisen unternehmen. Vor der Reise sollte er mit seinem behandelnden Arzt über die Reise sprechen und vor allem darüber, wie viel und wann er Insulin spritzen soll.

532 Ist dies vor allem bei Flügen nach Ost und West notwendig?

Ja, nur dann verschiebt sich die Zeit.

533 **Müssen die Bolusdosen des rasch wirkenden Insulins nicht angepasst werden?**
Nein, das Bolusinsulin deckt die Kohlenhydratmenge der Mahlzeit ab. Sie wird im Gegensatz zur Normalsituation zu Hause unmittelbar vor der Mahlzeit gespritzt, und die Insulindosis richtet sich nach der Kohlenhydratmenge, die man essen will.

534 **Wie berechnet man die Basisdosis vor einem Flug von West nach Ost?**
Der Tag wird um die Stunden kürzer, welche die Zeitverschiebung ausmachen. Deshalb muss die Basisdosis um 23 Uhr am Vortag der Abreise reduziert werden. Die Reduktion beträgt zehn Prozent der Basisdosis bei zwei Stunden Zeitdifferenz, 15 Prozent bei vier Stunden, 25 Prozent bei sechs Stunden und 50 Prozent bei zwölf Stunden. Im Flugzeug stellt man die Uhr am besten schon um die Stunden der Zeitverschiebung am Ankunftsort vor. Dort spritzt man die übliche Basisdosis wieder um 23 Uhr der entsprechenden Ortszeit. Während des Fluges sollte man rasch wirkendes Insulin vor den Mahlzeiten spritzen und Snacks je nach geschätzter Kohlenhydratmenge und dem momentanen Blutzucker zu sich nehmen.

Beispiel: Direktflug von Frankfurt/Main nach Tokio. Zeitdifferenz acht Stunden. Abflug mittags. Reduktion der Basisdosis am Tag vor dem Flug um 30 Prozent.

Übliche Basisdosis (in Einheiten)	Reduzierte Basisdosis (in Einheiten)	Basisdosis um 23 Uhr Tokio-Zeit (in Einheiten)
12	8	12
16	10	16
20	14	20

535 **Können Sie noch einige Berechnungsbeispiele der Reduktion des Basisinsulins für verschiedene Stunden der Zeitverschiebung bei einem Flug von West nach Ost angeben?**
Hier ein kurzes Schema in Bezug auf die Reduktion des Basisinsulins:

Übliche Basisdosis (in Einheiten)	Zeitverschiebung				
	−2 Std	−4 Std	−6 Std	−8 Std	−10 Std
	reduzierte Basisdosis (in Einheiten)				
	(−10 %)	(−15 %)	(−25 %)	(−30 %)	(−50 %)
6	5	5	4	4	3
8	7	7	6	6	4
10	9	8	7	7	5
12	11	10	9	8	6
14	13	12	10	10	7
16	14	14	12	11	8
18	16	15	13	13	9
20	18	17	15	14	10
22	20	19	16	15	11

536 Wie verhält man sich bei einem Flug von Ost nach West?
Der Tag wird um die Stunden der Zeitverschiebung länger. Je länger der
Flug, desto mehr Mahlzeiten gibt es. Empfehlung für die Basisdosis am
Tag vor der Abreise zur üblichen Stunde und am Ankunftsort wieder zur
gleichen Stunde (Lokal-Ortszeit).
Beispiel: Flug von Frankfurt (Main) nach New York. Am Tag vor dem
Flug Basisdosis um 23 Uhr MEZ und dieselbe Dosis um 23 Uhr Ortszeit
am Ankunftsort New York.

**537 Dann fehlt also Insulin für die sechs Stunden,
die der Tag länger dauert. Wie überbrücke ich
diese sechs Stunden?**
Am besten mit rasch wirkendem Insulin.

**538 Wann sollte der Betroffene rasch wirkendes
Insulin spritzen?**
24 Stunden nach der letzten Basisdosis am Abflugort. Er hat im Flugzeug die Uhr um sechs Stunden zurückgestellt und spritzt deshalb um 17
Uhr und nochmals um 21 Uhr. Mit diesen zwei Spritzen von rasch wir-

kendem Insulin sind die sechs Stunden, um die dieser Tag zwischen den beiden Basisdosen länger wurde, gut abgedeckt.

539 Wie geht das in der Praxis?

Der Reisende misst den Blutzucker kurz vor 17 Uhr in New York (Ortszeit) und spritzt dann etwa ein Sechstel von der üblichen Basisdosis des rasch wirkenden Insulins, d. h. vier Einheiten bei einer Basisdosis von 24 Einheiten, zwei Einheiten bei einer Basisdosis von zwölf Einheiten. Dasselbe wiederholt er um 21 Uhr in New York (Ortszeit), also zwei Stunden, bevor die nächste Basisdosis fällig wird. Je nach Blutzucker werden diese überbrückenden Dosen von rasch wirkendem Insulin erhöht oder verringert. Die nächste Insulinspritze ist dann die übliche Basisdosis um 23 Uhr Ortszeit in New York.

Die psychologischen Schwierigkeiten
des Diabetikers

Viele Betroffene können nicht so leicht akzeptieren, dass ausgerechnet sie einen Diabetes, eine mit vielen Beschwerden verbundene chronische Krankheit, bekommen mussten. Mit all dem neurotisierenden Zwang zur stetigen Selbstbeobachtung, ohne die ein Diabetiker seine Krankheit nie in den Griff bekommen kann, mit den Einschränkungen beim Essen, dem häufigen Blutzuckermessen, Insulinspritzen, dem ewigen Auf-die-Uhr-Schauen, Korrigieren und den zusätzlichen Arztbesuchen ist der Diabetiker Belastungen ausgesetzt, die seine Psyche stark in Anspruch nehmen. Ängste, Depressionen und damit jeglicher Verlust von Lebensmut sind oft die Folge. Doch es ist möglich, mit diesen Schwierigkeiten und Belastungen umzugehen und das Leben trotzdem sinnvoll zu gestalten. Wichtig ist, dass der Betroffene seine Krankheit, die ihn zeit seines Lebens begleiten wird, akzeptiert, indem er sich mit ihr auseinander setzt. Dann ist er auch in der Lage, mit den immer wieder aufkeimenden Ängsten umzugehen (Fragen 540–555, 583–600).

Besonders schwierig ist es, wenn Kinder erkranken. Viele Eltern reagieren zunächst verunsichert, wenn ihr Kind Diabetes hat. Dabei kommt es ganz entscheidend auf ihr Verhalten an, dass sich das Kind trotz seiner Krankheit zu einem lebensbejahenden, selbstbewussten Menschen entwickeln kann (Fragen 556–569). Auch der Jugendliche braucht Unterstützung, um in der Zeit des Erwachsenwerdens nicht in eine seelische Krise zu geraten (Fragen 570–582).

Mit der Krankheit leben lernen: Stufen der Akzeptanz

540 **Ist es möglich, dass Diabetiker die Schwierigkeiten, die diese Krankheit mit sich bringt, meistern und ein ausgeglichenes Leben führen können?**

Wie alle Krankheiten und insbesondere chronische Leiden hat der Diabetes starke psychologische Auswirkungen auf den Patienten und seine Mitmenschen. Der Diabetiker muss seine Lebensgewohnheiten ändern, und zwar alle Diabetiker, sowohl Typ-1- wie Typ-2-Diabetiker. Dies bringt persönliche Einschränkungen mit sich, die oft schwierig zu akzeptieren sind, weil sie kontinuierliche Selbstüberwachung und Therapie bedingen. Erschwerend beim Diabetes ist die Tatsache, dass der Betroffene selbst eine ganz große therapeutische Verantwortung für sein Wohlergehen übernimmt. Diese Verantwortung kann kein anderer für ihn tragen. Eine Ausnahme machen Kleinkinder und pflegebedürftige alte Menschen. Außerdem weiß der Diabetiker, dass er nicht nur für seinen momentanen Gesundheitszustand, sondern auch für seine zukünftige Gesundheit Verantwortung trägt. Die Anpassung an diese recht schwierige Lebenssituation gelingt nur dann, wenn sich der Diabetiker und seine Familie positiv zu der Krankheit einstellen können. Je besser ein Betroffener sich mit seiner Krankheit arrangiert und Eigenverantwortung übernimmt, desto erfolgreicher wird er seinen Diabetes kontrollieren. Das Akzeptieren des Diabetes ist nicht nur gleichbedeutend mit einer gesunden Psyche, sondern auch mit körperlichem Wohlergehen.

541 **Weshalb ist es so fundamental wichtig, diese Krankheit zu akzeptieren und sie nicht zu negieren?**

Meine Erfahrung mit vielen Typ-1- und Typ-2-Diabetikern und -Diabetikerinnen verschiedener Herkunft, unterschiedlichen Alters und Berufes zeigt, dass nur ein ausgeglichener Diabetiker, der nicht gegen seine Krankheit kämpft, sondern sie akzeptiert und Verantwortung dafür übernommen hat, seinen Diabetes im Griff hat. Emotionen haben einen sehr starken Einfluss auf die Stoffwechseleinstellung. Wut, Stress, Trauer und Angst gehen mit außerordentlich negativen Effekten auf die

Blutzuckerregulation einher und schaffen Voraussetzungen für das frühe Auftreten von Spätkomplikationen. Der Diabetiker müsste sich deshalb von Wut auf seine Krankheit und, wenn möglich, von Depressionen befreien, indem er die Krankheit als etwas zu ihm Gehörendes annimmt und versucht, sie in sein Leben zu integrieren.

542 Wie verändern Emotionen den Blutzucker des Diabetikers?

Angst, Wut, Stress und depressive Verstimmungen bewirken eine Adrenalinausschüttung aus dem Nebennierenmark und eine Aktivierung des sympathischen Nervensystems. Die dabei ausgeschütteten Hormone führen zu einer Freisetzung von Glukose durch die Leber und von freien Fettsäuren durch das Fettgewebe. Der Blutzucker steigt an, und die freien Fettsäuren können zu Ketokörpern umgewandelt werden, sodass im schlimmsten Fall eine diabetische Ketoazidose resultiert. Gestresste Diabetiker haben ein Auf und Ab in ihrem Blutzuckerprofil, auch wenn sie den Ernährungsplan einhalten und Insulin richtig spritzen (siehe auch Fragen 29, 237).

543 Wann kann man von sich sagen, dass man als Diabetiker seine Krankheit wirklich akzeptiert hat?

Als Arzt denke ich, dass ein Diabetiker seine Krankheit dann akzeptiert hat, wenn er den Diabetes wirklich und ohne Angst verstehen, die Mechanismen der Blutzuckerregulation kennen will und sich bemüht, sein Wissen in die Praxis, d. h. in seinen Alltag einzubringen. Die Umsetzung verläuft in Stufen, gelingt manchmal besser, dann wieder schlechter, je nach den persönlichen Lebensumständen, und dieser Prozess bedarf aus der Sicht des Arztes einer kontinuierlichen Überprüfung.

544 Welche Geisteshaltung hilft einem Diabetiker, seine Krankheit zu akzeptieren?

Ein Mensch, der sich gut kennt, weiß, welchen Weg er beschreiten will, hat keine unerreichbaren Ziele vor Augen und hat es damit einfacher, Schwierigkeiten im Leben zu begegnen. Ihm wird es leichter fallen, der Sache auf den Grund zu gehen und, wenn er es einmal verstanden hat, neue Schwierigkeiten zu akzeptieren und zu meistern. Die Rebellion gegen das Schicksal ist kontraproduktiv und führt nie zu etwas Gutem. Der

Diabetes ist ja nicht heilbar, das muss man nun einmal hinnehmen. Auf diese Weise kann man die Krankheit als ein Teil von sich akzeptieren, mit dem man gelegentlich im Streit liegt und gegen den man rebelliert – im Wissen, dass man mit Problemen irgendwie fertig werden kann. Solche Menschen können gerade wegen des Diabetes positive Erfahrungen im Leben machen, die ihnen weiterhelfen, mit Optimismus und Gelassenheit in die Zukunft zu schauen. Diabetiker haben mir oft erzählt, dass der Verzicht auf gewisse Lebensgenüsse und die Einschränkung der Freiheit anfänglich schmerzlich waren, dass dies später im Leben aber auch eine positive Bedeutung bekommen habe und so andere, neue Lebensqualitäten in den Vordergrund getreten seien.

545 **Aber ist es denn wirklich möglich, dass ein Diabetiker, insbesondere ein junger, nicht zuerst einmal gegen diese Krankheit rebelliert, die sein Leben doch so negativ beeinflusst?**
Als erste Reaktion ist die Ablehnung einer solchen Krankheit instinktiv gegeben, natürlich und nicht vermeidbar. Dies ist bei jedem Menschen so, wenn er erfährt, dass er eine schwere chronische Krankheit hat. Bei dieser negativen Haltung der Krankheit gegenüber bleiben bedeutet aber besonders beim Diabetes, dass es dem Diabetiker schlecht gehen wird. Viele Diabetiker haben zuerst große Mühe, sich mit dieser Krankheit auseinander zu setzen. Sie akzeptieren sie aber schließlich, weil sie dann ein fast normales Leben führen können mit einer viel besseren Lebensqualität, als wenn sie dauernd gegen die Krankheit rebellieren würden. Dies gelingt vor allem jenen Diabetikern, die durch den Diabetes einen Reifungsprozess der Persönlichkeit durchmachen.

546 **Auf welche Weise kann eine Krankheit wie der Diabetes zur Reifung der Persönlichkeit führen?**
Fragen um Leben, Krankheit und Tod sind für jeden Menschen von existenzieller Bedeutung. Je früher ein Mensch sich damit auseinander setzen muss, desto eher begreift er, was sein Leben bedeutet und wie er es gestalten will. Er muss früher als andere Verantwortung für sich und sein Leben übernehmen und seine eigenen Grenzen kennen lernen.

547 Meinen Sie, dass ein Diabetiker seine Krankheit ein für alle Mal akzeptieren kann?

Es gibt mehrere Stufen der Akzeptanz einer chronischen Krankheit wie Diabetes.

1. Je nach Persönlichkeit eines Menschen ist die Grundhaltung bei der Konfrontation mit dieser Krankheit von grundlegendem Vertrauen oder aber Misstrauen und Pessimismus geprägt. Je nach Grundhaltung wird eine Person, die diabetisch wird, anders reagieren. Für jemanden mit einem Grundvertrauen in das Leben wird der Diabetes nie eine echte Tragödie sein. Für eine pessimistische Persönlichkeit hingegen ist das Akzeptieren der Krankheit viel schwieriger. Es gibt also auf dieser ersten Stufe Akzeptanz oder Nichtakzeptanz in Abhängigkeit von der Persönlichkeitsstruktur bzw. der verschiedenen Grundhaltungen, die man mit Vertrauen oder Misstrauen, Optimismus oder Pessimismus bezeichnen könnte.

2. Dann gibt es eine zweite Stufe der Akzeptanz des Diabetes, die mehr mit der momentanen Stimmung zusammenhängt. So kann ein Mensch, der grundsätzlich den Diabetes akzeptiert hat, manchmal einen »Durchhänger« bekommen, in eine Depression geraten und in solchen schwierigen Lebenssituationen den Diabetes verfluchen. Immer wieder wird es kleine Dinge im Leben geben, die vom Diabetes ungünstig beeinflusst werden, die also vom Diabetiker mehr Energie benötigen, damit sie gemeistert werden können. Traurige Erlebnisse im Leben, wie Liebesentzug, Verlust von geliebten Menschen, Misserfolge in Schule und Beruf, Naturkatastrophen und andere emotional schwierige Situationen führen auch beim Diabetiker, der seine Krankheit im Prinzip akzeptiert hat, dazu, dass er mit seinem Schicksal hadert. Diese zweite Stufe der Akzeptanz hängt also vom Auf und Ab des täglichen Lebens ab, wo Trauriges, Schlechtes, Unglückliches passieren kann, das den Diabetes dann durcheinander bringt, weil dieser einfach eine große zusätzliche Bürde ist. Menschen mit einer positiven Grundeinstellung meistern diese Situationen jedoch wieder, sodass es nicht zu einer prinzipiellen Ablehnung des eigenen Diabetes und damit zu einer katastrophalen Stoffwechselsituation kommen muss.

548 Gibt es Zeiten und Situationen im Leben, die die Akzeptanz des Diabetes beeinflussen?

Der Mensch durchläuft viele Lebensphasen, die Pubertät, erste Freund- und Partnerschaften, die Gründung einer Familie, die Berufswahl, Krankheiten und Tod nahe stehender Menschen. In jeder Situation muss er mit anderen Menschen über seinen Diabetes sprechen und hoffen, dass diese seine Krankheit ebenfalls annehmen, damit er keine schweren Enttäuschungen erlebt. Die Entwicklungen im Leben, wie ich sie geschildert habe, sind indessen oft traumatisch und können immer wieder zu Regressionen in den Negativismus gegenüber der Krankheit führen. Auf solch negative Einflüsse folgen naturgemäß wieder bessere Zeiten. Ruhe, Gelassenheit und ein gewisses Maß an Optimismus helfen uns allen, unliebsame Phasen zu überwinden.

549 Wie kann sich ein Diabetiker wieder fangen, wenn er durch Schwierigkeiten aus der Bahn geworfen wird?

Es hört sich einfach an, aber er muss vor allem versuchen, seinen Blutzucker weiterhin unter Kontrolle zu bringen, weil er durch die schlechte Einstellung noch zusätzlich leidet. Blutzucker und Psyche rennen einander hinterher wie der Hund, der sich in den Schwanz beißen will. Wenn es ihm psychisch und körperlich schlecht geht, dann ist der Diabetiker in einer sehr schwierigen Situation. Wenn aber eines von beiden in Ordnung bleibt, d. h. der Körper fit und der Stoffwechsel gut eingestellt ist, dann wird sich auch die Gemütsverfassung wieder verbessern und umgekehrt. Wenn er sich körperlich einigermaßen gut fühlt, dann hat dies einen großen Einfluss auf die Problembewältigung im Bereich Diabetes. Wenn er es nicht allein schafft, sollte er Hilfe suchen. Es ist für die meisten Diabetiker wichtig, dass sie sich in jeder Situation an eine Vertrauenspersonen wenden können.

550 Was kann man einem Menschen sagen, der sich durch die Probleme des Diabetes in existenzieller Angst befindet?

Der Diabetiker muss sich bewusst sein, dass diese Krankheit existenzielle Ängste noch verschlimmern kann. Dann muss er sich die richtige Hilfe suchen, herausfinden, wie er seine Krankheit meistern kann, um wieder zu einer positiven Lebenshaltung zurückzufinden. Wenn der Diabetes dem eigenen Wohl und Glück im Wege steht, muss man die

Krankheit akzeptieren und beherrschen lernen, denn nur so kann man seinen Lebensweg weitergehen.

551 Kann eine gute Diabeteseinstellung auf andere Bereiche der Persönlichkeit auch positive Einflüsse haben?

Ich denke schon. Wenn ein Diabetiker gelernt hat, mit Insulin und Blutzuckerbestimmungen richtig umzugehen, fühlt er sich gut und körperlich fit. Er hat gelernt, dass es möglich ist, sich selbst zu »kurieren«. Dieses positive Erlebnis wird sich auf andere Lebensbereiche übertragen, sodass er möglicherweise auch andere Schwächen überwinden kann.

552 Was raten sie einem schwer depressiven Diabetiker?

Für einen schwer depressiven Diabetiker ist die Bewältigung seiner Probleme aus eigener Kraft nicht möglich. Er benötigt jetzt die Hilfe eines Psychologen oder Psychiaters. Meist arbeiten die Diabeteszentren mit solchen Personen zusammen, die mithelfen können, den depressiven Diabetiker den Sinn seines Lebens und seiner Krankheit, durch die er eine Reifung seiner Persönlichkeit erreichen kann, finden zu lassen. Eine medikamentöse Unterstützung ist oft unumgänglich. Ich habe persönlich Diabetiker erlebt, die durch ihre Krankheit eine sehr ausgewogene, positive Lebenshaltung gewonnen haben. In depressiven Momenten ist es wichtig, den Umgang mit positiv denkenden Menschen zu suchen und pessimistischen Menschen und deprimierenden Situationen aus dem Weg zu gehen. Ein guter gefühlsmäßiger Kontakt und Zeichen der Liebe von Familie, Eltern, Partnern, Freunden und Kindern sind in solchen Zeiten besonders bedeutsam. Nur wenn der depressive Diabetiker Liebe, Hilfe und Unterstützung spürt, kann er sich wieder fangen und daran denken, dass er auch etwas »für« seinen Diabetes tun sollte.

553 Sie haben die oft beobachteten Schwierigkeiten im Leben des Diabetikers angesprochen, die dazu führen, dass er seine Krankheit ablehnt. Können Sie darüber noch etwas mehr sagen?

In schwierigen Lebenssituationen geht es auch mit dem Diabetes schlecht. Deshalb sollte der Betroffene – wie jeder andere Mensch – herausfinden, in welche Lebenssituationen er sich gern begibt und was er im Leben eher meiden möchte. Er muss versuchen sein Leben so zu gestalten, dass er sich nicht überfordert. Er sollte nicht danach streben, in der Stufenleiter der Hierarchie so weit zu steigen, dass er die Stufe seiner Inkompetenz erreicht. Wichtig ist, dass er sich ein persönliches Umfeld schafft, das ihm Sympathie und Empathie entgegenbringt und ihm hilft, schwierige Lebenssituationen zu meistern.

554 Dann ist es also so, dass der Kontakt mit den Mitmenschen ein wichtiges Element für die Akzeptanz des Diabetes ist?
Es ist sicher wichtig, dass der Diabetiker das Gefühl hat, dass die ihm liebsten Personen ihn gern haben und bereit sind, ihm wirklich Hilfe zu leisten. Andererseits übernimmt der Diabetiker in zwischenmenschlichen Beziehungen auch eine aktive Rolle und hilft anderen Menschen, ihre Schwierigkeiten zu überwinden. Denn er hat ja gelernt, wie er mit seinen großen Schwierigkeiten gut und positiv umgehen kann.

555 Wie kann und soll sich die Beziehung zwischen dem Diabetiker und seinen Mitmenschen gestalten?
Diabetes ist zwar eine chronische Krankheit, die indessen ein bedingt normales Leben erlaubt. Es ist entscheidend, dass die nächsten Mitmenschen auch eine Ahnung davon haben, was Diabetes ist. Aber es ist noch wichtiger, dass nächste Verwandte, Freunde und Bekannte den Diabetiker als eigentlich gesunden Menschen akzeptieren und »normal« mit ihm umgehen. Dazu muss der Diabetiker einiges beitragen. Er darf nicht Mitleid, sondern sollte Sympathie wecken und sich so verhalten, dass er für voll genommen wird. Er sollte seine Mitmenschen zwar informieren, im Übrigen aber als normaler und leistungswilliger Mensch auftreten.

Leben mit einem diabetischen Kind

556 Wie kann man einem Kind helfen, seine Krankheit zu akzeptieren?
Beim diabetischen Kind ist die Grundhaltung der Eltern und derjenigen, die die Verantwortung für das Kind haben (Lehrer), äußerst wichtig. Für Eltern ist das plötzliche Auftreten eines Diabetes beim Kind etwas äu-

ßerst Dramatisches und für sie ist es schwierig, die Krankheit ihres Kindes zu akzeptieren. Man erlebt oft, dass die Mutter mit dem kranken Kind besser umgehen kann als der Vater, der es oft als Kränkung empfindet, dass sein Kind krank ist. Es ist deshalb wichtig, dass die Eltern gemeinsam über den Diabetes des Kindes instruiert werden, dass beide dem Kind helfen, seinen Platz in der Familie zu finden und mit seiner Krankheit umzugehen. Wichtig ist auch, dass sie sich gegenseitig vertreten, ohne dem Kind die Angst zu vermitteln, dass eines der beiden es nicht voll unterstützt und akzeptiert. Sie müssen dem Kind einen positiven Lebenswillen mit auf den Weg geben.

Häufig ist die Bindung der Eltern oder eines Elternteils an ein krankes Kind wegen der dauernden Hilfestellung enger als diejenige an die anderen Kinder, und das kann zu Schwierigkeiten innerhalb der Familie führen. Oft benötigt das Diabetesteam in solchen Situationen einen geschulten Psychologen, der die Gruppendynamik in einer solchen Familie versteht, mit den Beteiligten redet und die Situation entschärfen kann. Ein Kind wird immer Phasen haben, in denen es seine Krankheit ablehnt. Dies ist vor allem dann der Fall, wenn Freunde ins Spiel kommen, die nicht akzeptieren wollen, dass ihr Freund oder ihre Freundin an einer chronischen Krankheit leidet.

557 Wie sollen sich Eltern eines diabetischen Kindes verhalten, damit dieses sich selbstbewusst entwickeln kann?

Das diabetische Kind benötigt zwar eine spezielle Betreuung, die Aufgabe der Eltern bleibt aber zur Hauptsache dieselbe wie bei jedem Kind: Es soll gefördert werden, damit es sich es zu einer reifen Persönlichkeit entwickeln kann. Dabei müssen die Eltern dem Kind ermöglichen, allmählich Eigenverantwortung auch für die Kontrolle des Diabetes zu übernehmen.

558 Welche Schwierigkeiten ergeben sich in einer Familie mit gesunden Kindern und einem diabetischen Kind?

Das diabetische Kind benötigt zusätzliche »therapeutische« Aufmerksamkeit vonseiten der Eltern. Dies kann zu Eifersüchteleien und Streit führen. Die Eltern müssen deshalb ganz bewusst ihre Liebe und Aufmerksamkeit auf alle Kinder gleichmäßig verteilen. Es kann auch helfen, die gesunden Kinder aufzuklären und sie auf spielerische Weise am

Blutzuckermessen und Insulinspritzen teilhaben zu lassen. So kann es
unter Kindern zu einer Solidarität kommen, die es zwischen Erwachsenen und Kindern kaum gibt. Die Eltern sollten verhindern, dass Ge-
schwister im Streit den Diabetes als Schwachpunkt und Streitobjekt
ausnutzen.

559 Sollen Süßigkeiten in einer solchen Familie auch den gesunden Kindern vorenthalten werden?

Im Interesse des diabetischen Kindes sollten am Familientisch keine süßen Desserts serviert werden. Obst in jeder Form ist der ideale Nach-
tisch. Auch sollten Schokolade, Bonbons, Knabberzeug und Gebäck
nicht frei zugänglich herumliegen. Ein absolutes Verbot für Süßigkeiten
gibt es heute für das diabetische Kind nicht mehr. Ein Kleinkind, das
noch mit einem Zwei-Spritzen-Rhythmus behandelt wird, darf an Ge-
burtstagen auch eine Eiscreme oder ein Stück Kuchen essen. Später,
wenn es Insulin selbst spritzt (Basis-Bolus), weiß es auch, wie es mit Süßigkeiten umgehen soll. Die Kindern lernen, wie viel Insulin sie spritzen
müssen, damit der Blutzucker nicht entgleist. Die gesunden Geschwis-
ter sollten von den Eltern angehalten werden, Süßigkeiten nicht in Anwesenheit des diabetischen Kindes zu essen (siehe auch Fragen 76, 115,
387, 565).

560 Kann der Ausbruch des Diabetes bei einem Kind die Spannungen in der Familie erhöhen?

Im besten Fall führt die Erkrankung eines Kindes zu einem größeren Zu-
sammenhalt der Eltern und ihrer gesunden Kinder zum Wohle des Diabetikers. Häufig löst es die unsinnige, aber immer wiederkehrende Frage nach der »Schuld« aus. Ein Elternteil wird beschuldigt, weil in dessen Familie Diabetes vorkam. Solche Streitereien und Schuldzuweisun-
gen gehen voll zu Lasten des kranken Kindes.

561 Eltern sind oft verunsichert, wenn ihr Kind schlecht eingestellt ist. Was können sie tun?

a) Sie dürfen die Verunsicherung dem Kind gegenüber auf gar keinen
Fall zeigen und ihre negativen Gefühle nicht auf das Kind übertragen.
b) Voraussetzung für eine adäquate Therapie des Kindes ist die gute
Schulung der Eltern zusammen mit dem Kind. Wenn es dem diabeti-

schen Kind schlecht geht, müssen die Eltern sich an den behandelnden Arzt wenden oder besser noch an das Diabetes-Schulungszentrum.
c) Darüber hinaus sollten die Eltern nach Spannungen in der Familie fahnden, wenn nötig mit Hilfe einer psychologisch geschulten Person.
d) Schwierigkeiten resultieren häufig aus einem unbewussten Fehlverhalten von Eltern und Geschwistern.

562 Gibt es Beobachtungen, die darauf hinweisen, dass gewisse Verhaltensweisen der Eltern von diabetischen Kindern sich auf deren Entwicklung ungünstig auswirken können?

Diese Frage ist nicht einfach zu beantworten. Es ist indessen denkbar, dass extreme Verhaltensweisen, wie sie real kaum vorkommen, sich ungünstig auswirken können.

Übervorsichtige und sehr ängstliche Eltern können ihre Haltung auf das Kind übertragen, sodass der Ablösungsprozess nicht normal stattfinden kann und die Kinder nicht oder spät lernen, Eigenverantwortung zu übernehmen. Dies kann im schlimmsten Fall zu einem Bruch zwischen Kind und Eltern führen. Die Kinder wehren sich dann gegen ihre eigene Krankheit, sodass der Diabetes aus den Fugen gerät.

Zu sorglose Eltern werden von den diabetischen Kindern unbewusst als schwach empfunden. Sie tendieren, den Diabetes und ihre Eltern zu manipulieren, übernehmen oft erst sehr spät Eigenverantwortung und einen vernünftigen Umgang mit ihrer Krankheit.

Perfektionistische Eltern erreichen beim Kind oft eine gute Diabeteskontrolle. Es kann aber passieren, dass ihr Kind sich schuldig fühlt, wenn der Blutzucker einmal schlecht eingestellt ist und Blutzuckerwerte fälscht, um den Eltern gerecht zu werden. Auch solche Kinder lösen sich oft nur schwer von den Eltern.

Indifferente Eltern, die sich wenig um das diabetische Kind kümmern, vermitteln ihm auch keine Disziplin, die für das Leben mit Diabetes so wichtig wäre. Solche Kinder können später mit reaktiven Depressionen antworten.

563 Was müssen Eltern leisten, damit sich ein diabetisches Kind »normal« entwickelt?

Gesunder Menschenverstand, gute Diabetes-Schulung und Weiterbildung entsprechend der Entwicklung und dem Alter des Kindes und auch

der Fortschritte in der Diabetologie sind gefragt. Die Eltern sollten nicht
zu sorglos, aber auch nicht überängstlich oder zu perfektionistisch reagieren. Es ist ein schwieriger Balanceakt. Einfühlungsvermögen, Geduld und Liebe führen auf den richtigen Weg (siehe auch Frage 624).

**564 Was können Eltern tun, damit ein gut geschultes Kind
auf einen schlechten Blutzucker nicht depressiv reagiert?**
Die Eltern müssen die Bedeutung von kleinen Entgleisungen herunter-
spielen, das Kind aufmuntern und das Ganze eher von der spielerischen
Seite begreifen. Ein Kind kann nichts dafür, wenn es einmal über die
Stränge schlägt. Kinder übernehmen nur allmählich Verantwortung für
sich und ihren Diabetes. Auch hier ist Geduld, Gelassenheit und die Liebe der Eltern gefragt. Eltern dürfen auf gar keinen Fall ihre Niederge-
schlagenheit auf das Kind übertragen.

**565 Was sollen die Eltern tun, wenn sie merken, dass ihr
Kind heimlich Süßigkeiten isst und Lügen erzählt?**
Jedes psychisch gesunde Kind macht unerlaubte Dinge, weil es seine
Erlebniswelt so bereichert und Erfahrungen sammelt. Deshalb verbietet
man heute Süßigkeiten nicht mehr. Die Eltern sollten dem Kind freund-
lich, aber deutlich zu verstehen geben, dass sie ahnen, weshalb der Blutzucker zu hoch war. Sie sollten mit ihm über Süßigkeiten sprechen und
auf seine Wünsche eingehen. Vielleicht wird das Kind in Zukunft die
Süßigkeiten zu Hause verlangen, sodass die Eltern die richtigen therapeutischen Maßnahmen ergreifen können (siehe auch Fragen 76, 115,
387, 558).

**566 Schaden zu strikte Ernährungspläne der gesunden
psychischen Entwicklung des Kindes?**
Je kleiner das Kind, desto mehr gilt das Prinzip des »self demand feeding«. Der Säugling schreit und kommt an die Brust. Alles andere wäre
grausamer Liebesentzug! Ähnlich ist es beim Kleinkind. Es verlangt oft
am Tage etwas zu Essen und bekommt es auch. Die Erziehung bringt
dann die Tischsitten mit sich. Genauso halten wir es mit dem diabetischen Kind. Je öfter es kleine Imbisse zu sich nimmt, desto besser. Es
gibt für kleine Diabetiker keinen strikten Ernährungsplan. Bei dem für
kleine Kinder geeigneten Zwei-Spritzen-Rhythmus verhindern die vie-

len kleinen Imbisse schwere Hypoglykämien. Später lernt das Kind das Basis-Bolus-Prinzip kennen und merkt, dass es Hyperglykämien nach Essattacken mit einer extra Spritze Insulin mehr oder weniger ausgleichen kann. Der Ernährungsplan wird viel freier gehandhabt als früher. Die Ärzte hoffen, dass dadurch die bei adoleszenten Diabetikern stark gehäuften Essstörungen wie Anorexie und Bulimie weniger oft vorkommen werden (siehe auch Frage 220).

567 Kann ein diabetisches Kind den Kindergarten und die normale Schule besuchen?

Es ist ganz wichtig, dass ein diabetisches Kind nicht abgesondert wird, sondern wie jedes andere in den Kindergarten und die Schule geht. Genauso wichtig ist es, dass die Lehrerin bzw. Kindergärtnerin weiß, dass dieses Kind einen Diabetes hat, was passieren kann und was sie tun muss, wenn eine Hypoglykämie auftritt.

568 Müssen auch Verwandte, Nachbarn und Bekannte über den Diabetes des Kindes informiert werden?

Generell sollten alle Erwachsenen, die in irgendeiner Form Verantwortung für das Kind übernehmen, genau Bescheid wissen. Sonst serviert die Nachbarin aus lauter Liebe Süßigkeiten, die das arme Kind in schwere Verlegenheit bringen, die Tante, bei der das Kind das Wochenende verbringt, vergisst die Insulinspritze, und die Nachbarn stehen hilflos um das bewusstlose Kind herum. Eltern, die aus Scham den Diabetes des Kindes verheimlichen, verhindern, dass sich das Kind einigermaßen normal in seiner Umgebung entwickeln und seinen Platz in der Gesellschaft finden kann.

569 Gibt es Gründe, weshalb die Eltern eines diabetischen Kindes dieses daran hindern sollten, sich einer Sportgruppe anzuschließen?

Diabetische Kinder sollten überall, insbesondere auch im Sport, mitmachen dürfen. Die sportliche Betätigung hilft dem Kind und Jugendlichen, ein gutes Körpergefühl und eine positive Leistungsbereitschaft zu entwickeln und damit die Reifung der Persönlichkeit zu fördern. Der Einstieg in den Sport ist für den Diabetiker etwas schwieriger als für den Stoffwechselgesunden und verlangt gewisse Voraussetzungen. In vie-

len Ländern werden Sportlager für Diabetiker jeden Alters eingerichtet.
Diese Diabeteslager dienen dazu, dass die Kinder lernen, wie sie bei
körperlichen Belastungen die Ernährung und Insulintherapie anpassen
müssen. Dabei lernen sie andere Diabetiker mit ihren Erfahrungen und
Problemen kennen und lernen neue Tricks. Solche sportliche Diabeteslager sind eine gute Einführung in systematische sportliche Betätigun-
gen und zeigen den Kindern, dass sie mit ihrem Diabetes nicht allein
sind. Diabetische Kinder können sich aber ohne Weiteres auch Sportgruppen anschließen, die für alle zugänglich sind. Voraussetzung für die
Teilnahme des diabetischen Kindes ist wie in der Schule, dass der Leiter
über den Diabetes informiert ist und versteht, was im Falle einer Hypoglykämie zu tun ist (siehe auch Fragen 486 ff.).

Adoleszenz und Diabetes

570 **In der Adoleszenz gehen viele Veränderungen in Körper
und Psyche vor sich. Hat der Diabetiker besondere Mühe in
dieser Entwicklungsphase?**
Die Schwierigkeiten jedes Heranwachsenden bestehen darin, in dieser
Entwicklungsphase sich selbst neu zu finden. Der Diabetes kann diese
Entwicklung stören, da der Jugendliche den Diabetes als integralen Bestandteil seiner Persönlichkeit über- und annehmen muss. Besonders
während der Adoleszenz möchte man überall mitmachen können, neue
Freunde und Freundinnen kennen lernen und es zu etwas bringen. Dies
kann der Diabetiker umso besser, je eher er den Diabetes akzeptiert hat
bzw. mit dieser Krankheit als einem Teil seiner eigenen Persönlichkeit
leben gelernt hat.

571 **Gibt es besondere Probleme mit dem Zuckerstoffwechsel
in der Pubertät?**
Ja, der pubertierende Junge macht einen Wachstumsschub durch und
benötigt vorübergehend wesentlich mehr Insulin. Die Dosierung muss
dementsprechend erhöht werden. Der Diabetes tendiert in dieser Zeit zu
größeren Blutzuckerschwankungen und ist eher schwierig einzustellen.

Beim pubertierenden Mädchen führt der einsetzende Menstruationszyklus bzw. der Hormonzyklus ebenfalls zu vermehrten Blutzuckerschwankungen. Ausgerechnet in der Adoleszenz, wenn die heranwachsenden Kinder die Verantwortung für ihren Diabetes allmählich übernehmen müssen, ist die Stoffwechselregulierung mit Insulin besonders schwierig. Auch tendieren Jugendliche in dieser Phase mehr denn je dazu, gelegentlich bis an ihre Grenzen zu gehen, weil sie das neue »Terrain« (das andere Geschlecht, Alkohol, Drogen, Discobesuche etc.) auskundschaften wollen und müssen (siehe auch Fragen 388 ff.).

572   Ist es für einen diabetischen Jugendlichen einfacher, die Adoleszenz zu meistern, wenn er den Diabetes schon jahrelang hat?

Diese Frage kann nicht allgemeingültig beantwortet werden. Diabetische Kinder, die relativ diszipliniert sind, haben mit der Adoleszenz keine besonderen Schwierigkeiten. Diese entstehen aber im großen Maße bei Kindern, die sich von zu Hause nicht ablösen können und natürlich auch bei vernachlässigten Typ-1-Diabetikern. Wenn der Diabetes während der Pubertät auftritt, stellt sich für den Adoleszenten ein großes zusätzliches Problem der Wandlung. Je nach Akzeptanz wird er es lösen können oder vorübergehend in ein tiefes Loch fallen.

573   Welche Ratschläge würden Sie einem diabetischen Jugendlichen geben, damit er seine Unsicherheit und Schwierigkeiten besser überwinden kann?

Man muss ihn darauf hinweisen, dass diese Übergangzeit für alle Jugendlichen schwierig ist. Dann muss man mit ihm seine persönlichen Probleme in der Familie und die Ablösung von seinen Eltern besprechen. Schließlich muss man ihn vorsichtig vor extremen Eskapaden warnen und herausfinden, welche seiner Fähigkeiten er entwickeln möchte, d. h. ihn auf Hobbys und Sport aufmerksam machen. Wichtig erscheint mir, dass wir ihm positiv und bestimmt sagen, dass er alles gleich gut machen kann wie seine nicht diabetischen Freunde, dass der Aufwand allenfalls etwas größer ist. Immer wieder sollte ins Gespräch einfließen, dass er nur dann voll leistungsfähig ist, wenn er seinen Diabetes im Griff hat. Dies beweisen viele Diabetiker immer wieder: Ein eindrucksvolles Beispiel dafür ist Miss Amerika 1999, die mit einer Insulinpumpe sehr gut eingestellt ist und mittlerweile einen anspruchsvollen Beruf erfolgreich ausübt.

574 Wie schwierig ist die Ablösung von den Eltern?

Das hängt ganz vom Verhältnis des diabetischen Kindes zu seinen Eltern und umgekehrt ab. Die Eltern müssen früh auf diesen Moment und diese Entwicklung hingewiesen werden. Sie sollten die Verantwortung nicht zu rasch, aber auch nicht zu zögerlich ihrem Kind übertragen. Der Arzt muss die Problematik mit dem Diabetiker, möglicherweise zusammen mit den Eltern, besprechen. Wenn echte Schwierigkeiten auftauchen, sollte ein Psychologe oder Kinderpsychiater beigezogen werden.

575 Können die Schulleistungen unter dem Diabetes leiden?

Jede Krankheit kann die Leistung schmälern. Beim Diabetiker, der trotz guter Schulung Schwierigkeiten mit der Blutzuckereinstellung hat, kann der Diabetes die Schulleistung vorübergehend beeinträchtigen. Meist ist diese Aussage aber eher eine faule Ausrede oder ein Zeichen für eine beginnende Depression, etwa das Gefühl, es nütze alles ja doch nichts, lohne sich nicht, weil man ja sowieso früh sterbe. Solche depressiven Verstimmungen bei Jugendlichen müssen ernst genommen werden und bedürfen einer professionellen psychotherapeutischen, eventuell medikamentösen Behandlung.

576 Kann sich übermäßiger Ehrgeiz in der Schule und beim Sport negativ auswirken?

Der Diabetiker will manchmal den anderen beweisen, dass er es noch besser kann! Wenn es gelingt, dann ist es o.k. Wenn nicht, ist er enttäuscht, hat sich selbst »bewiesen«, dass der Diabetes schuld daran ist, dass es ihm nicht gelungen ist. Die Folge kann sein, dass er seinen Diabetes weiter vernachlässigt und sich gehen lässt. Diese subjektiv empfundene, im Prinzip aber ungerechtfertigte Schuldzuweisung an eine Krankheit geschieht häufig und wirkt sich beim Diabetes besonders ungünstig aus. Es ist dann unsere Aufgabe, mit dem Patienten andere, weniger leistungsbetonte Hobbys und Sportarten herauszufinden, die Freude bereiten und den Diabetiker vom Negativismus befreien (siehe auch Fragen 486 ff.)

577 Wie begegne ich einem Diabetiker, der behauptet, er habe keine Freunde und auch keine Freundin, eben weil er Diabetiker sei?

Dies kann man ihm nicht einfach ausreden. Wie soll man das Gegenteil beweisen? Im Gespräch muss man herausfinden, was er gerne tun möchte und ihm dann empfehlen, sich einer Diabetesgruppe für Ferien, Sportlager anzuschließen oder sogar einer Selbsthilfegruppe (siehe auch Fragen 327, 357 ff.).

578 Wie geht man mit einem Diabetiker um, der sagt, er könne nie ein normales Leben führen?

Man sollte versuchen, ihn vom Gegenteil zu überzeugen, was oft nicht gelingt. Auch hier ist das Gespräch mit anderen Diabetikern ganz wichtig. Dann sieht er mit eigenen Augen, dass viele Diabetiker ein ganz normales Leben führen (siehe auch Fragen 357 ff.).

579 Wie antworten Sie auf die Frage eines Diabetikers, ob er neuen Freunden gegenüber sagen soll, dass er einen Diabetes habe?

Dies ist eine Frage der Abgrenzung. Gute Freunde müssen es wissen. Aber wer sind schon gute Freunde? Hier muss man sich auf sein eigenes Gefühl verlassen. Man soll mit seinem Diabetes kein Mitleid für seine Person erhaschen wollen, da man ja für voll genommen werden will.

580 Kann man als Diabetiker wirklich alles machen, was die Freunde auch so tun?

Fast alles außer Alkoholexzesse, Drogenkonsum und besonders große körperliche Leistungen ohne die entsprechende Vorbereitung. Wobei dies Dinge sind, die natürlich auch dem gesunden Freund nicht gut tun!

581 Sollte man seiner neuen Freundin etwas vom Diabetes sagen?

Wenn das Gefühl sagt, es ist die Richtige, dann muss man es ihr sagen. Sie interessiert sich ja für den ganzen Menschen, und dazu gehört auch sein Diabetes. Im Übrigen: Sollte sie ihm dann sagen, in diesem Fall sei sie nicht interessiert, dann ist es besser, es frühzeitig zu erfahren und nicht erst, wenn man gefühlsmäßig noch stärker an die Partnerin gebunden ist und der emotionale Absturz umso steiler wird.

582 **Viele Betroffene hadern mit ihrem Schicksal.**
Sie fragen sich: Weshalb trifft der Diabetes ausgerechnet mich?
Was habe ich im Leben falsch gemacht?

Diese Frage kann niemand beantworten. Aber eines ist sicher: Viele andere sind auch Diabetiker oder haben viel schlimmere Krankheiten wie etwa Lähmungen nach Unfällen. Man kann dem Diabetiker nur sagen, dass er zwar ein schweres Los hat, er aber viel dazu beitragen kann, dass er auf Dauer gesund bleiben wird. Vielleicht nützt es auch etwas, wenn man ihm sagt, er dürfe nicht an der »Para-Olympics« wie der Sehbehinderte, Gelähmte und Amputierte teilnehmen, sondern an der »normalen« Olympiade. Von den Politikern in höchsten Ämtern sind etwa ein Viertel Diabetiker. Also! Viel mehr gibt es da nicht zu sagen.

Ängste des Diabetikers

583 **Wie entstehen Ängste?**

Jeder Mensch hat positive Gefühle und Gedanken, aber auch negative. In unserer Gefühlswelt gibt es alle Schattierungen zwischen Weiß und Schwarz. Es kommt darauf an, wie wir unsere Gefühle und Erlebnisse in Gedanken verarbeiten. Angst ist ein Schutzmechanismus gegen Gefahren, die wir erlebt haben. Wir schützen uns durch unsere »normalen« Ängste vor schwierigen Situationen, schmerzhaften Ereignissen, Streit mit Personen und anderen negativen Erlebnissen, die uns im Alltag widerfahren können.

584 **Hat der Diabetiker mehr Angst als der »Gesunde«?**

Viele Diabetiker fürchten sich vor dem Leben, weil sie sich nicht als »normale, gesunde Menschen« vorkommen. Die dauernde Selbstbeobachtung und Eigentherapie sind zeitaufwendig, sodass der Diabetiker für die alltäglichen Leistungen mehr Energie aufbringen muss. Dazu muss ich sagen, dass es »normale, gesunde Menschen« sowieso nicht gibt. Jeder Mensch hat körperliche oder seelische Schwächen und Probleme, wird früher oder später sterben und, wenn er alt wird, viele Beschwerden haben, die nicht so verschieden sind von denjenigen

des Diabetikers. Es gibt viele Krankheiten, die zu Erblindung, Nierenversagen, Arteriosklerose und Herzinfarkt führen, und der Eintritt
des Todes ist für jeden nur eine Frage der Zeit. Wie lange wir vor dem
Sterben gebrechlich sein werden, ist für uns nicht voraussehbar. Es ist
wichtig, dass der Diabetiker sich nicht am gesündesten aller Menschen
misst, der mit 100 Jahren noch Schach spielt und mit seinen Ururenkeln
auf dem Fußballplatz steht. Dieser Ururgroßvater ist nämlich ohnehin
die große Ausnahme von der Regel (siehe auch Fragen 408 ff., 486,
491).

585 **Ich als Diabetikerin bin Mutter und Hausfrau und übe
zudem eine sehr aufwendige Arbeit aus. Dennoch habe ich im
Hinterkopf häufig das Gefühl und die Angst, dass ich kein
normales Leben führen kann. Weshalb?**
Für Typ-1-Diabetiker ist das Insulin existenziell, d. h. zum biologischen
Überleben notwendig. Der Diabetiker muss vordergründig und zuerst
immer ans Insulinspritzen und Blutzuckermessen denken. Erst danach
ist man Mutter, Vater und sozialisierte Person im Arbeitsalltag. Dies ist
die ganz besondere Lebenssituation des insulinabhängigen Diabetikers,
die er im Grunde akzeptieren muss, damit die Ängste nicht übermächtig
werden.

586 **Wie erklären Sie dem Diabetiker, dass diese Form der
Insulin-Abhängigkeit etwas ganz anderes ist als die Abhängigkeit
von Suchtmitteln?**
Zurzeit der Aufklärung wurde größtmögliche Freiheit, Unabhängigkeit
und die Maximierung der eigenen Persönlichkeit zum allgemeinen Dog-
ma erhoben. In Wirklichkeit sind wir im Leben abhängig von Eltern,
Nahrung, Luft und Wasser (mitsamt Smog und Verschmutzung), und
heute mehr denn je geprägt von der omnipräsenten Werbung, die per
Fernseher und Radio ins Haus geliefert wird. Wir sind mobilitätssüchtig
und abhängig von Auto und Flugzeug. Jeder zweite Mensch nimmt Medikamente zur Beruhigung oder zum Schlafen, und viele alte Menschen
benötigen Kreislaufmedikamente zum Überleben. Dazu kommt das rie-
sige Problem des Alkoholismus und des Missbrauchs von harten Drogen. Die viel gepriesene Freiheit und Unabhängigkeit ist somit zu einer
großen Illusion geworden. Die Medikamente, die zum Überleben not-

wendig sind, wie Insulin für den Diabetiker, gehören zu den lebensnotwendigen Stoffen, wie Nahrung, Wasser und Luft.

587 **Viele Diabetiker leben mit der Angst, dass die Mitmenschen sie einfach als krank einstufen, weil sie nichts von Diabetes verstehen oder verstehen wollen. Wie kann man damit umgehen?**
Der Umgang mit den völlig Unbelehrbaren ist auf ein Minimum zu reduzieren. Diejenigen, mit denen der Betroffene aus Sympathie eine gute Beziehung aufbauen möchte, sollte er möglichst sorgfältig darüber informieren, wie er als Diabetiker sein Leben und seine Gewohnheiten einrichten muss. Vernünftige Menschen lernen dabei viel – auch für ihr eigenes Leben.

588 **Es gibt Diabetiker, die aus Angst vor dem Urteil des Arztes nur für den Blutzucker leben und dabei ihre Persönlichkeit einschränken. Wie kann man sich dagegen wehren?**
An diesem traurigen Phänomen sind häufig die Ärzte schuld, die den Blutzucker mit dem Patienten verwechseln (guter Blutzucker = guter Patient) und dem Patienten regelmäßig vor den Spätkomplikationen Angst machen. Für diese Diabetiker können wir nur hoffen, dass sie diese Antwort lesen und schleunigst Hilfe bei einem vernünftigen Diabetologen bzw. einem guten Diabetesteam suchen.

589 **Was soll ein Diabetiker machen, wenn das Therapie-Schema seinem Leben und seiner Arbeit nicht angepasst ist und er das Gefühl hat, dass er nur für seinen Diabetes lebt?**
Er muss seine Ängste dem Arzt mitteilen, ihm seine Bedürfnisse erklären und ein ihm angepasstes Therapie-Schema verlangen. Wenn es nicht klappt, muss er den Arzt wechseln.

590 **Wie soll ich mit meiner Angst vor Hypoglykämien umgehen?**
Die Hypoglykämie ist die wichtigste Nebenwirkung des Insulins. Jeder insulinabhängige Diabetiker muss Respekt haben vor der Hypoglykämie, die zu Bewusstlosigkeit führen kann. Dazu kommt, dass schwere Hypoglykämien die Wahrnehmung für leichte Hypoglykämien in den folgenden Tagen herabsetzen. Eine gewisse Angst ist also ein wichtiger

Schutzmechanismus. Ständige, irrationale Angst vor Hypoglykämien verhindert jedoch eine mehr oder weniger gute Einstellung. Bei starker Angst sollte der Diabetiker vermehrt Blutzuckerbestimmungen durchführen, um ein objektives Bild seines Stoffwechsels zu bekommen, das er mit seinem Arzt besprechen und korrigieren kann (Ernährungsplan, Art des Insulins, Insulin-Spritz-Schema, Insulindosen). Einige Betroffene empfinden vor lauter Angst vor der Hypoglykämie jedes Unwohlsein, Kopfschmerzen, Luftmangel, Müdigkeit und andere Befindungsstörungen als Bedrohung und reagieren mit Einnahme von Süßigkeiten oder Herabsetzung der Insulindosis falsch. Auch diese Patienten müssten den Blutzucker messen, bevor sie reagieren. Die heute gängigen Blutzuckermessgeräte liefern die korrekte Antwort innerhalb von 30 oder weniger Sekunden (siehe auch Fragen 268–290).

591 **Gibt es noch andere Mechanismen, um die Angst vor Hypoglykämien unter Kontrolle zu halten?**
Axel Hirsch, Betroffener, Psychologe und Autor des Buches »Mit Diabetes leben lernen« sagt, es sei hilfreich zu versuchen, die Entstehung der Ängste zu verstehen. Die Ängste entstünden nämlich durch Angst auslösende Gedanken und Fantasien.
Die Betroffenen könnten lernen, sich keine Angst mehr vor den Hypoglykämien zu machen. Sie könnten diese jedoch ebenso wenig, wie man Krankheit, Unfälle und Tod verhindern kann, durch eine Veränderung der Gedanken völlig ausschließen. Realistisch seien zwei bis drei leichte, beherrschbare Hypoglykämien pro Woche – auch bei einer guten Einstellung. Es wäre fatal, sich aus Angst vor Hypoglykämien ständig mit dem eigenen Diabetes zu beschäftigen und immer wieder den Blutzucker zu testen. Dies brächte nur kurzfristige Entlastung, während langfristig die Angst noch mehr ansteigen würde. Zu viel Vorsorge und zu häufige Blutzuckerbestimmung verschlimmerten das Problem oft (siehe auch Fragen 268–290).

592 **Gibt es viele Diabetiker, die beim Insulinspritzen Angst vor der Nadel haben?**
Anfängliche Ängste sind normal, besonders bei kleinen Kindern und alten Leuten, die erstmals Insulin spritzen müssen. Diese Ängste gehen meist schnell vorüber, weil das Spritzen mit den kurzen, feinen Nadeln

des Pens praktisch schmerzlos ist. Typ-1-Diabetiker spritzen viel lieber und häufiger gemäß dem Basis-Bolus Schema mit Hilfe des Pens, weil es weniger schmerzhaft ist und sie besser eingestellt sind. Kinder und Adolszente tragen den Pen oft sichtbar bei sich und zeigen ihn stolz ihren Kameraden. Eine Spritze assoziert man mit einer Krankheit und dem Arzt im weißen Kittel, der Pen sieht im Gegensatz dazu wie ein modernes, modisches Alltagsgerät aus. Alte Typ-2-Diabetiker sträuben sich oft lange Zeit gegen Insulinspritzen:»Es ging ja lange gut ohne Spritzen«, und sie haben von alten Diabetikern gehört, dass diese trotz Insulin gestorben sind. Beides ist richtig, und oft braucht es viele und lange Gespräche, bis dieser Diabetiker einsieht, dass es ihm mit Insulin tatsächlich besser geht (siehe auch Frage 196).

593 **Was kann ich als Diabetiker tun, damit meine Ängste vor den Spätkomplikationen mich nicht lähmen?**
Der Psychologe und Diabetiker Axel Hirsch gibt folgende Anweisungen:
Er spricht vom ABC des Umgangs mit der Angst. Nehmen wir das vielleicht wichtigste Thema, das nach diesem ABC-Schema zu Ängsten führt.
Tatbestand: Ich habe Diabetes.
Gedanken: Bestimmt trifft mich das Spätsyndrom. Ich könnte es nicht ertragen, auch noch blind zu werden oder schwer zu erkranken. Dann will ich nicht mehr leben, dann ist alles aus.
Gefühle und Verhalten: Angst, Verzweiflung, Resignation und Rückzug von mir vertrauten Menschen.
Nun kann der Betroffene versuchen, den Gedanken zu analysieren.
Woher weiß ich, dass es mich trifft? Kann ich hellsehen? Nein. Ich kann als Patient also überhaupt nicht wissen, ob ich Folgeerkrankungen bekommen werde. Wenn ich dafür sorge, dass mein Blutzucker die meiste Zeit über gut eingestellt ist, dann verringert sich in einem hohen Maß die Wahrscheinlichkeit, dass ich je an Spätkomplikationen, insbesondere Sehstörungen, leiden werde. Sind meine Gefühle und mein Verhalten mit Angst, Verzweiflung, Resignation und Rückzug richtig? Nein, denn selbst wenn mich einmal Spätkomplikationen treffen sollten, kann ich damit umgehen. Erstens gibt es viele Möglichkeiten, die Folgekrankheiten des Diabetes in ihrem Fortschreiten zu verlangsamen oder zum Still-

stand zu bringen, und zweitens wäre es sinnvoll, wenn ich mich einmal mit Diabetikern in einer Selbsthilfegruppe auseinander setzen würde, die solche Spätkomplikationen haben. Denn viele dieser Diabetiker finden durch eine positive Einstellung zum Leben wieder ein gutes Selbstwertgefühl und können sich zum Leben wieder positiv einstellen. Diese Erfahrung sollte ein von Angst erfüllter Diabetiker machen, um selbst zu seinem Leben zurückzufinden (frei nach Axel Hirsch, Mit Diabetes leben lernen, Seiten 149–153).

594 **Wie kann ein Diabetiker mit seinen Ängsten vor Spätkomplikationen rational umgehen?**
Die Erblindung und die Niereninsuffizenz sind diabetesspezifische Folgekrankheiten. Beide sind extrem abhängig von der Stoffwechselkontrolle und grundsätzlich vermeidbar. Zusätzlich bestehen einfache, moderne Methoden, den Beginn dieser Erkrankungen zu diagnostizieren und sie in ihrer Entwicklung zu hemmen. Die neuen Therapieformen gestatten es in unserer Gesellschaft, diese Komplikationen nicht nur in ihrer Häufigkeit, sondern auch in ihrem Schweregrad präventiv zu mildern. Die beste Hilfe vor diesen Ängsten ist eine gute Blutzuckereinstellung.

595 **Wie steht es mit anderen Diabeteskomplikationen?**
Alle anderen Diabeteskomplikationen sind nicht diabetesspezifisch und treten auch bei Stoffwechselgesunden auf. Der Herzinfarkt ist eine der häufigsten Todesursachen überhaupt (früher bei Frauen unter 50 inexistent, heute bei Raucherinnen häufig). Die Gangrän (Absterben des Gewebes) kommt bei den vielen Menschen mit hohem Blutdruck, Hypercholesterinämie, Übergewicht und bei Rauchern sehr häufig vor.

596 **Viele Diabetiker haben Angst vor Impotenz. Ist diese Angst berechtigt?**
Angst ist ganz generell der beste Lustkiller. Die neuesten Statistiken zeigen, dass etwa die Hälfte der 50-jährigen Männer erektile Dysfunktionen hat. Diese Zahl steigt bei 60-jährigen auf 70 bis 80 Prozent. Impotenz aus verschiedensten Ursachen, auch psychologischen (Angst u. a.) ist also sehr häufig und erklärt den riesigen Erfolg der Potenzpille Viagra®, die vor allem von impotenten, sonst gesunden Männern geschluckt wird und zwar zu horrenden Preisen. Es ist mit der Impotenz

ähnlich wie mit dem Herzinfarkt. Beide sind bei nicht diabetischen Männern sehr häufig. Bei Diabetikern spricht man oft und viel darüber, bei sonst gesunden Männern weniger. Der einzige aktive Schutz gegen die organische erektile Dysfunktion beim Diabetiker ist die gute Blutzuckereinstellung. Auch beim Diabetiker ist die Angst vor der Impotenz häufig Ursache der Impotenz (siehe auch Fragen 368, 625 f.).

597 **Muss die diabetische Frau Angst haben, dass sie keine gesunden Kinder haben kann?**
Der Diabetes schränkt die Fruchtbarkeit in keiner Weise ein. Früher, als es noch keine intensivierte Insulin-Therapie und keine Blutzuckerselbstkontrolle gab, war das Risiko eines Abortes, von Missbildungen beim Kind und der diabetischen Foetopathie sehr groß. Mit der heute möglichen fast normalen Blutzuckereinstellung sind diese Risiken behoben. Diabetische Frauen müssen wissen, dass sie gesunde Kinder haben werden, falls sie bereit sind, sich vor und während der Schwangeschaft optimal einzustellen (siehe auch Fragen 408 ff., 461 ff.).

598 **Sie haben mir erklärt, wie ich vernunftmäßig mit meinen Ängsten umgehen kann. Dennoch hat der Diabetiker oft das Gefühl, dass er kein normales Leben führen kann. Ich weiß zwar, dass Politiker, Professoren, Geschäftsleute, Spitzensportler und viele andere erfolgreiche Menschen Diabetiker sind, doch auch sie werden oft wieder das Gefühl haben, dass sie keine »normalen« Menschen sind.**
Damit man als Diabetiker in Bezug auf Partnerschaft, Familie und Beruf sein Leben positiv gestalten kann, muss man den Diabetes akzeptieren. Es gibt viele Patienten mit anderen chronischen Krankheiten, die ebenfalls akzeptieren müssen, dass sie nicht ganz »normal« sind, wobei der Begriff der Normalität ins Wanken gerät. Was ist normal, was ist nicht mehr normal, wer ist gesund, wer ist krank? Es gibt innerhalb der Normalität, sprich Gesundheit, Schattierungen von fast ganz weiß bis fast ganz schwarz, und ein Diabetiker ist nur dann nicht gesund, wenn er nicht mit seiner Krankheit umgehen kann, diese nicht akzeptiert und in seine Persönlichkeit integriert. Es gibt von außen gesehen völlig »normale«, gesunde Menschen, die viel größere Lebensprobleme haben als Diabetiker (siehe auch Fragen 540 ff.).

599 **Wie kann ein Diabetiker verhindern, dass die vielen Ängste ihn in schwere Depressionen fallen lassen ?**

Ich denke, dass es wichtig ist, dass er mit seinen Ängsten umgehen kann. Dabei ist es hilfreich, wenn er sich die Entstehung der Ängste in Erinnerung ruft. Ängste vor irgendeinem möglichen Ereignis sagen nichts darüber aus, ob das Ereignis jemals eintreten wird. Alle Menschen sterben und keiner weiß, wann, wo und wie. Was nützt es, dauernd an schlimme Folgen zu denken, wenn man nicht weiß, ob sie jemals eintreten werden? Es gibt heute so viele Methoden, um ein besseres Körper- und Selbstwertgefühl (Positives Denken, Konzentrations-, Meditations-Übungen und, nicht zuletzt, ein gelebter starker religiöser Glaube) zu erreichen.

600 **Ist es nicht auch sehr wichtig, dass ein Diabetiker von seinen Nächsten Sympathie und Liebe spürt?**

Dies ist sicher wichtig. Er sollte aber nicht Mitleid erhaschen wollen, sondern vielmehr versuchen, die Liebe zu erwidern und anderen Menschen in Not und Schwierigkeiten zu helfen. Liebevolle Hilfeleistung etwa gegenüber behinderten Menschen offenbart einem, wie schwer die Bürden anderer Menschen sind, und hilft dem Diabetiker, seine eigene Bürde zu tragen.

Spätkomplikationen des Diabetes

Im Verlauf des Diabetes können nach vielen Jahren so genannte Spätkomplikationen auftreten, eine Folge des zu hohen, »toxischen« Blutzuckers. Welches sind solche invalidisierenden Folgekrankheiten und sind sie heute vermeidbar? 1989 trafen sich Vertreter von Gesundheitsministerien und Patientenorganisationen aus ganz Europa unter der Schirmherrschaft der Weltgesundheitsorganisation (WHO) in Saint Vincent (Italien). Sie verabschiedeten Empfehlungen für die Diabetestherapie als dringlich und verbindlich für ganz Europa. Die unmittelbaren Ziele für die kommenden fünf Jahre waren die Schaffung von Diabeteszentren für die bestmögliche Schulung der Diabetiker im Blick auf die Verhütung der invalidisierenden Spätkomplikationen. Haben wir dieses Ziel erreicht? Nein, noch nicht überall, aber wir sind auf dem Weg dahin. Besonders in diesem Kapitel und natürlich auch mit dem gesamten Buch hoffen wir, einen Beitrag zum Erreichen der Ziele der Deklaration von Saint Vincent zu leisten (Fragen 601–628).

601 Überall hört und liest man von diabetischen Spätkomplikationen. Wie sind Diabetiker davon betroffen?

Als diabetische Spätkomplikationen bezeichnet man verschiedene Störungen, die charakteristisch sind für den Diabetes, 10–50 Jahre nach der Manifestation des Diabetes zum Vorschein kommen können und vor allem die Augen, Nieren, Nerven und bis zu einem gewissen Grad auch die großen Arterien und die Herzkranzgefäße betreffen (siehe auch Frage 117).

602 Woran kann man erkennen, dass man betroffen ist und zum Arzt gehen sollte?

Diabetische Spätkomplikationen sind mit Ausnahme der diabetischen Nervenstörung anfänglich vom Betroffenen nur schwer erkennbar. Dies trifft vor allem auf die diabetischen Augen- und Nierenkrankheiten zu. Hingegen spürt der Diabetiker schon früh die diabetische Nervenstörung auf unangenehme Art und Weise. Betroffen sind die langen Nerven, die das normale Gefühl bzw. die Sensibilität der Haut an den Füßen vermitteln. Die Sensibilität kann so gestört sein, dass man das Gefühl hat, die Füße seien immer kalt. Man spürt ein komisches, unangenehmes Kribbeln, die Berührung wird nicht mehr richtig empfunden, warm und kalt nicht mehr unterschieden, man verliert die Schmerzempfindung und leidet gelegentlich unter sehr unangenehmen lanzinierenden Schmerzen in der Fußsohle bis hinauf in die Wade oder an brennenden Füßen. Dann ist es höchste Zeit, den Arzt aufzusuchen und sich nach orthopädischen Schuhen und auch nach Vorsichtsmaßnahmen zu erkundigen, die Verletzungen und Verbrennungen verhindern können (siehe auch Frage 117).

603 Wie merkt man, dass man eine diabetische Retinopathie hat?

Diese Augenkrankheit ist lange Zeit für den Patienten nicht greifbar. Erst spät im Verlauf der Erkrankung kann es zu Glaskörperblutungen kommen, sodass der Patient plötzlich auf einem Auge blind wird, weil das Blut im Glaskörper die Lichtstrahlen nicht mehr zur Netzhaut durchdringen lässt. Es ist wichtig, dass der Diabetiker weiß, dass er diese gravierende Spätkomplikation zu Beginn selbst nicht erkennen kann. Der Augenarzt kann schon früh die diabetische Retinopathie erkennen und wirksam behandeln. Typ-1-Diabetiker sollten spätestens fünf Jahre nach Ausbruch der Krankheit zum ersten Mal vom Augenarzt untersucht werden, Typ-2-Diabetiker unmittelbar nach der Diagnose. Der Augenarzt sieht mit dem Augenspiegel die kleinen Veränderungen der Gefäße auf der Netzhaut und kann sie mit Laserbestrahlung verschließen, sodass Blutungen und weitere Schäden vermieden werden. Auf diese Weise ist es möglich, ein normales Sehvermögen für weitere 10–20 Jahre zu erhalten. Wenn trotzdem eine große Blutung erfolgt und das Auge vorübergehend blind ist, kann mit der Entfernung des Glaskörpers (Vitrektomie) das Sehvermögen oft wieder normalisiert werden.

604 Wie kann der Diabetiker feststellen, dass seine Nieren vom Diabetes geschädigt sind?

Auch die diabetische Nephropathie verläuft stumm, bis es in einem späten Stadium zu Wasseransammlungen in den Beinen, möglicherweise sogar im Bauch, zu Ödemen und Aszites (Bauchwassersucht) kommt, schließlich zu einem Nierenversagen. Der Arzt muss jährlich eine Urinprobe auf Albumin untersuchen lassen. Die Mikroalbuminurie (geringe Mengen Albumin im Urin) ist das erste Zeichen der diabetischen Nierenkrankheit. Dann gilt es erst recht, den Diabetes gut einzustellen und eine Blutdruckerhöhung mit Medikamenten zu normalisieren.

605 Welche Zeichen weisen auf eine diabetische Neuropathie hin?

Diese Frage habe ich bereits beantwortet. Die diabetische Neuropathie betrifft eben die langen Nerven, und zwar die sensiblen. Die normale Sensibilität geht verloren (siehe auch Fragen 117, 602).

606 Gibt es eine primäre Prävention gegen die Entstehung der diabetischen Spätkomplikationen?

Von Bedeutung ist die gute Blutzuckereinstellung des Diabetikers. Sie ist nicht nur wichtig, damit akute Hyperglykämien und ketoazidotische Entgleisungen vermieden werden, sondern auch als Prävention gegen die diabetischen Spätkomplikationen anzusehen. Ganz generell kann man sagen, dass diese Spätkomplikationen umso später eintreten werden, je besser der Diabetes eingestellt ist (siehe auch Fragen 34, 315, 629 ff.).

607 Gibt es eine Erklärung, wie der hohe Blutzucker zu den diabetischen Spätkomplikationen führt?

Ja, man weiß heute, dass die Glukose eine Reaktion mit den Eiweißen im Körper eingeht (nicht enzymatische Glykosylierung). Das Hämoglobin ist ein solches Eiweiß, das verzuckert wird (HbA1c) und an dem wir ablesen können, wie weit die Verzuckerung verschiedener Eiweiße im Körper gediehen ist. Diese Verzuckerung des Eiweißes ist an und für sich reversibel. Wenn sie aber andauert, dann kommt es zu irreversiblen Veränderungen von vielen Eiweißen, die im Körper wichtige Funktionen ausüben. Diese verzuckerten Eiweiße werden nicht durch neue Eiweiße ersetzt, haben andersartige Eigenschaften und führen schließlich zu pathologischen Veränderungen vor allem an den kleinen Blutgefäßen. Diese werden durchlässiger, die Gefäßmembranen aber sind verdickt, sodass eine normale Durchblutung und Sauerstoffversorgung der Gewebe nicht mehr gewährleistet ist. Gewisse Bezirke im Körper sind dann nicht mehr genügend durchblutet, sie erhalten zu wenig Sauerstoff und Betriebsstoffe, erkranken und sterben ab (siehe auch Fragen 10, 69, 418, 465).

608 Wie kann der blinde Diabetiker den Blutzucker einstellen, wenn er die Resultate auf seinem Blutzuckermessgerät nicht mehr ablesen kann?

Es gibt sprechende Messgeräte, die den Blutzuckerwert akustisch vermitteln (siehe auch Frage 317).

609 Kann das weitere Fortschreiten der diabetischen Augenkrankheit verhindert werden?

Auch bei der diabetischen Retinopathie gilt es, den Blutzucker möglichst gut einzustellen. Wesentlich ist dabei, dass man die Retinopathie frühzeitig erkennt, weil man heute mit der Lasertherapie die veränderten Blutgefäße auf der Netzhaut, aus denen kleine Blutungen entstehen, verschließen kann. In diesem Zusammenhang ist es wichtig zu wissen, dass früher einmal bis zu 50 Prozent aller blinden Menschen wegen des Diabetes das Augenlicht verloren haben (siehe auch Frage 603).

610 Wie kann das Fortschreiten der diabetischen Nierenkrankheit beeinflusst werden?

Auch hier steht an erster Stelle die gute Blutzuckereinstellung. Viele Diabetiker haben schon, bevor die diabetische Nephropathie schwerwiegend wird, eine arterielle Hypertonie, einen Bluthochdruck. Diesen gilt es zu behandeln, heute vorzugsweise mit den so genannten ACE-Hemmern. Da der hohe Blutdruck die diabetische Nierenkrankheit beschleunigt, tritt durch dessen Behandlung eine Verlangsamung des Krankheitsprozesses ein.

611 Wie kann ich meine Füße vor Verletzungen, Verbrennungen, Infektionen schützen?

Bei Beginn der diabetischen Neuropathie sind ganz bestimmte Vorsichtsmaßregeln einzuhalten:

1. Der Patient muss bei einem Orthopäden die Druckstellen an seinen Fußsohlen genau feststellen und sich Schuhe anpassen lassen, die so angefertigt sind, dass der Druck gleichmäßig auf die Sohle verteilt wird und auch am Fußrücken und an den Zehen keine Druckstellen entstehen.

2. Der Patient muss in regelmäßigen Abständen seine Füße genau kontrollieren, vor allem auch die Fußsohle mit Hilfe eines Spiegels, und auf Rötungen und Entzündungen im ganzen Bereich des Fußes achten.

3. Der Betroffene sollte seine Fußnägel nicht mehr selbst schneiden, sondern die Pflege der Füße regelmäßig von einer Fußpflegerin vornehmen lassen.

4. Der Patient darf nicht mehr barfuß gehen, weil er Verletzungen an der Sohle nicht spürt. Dies gilt auch für das Badezimmer, Schlafzimmer und sowieso beim Baden im See oder am Meer. Wenn er nämlich seinen Fuß verletzt, kann es zu Infektionen kommen, die erst spät bemerkt werden. Manchmal sind dann sogar Amputationen notwendig. Der Diabetes ist eine der häufigsten Ursachen von Zehen-, Fuß- und Unterschenkel-Amputationen.

5. Der Betroffene darf keine Wärmflasche mehr benutzen und auch kein Heizkissen, da es zu Verbrennungen kommen könnte.

6. Wenn der Patient ins Bad steigt, muss er die Wärme des Wassers zuerst mit der Hand prüfen, damit es nicht zu Verbrennungen der Füße kommt.

612 Was kann der Diabetiker, der bereits eine Neuropathie hat, bei Verletzungen, Verbrennungen und Infektionen an den Füßen tun?

Er muss sofort zum Arzt, der beschließt, ob eine Krankenhausbehandlung notwendig ist oder der Fuß ambulant behandelt werden kann. In jedem Fall ist Bettruhe angesagt, damit die Verletzung ausheilen kann. Die Ursache der Verletzung (Druckstellen, Infektionsherde etc.) müssen durch regelrecht angepasste Schuhe und die oben angesprochenen Vorsichtsmaßnahmen in Zukunft vermieden werden.

613 Sind Verletzungen beim Diabetiker ohne Spätkomplikationen gefährlicher als beim Stoffwechselgesunden?

Verletzungen jeder Art heilen gleich schnell, wenn die Einstellung des Blutzuckers einigermaßen gut ist. Verletzungen führen vorübergehend zu einer Verschlechterung der Einstellung, die mit einer Korrektur (meist Erhöhung) der Insulindosis verbessert werden kann. Bei schlecht eingestellten Diabetikern ist die Infektionsgefahr erhöht, sodass sich der Arzt eher zu einer prophylaktischen Behandlung mit Antibiotika entschließt.

614 Soll der Diabetiker mit Brennen in den Füßen, plötzlich einschießenden Schmerzen in den Beinen und Wadenkrämpfen still liegen oder sich bewegen?

Diese Beschwerden treten vor allem nachts auf und verschwinden, wenn man aufsteht und umhergeht. Man kann die Schmerzen vorübergehend mit Bewegung vertreiben.

615 Gibt es andere wirksame Therapien gegen die Parästhesien (Ameisenlaufen, Kribbeln, Brennen) und die neuritischen Schmerzen?

Diese Probleme müssen mit dem Arzt besprochen werden. Das schwere neuritische Schmerzsyndrom verschwindet mit Sicherheit spontan ein bis sechs Monate nach dessen Auftreten. In der Zwischenzeit leidet der Diabetiker aber sehr stark unter diesen Beschwerden und kann oft kaum Schlaf finden. Manchmal lohnt es sich, eine anästhesierende Creme auszuprobieren. Oft helfen nur Schmerzmittel, gewisse Beruhigungsmittel oder Psychopharmaka. Der Diabetiker sollte sich viel bewegen und Übungen machen, wenn er nachts erwacht.

616 **Stimmt es, dass Diabetiker häufiger und früher im Leben als Stoffwechselgesunde einen Herzinfarkt erleiden können?**
Ja, das ist leider richtig. Auch die großen Arterien können beim Diabetiker früher geschädigt sein als beim Stoffwechselgesunden. Dies betrifft vor allem die Herzkranzgefäße. Es ist deshalb wichtig, dass Diabetiker mit Spätkomplikationen jährlich ein Elektrokardiogramm schreiben lassen, evtl. eine Elektrokardiogramm unter Belastung oder eine Coronographie. Auf diese Weise kann man die Gefährdung des Herzens frühzeitig erkennen und entweder medikamentös, durch eine Ballondilatation oder operativ Herzkranzgefäße erweitern oder ersetzen.

617 **Spürt der Diabetiker den kommenden Herzinfarkt nicht dadurch, dass er Angina pectoris hat?**
Doch, viele Diabetiker verspüren die Angina pectoris. Aber auch das Herz kann von der diabetischen Neuropathie befallen und vermindert schmerzempfindlich sein, sodass es nicht zur Angina pectoris kommt. Sogar der Infarkt ist dann gelegentlich nicht schmerzhaft.

618 **Sie haben gesagt, dass vor allem die Herzkranzgefäße und die langen Arterien von der Arteriosklerose betroffen sind. Um welche Arterien handelt es sich, und wie zeigt sich diese Krankheit?**
Es sind nicht nur, aber vor allem die langen Arterien der Beine betroffen. Die Arteriosklerose führt zu einer Verengung der Arterien, sodass der Blutdurchfluss geringer wird und damit die Versorgung der Gewebe des Fußes mit Sauerstoff leidet. Beim Gehen benötigt die Muskulatur mehr Sauerstoff. Wenn noch keine Neuropathie besteht, kommt es zu starken Schmerzen in den schlecht durchbluteten Muskeln, sodass man automatisch still steht. Nach einer gewissen Ruhezeit verschwinden die Schmerzen wieder (Claudicatio intermittens). Mit der Zeit können sich diese Arterien ganz verschließen und die Gewebe absterben. Es ist mit den modernen Methoden der Katheterisierung der Gefäße möglich, eine Ballondilatation oder manchmal eine chirurgische Umgehungsoperation zur Rettung des Fußes durchzuführen.

619 **Welche Faktoren außer dem hohem Blutzucker führen zur Arteriosklerose?**
Der wichtigste exogene Risikofaktor ist das Zigarettenrauchen, auch für

Nichtdiabetiker. Daneben gibt es außer dem hohen Blutzucker noch andere endogene Risikofaktoren: Der wesentlichste ist der hohe Blutdruck, der beim Diabetiker mit geeigneten Medikamenten unbedingt in den Normbereich gesenkt werden muss. Der zweitwichtigste Faktor ist das erhöhte Cholesterin im Blut, das auch beim Nichtdiabetiker zur Arteriosklerose führt. Sowohl Blutdruck, Cholesterin-Werte wie arterielle Durchblutung werden durch regelmäßiges Training (Gehen, Laufen, Rad fahren, Bewegungsübungen) günstig beeinflusst (siehe auch Frage 69).

620 Ist das Zigarettenrauchen schon gefährlich, bevor diabetische Spätkomplikationen bestehen?
Rauchen führt auch beim Stoffwechselgesunden zu Herzinfarkt und Verschluss der Beinarterien. Bei Diabetikern wirkt sich Nikotin katastrophal aus. Zudem ist Nikotin der einzige Risikofaktor, der nicht endogen ist, wie der hohe Blutdruck, das erhöhte Cholesterin und die Hyperglykämie. Ein Diabetiker, der raucht, ist wirklich selbst daran schuld, wenn er früh im Leben an einer schweren Arteriosklerose erkrankt. Dies gilt sowohl für Typ-1- wie auch für Typ-2-Diabetiker.

621 Können sie zusammenfassend die Untersuchungen aufzählen, die der Diabetiker neben den täglichen Blutzuckermessungen und den viertel- bis halbjährlichen Messungen des glykosylierten Hämoglobins regelmäßig durchführen lassen sollte?
Der Blutdruck sollte bei jedem Arztbesuch untersucht und zusätzlich vom Patienten selbst gemessen werden, wenn bereits länger ein hoher Blutdruck besteht und medikamentös behandelt wird. Jährlich sollten die Sensibilität an den Füßen mit der Stimmgabel, die Spitz-/Stumpfdiskrimination und der Berührungssinn geprüft werden. Gleichzeitig tastet der Arzt zum Ausschluss einer klinisch erkennbaren Arteriosklerose die Fußpulse ab. Die Nierenkrankheit beginnt vom Patienten unbemerkt, kann aber in einer Urinprobe mit Hilfe der Albumin-Messung im Labor festgestellt werden. Solange keine Mikroalbuminurie besteht, ist eine Nierenkrankheit ausgeschlossen. Auch diese Untersuchung sollte jährlich vorgenommen werden. Fünf Jahre nach Ausbruch des Typ-1-Diabetes müssen die Augen jährlich vom Augenarzt kontrolliert werden, beim Typ-2-Diabetiker schon bei der Diagnose. Der Augenarzt be-

schließt nach der Augenspiegelung jeweils, ob eine zusätzliche Fluoreszenzangiographie notwendig ist. Mit dieser Methode lassen sich schon
ganz früh qualitative Veränderungen auf der Netzhaut feststellen (siehe
auch Fragen 10, 342, 607).

**622 Man hört immer wieder, dass die diabetischen
Spätkomplikationen für den Diabetes gar nicht typisch seien und
ohnehin kämen, ob man den Diabetes nun gut oder schlecht
einstellt. Stimmt das?**
Die Veränderungen am Auge, an der Niere und an den Nerven sind charakteristisch für den Diabetes. Bevor der Diabetiker selbst Blutzuckerbestimmungen durchführte und der Arzt diese Bestimmungen mit der
Messung des HbA1c objektivieren und verifizieren konnte, war die Ein-
schätzung der Blutzuckereinstellung noch ungenau. Viele Diabetiker
glaubten, sie seien gut eingestellt, und fielen aus allen Wolken, wenn
nach 15 oder 20 Jahren die ersten Zeichen der Spätkomplikationen auf-
traten. Auch unter den Ärzten gab es einen Glaubenskrieg darüber, ob
der Blutzucker wirklich für die Spätkomplikationen verantwortlich zu
machen wäre. Es gab indessen schon viele ganz gute Hinweise, dass
jede Form der Hyperglykämie, ob bei Typ-2-Diabetes, Typ-1-Diabetes,
MODY-Diabetes oder Diabetes bei Erkrankungen der Bauchspeicheldrüse, mit der Zeit zu den typischen diabetischen Spätkomplikationen
führen würde.
In den USA wurde vor einigen Jahren die DCCT-Studie (Diabetes Con-
trol and Complication Trial) durchgeführt. Über 1000 Diabetiker wurden so eingestellt, dass sie ein HbA1c von durchschnittlich 7,5 Prozent
hatten, während die Kontrollgruppe mit einem HbA1c von 8,5 Prozent
schlechter eingestellt war. Dieser scheinbar kleine Unterschied in der
Einstellung genügte, dass nach drei Jahren bereits ein statistisch signifi-
kanter Unterschied zwischen den beiden Gruppen bezüglich aller typischen Diabeteskomplikationen vorhanden war. Seither wissen wir mit
Sicherheit, dass beim Typ-1-Diabetes der hohe Blutzucker schuld ist an
den diabetischen Spätkomplikationen. Eine ähnliche Studie hat auch
beim Typ-2-Diabetiker gezeigt, dass der schlechte Blutzucker zu den diabetischen Spätkomplikationen führt (UKPD-Studie). Es gibt heute also
keine Diskussion mehr darüber, ob man den Blutzucker gut einstellen
sollte, um Spätkomplikationen zu verhindern. Die Frage ist eigentlich

vielmehr die, wie gut man den Diabetes einstellen kann. Hier muss man unterscheiden zwischen dem Maximum und dem Optimum. Für jeden Typ-1-Diabetiker gibt es eine individuelle Grenze der guten Einstellung. Wenn man diese überschreiten und den Blutzucker noch besser einstellen will, kommt es gehäuft zu Hypoglykämien, die eben auch gefährlich sind. Es ist deshalb nicht für alle Typ-1-Diabetiker und auch nicht für die Typ-2-Diabetiker möglich, den Blutzucker in den Grenzen zu halten, in denen es nicht zu diabetischen Spätkomplikationen kommen kann. Je besser man aber eingestellt ist und je eher man sich seinem eigenen Optimum in der Blutzuckereinstellung nähert, desto später treten die Spätkomplikationen auf (siehe auch Frage 10, 324).

623 **Soll dies alles bedeuten, dass ein Diabetiker, der Spätkomplikationen entwickelt, sozusagen selbst schuld ist an diesen schwerwiegenden, invalidisierenden Krankheiten?**
Von Schuld kann man da überhaupt nicht sprechen. Es ist für viele Diabetiker schwierig, die optimale Blutzuckereinstellung zu finden, für einige unmöglich. Dies hat aber überhaupt nichts mit Schuld zu tun, sondern vielmehr mit dem vollständigen Verlust der endogenen Insulinproduktion, mit schwierigen persönlichen und familiären Verhältnissen, mit ungenügender oder schlechter Schulung, die dem Individuum nicht angepasst ist, und mit vielen anderen Faktoren. Niemand ist schuld daran, dass er an einem Diabetes erkrankt, und auch nicht daran, dass irgendwann im Leben diabetische Spätkomplikationen auftreten (siehe auch Frage 560).

624 **Können Frauen mit Spätkomplikationen, die sich ein Kind wünschen, schwanger werden und ein gesundes Kind zur Welt bringen?**
Dies ist durchaus möglich. Ich persönlich habe mehrere Frauen erlebt, die eine mittelschwere diabetische Netzhauterkrankung hatten, schwanger wurden und gesunde Kinder auf die Welt brachten. Schwieriger ist es für Frauen, die bereits eine diabetische Nierenkrankheit haben. Bei ihnen ist die Gefahr einer Verschlechterung des Leidens im letzten Abschnitt der Schwangerschaft sehr groß und damit auch das Risiko, dass das Kind nicht gesund auf die Welt kommen könnte. Föten von Frauen mit arteriosklerotischen Veränderungen sind deshalb stark gefährdet,

weil häufig die Beckenarterien, die das Kind über den Mutterkuchen ernähren, bereits verengt sind. Bei solchen Müttern ist die Ernährung des
Embryos ungenügend, und es kommt entweder zu Aborten oder zur Geburt von kleinen, manchmal missgebildeten Kindern. Bevor eine Diabetikerin sich zu einer Schwangerschaft entschließt, muss sie sich deshalb
einer Generaluntersuchung unterziehen, damit das Risiko für Mutter
und Kind abgeschätzt werden kann. Gesunde Diabetikerinnen können
gesunde Kinder ohne erhöhtes Risiko auf die Welt bringen. Voraussetzung dafür ist eine gute Blutzuckereinstellung bereits einige Monate vor
dem Eintritt und während der ganzen Schwangerschaft (siehe auch Fragen 408 ff.).

625 **Ich habe gehört, dass der Diabetes auch zu Störungen im
Bereich der Sexualität führen kann. Stimmt das?**
Es stimmt. Der Diabetes führt, wie ich schon gesagt habe, zu Störungen
der sensiblen Nerven am Bein. Dies ist jedoch nicht die einzige Nervenschädigung. Es kann auch zu Störungen im Bereich des vegetativen
Nervensystems kommen. Eine solche Störung ist eine nervöse Dysregu-
lation der Nervenversorgung der Schwellkörper, sodass es nicht mehr
zur Erektion kommen kann. Eine andere Ursache der Erektionsstörung
sind arteriosklerotische Verengungen der Arterien, die den Penis versorgen. Die Impotenz beim Diabetiker durch Erektionsstörungen dieser
Art ist besonders schwerwiegend, weil diese Patienten ein normales Se-
xualempfinden bzw. eine normale Libido haben. Störungen des Sexualempfindens bei der diabetischen Frau gibt es wahrscheinlich wegen der
verminderten Sensibilität von Klitoris und Scheide auch, doch sind diese Störungen schwieriger festzustellen und weniger gut untersucht als
beim Mann (siehe auch Fragen 368 f., 376–380).

626 **Gibt es eine Therapie für die Impotenz bei Diabetes
mellitus?**
Ja, es gibt verschiedene Methoden, wie dennoch eine Erektion erreicht
werden kann. Die häufigste Methode ist die Injektion von Prostaglandin
E_2 in den Schwellkörper. Diese Therapie ist nicht ganz ungefährlich,
weil bei einer zu hohen Dosis es zu einer lang anhaltenden und schmerzhaften Erektion (Priapismus) kommen kann. Andere Methoden zur Im-
potenzbehandlung, insbesondere chirurgische, liefern meist unbefriedi-

gende Resultate. Heute steht die Behandlung mit Viagra® im Vordergrund, wobei allerdings systematische Untersuchungen beim Diabetiker noch fehlen. Gefährlich ist die Einnahme von Viagra® insbesondere bei arteriosklerotischem Befall der Herzkranzgefäße (siehe auch Fragen 377 ff.).

627 **Können auch andere Organe, die vom vegetativen Nervensystem beeinflusst sind, beim Diabetes Schaden nehmen?**
Ja, es gibt schwerwiegende, zum Glück aber sehr seltene Komplikationen, die dem Diabetes zuzurechnen sind. Eine wichtige Komplikation ist die Neurohypoglykämie. Hypoglykämie-Symptome werden durch das vegetative Nervensystem übermittelt. Wenn dieses nicht mehr richtig funktioniert, spürt man die Hypoglykämie weniger oder gar nicht nicht mehr. Das Fehlen von Warnsymptomen ist gefährlich, weil man nicht reagieren kann (Einnahme von Zucker!) und unversehens in eine Neurohypoglykämie gerät. Eine andere Komplikation ist der Blutdruckabfall im Stehen. Beim Aufstehen aus der horizontalen Lage muss der venöse Rückfluss des Blutes zum Herzen durch das vegetative Nervensystem reguliert werden. Wenn diese Nerven nicht mehr funktionieren, kann es zu einem schwerwiegenden Blutdruckabfall (orthostatische Hypotonie) und zur Bewusstlosigkeit kommen. Diese Komplikation ist aber selten und kann nur symptomatisch mit Stützstrümpfen behandelt werden. Auch Magen- und Darmfunktion sind vom vegetativen Nervensystem abhängig. Zum Glück ist die Atonie des Magens, d. h. die fehlende Kontraktion des Magens zur Entleerung eine Seltenheit, aber sie kann vorkommen und auch Grund für eine massive Verschlechterung der Blutzuckereinstellung sein, weil das Weiterleiten der Nahrung vom Magen in den Darm gestört ist. Außerdem kann auch die Motilität des Darmes gestört sein, sodass es während der Nacht zu schweren Durchfällen kommen kann. Auch diese Komplikation ist zum Glück sehr selten. Relativ häufig ist eine gestörte Schweißsekretion, weil auch die Schweißdrüsen vom vegetativen Nervensystem gesteuert werden (siehe auch Fragen 268, 273 ff., 290, 376 ff.).

628 **Was versteht man unter dem Begriff »diabetischer Fuß«? Ist dies eine besonders schwerwiegende Komplikation?**
Es handelt sich um eine schwere Kombination von Neuropathie und Ar-

teriosklerose. Das erste Symptom der diabetischen Neuropathie ist oft eine Sensibilitätsstörung an beiden Füßen. Die Arteriosklerose ist beim Diabetiker gehäuft und kann neben den Herzkranzgefäßen auch die langen Beinarterien betreffen, sodass die Durchblutung an den Füßen schlecht ist. Die wirksamste Therapie ist die langsam steigende körperliche Belastung (bis zum Eintritt von Schmerzen). Die Durchblutungsstörung an den Füßen äußert sich manchmal, wenn die Sensibilität noch vorhanden ist, als Schmerz beim Gehen (Claudicatio intermittens), der vorübergeht, wenn man kurze Zeit anhält. Wenn aber die Sensibilität schon schwer gestört ist, spürt der Diabetiker die Mangelversorgung durch Sauerstoff im Blut nicht mehr; dann spricht man von »diabetischem Fuß«. Der diabetische Fuß ist also gekennzeichnet durch eine verminderte Sensibilität und eine verminderte Durchblutung, welche zu einer Gangrän der Gewebe und oft zu nicht schmerzenden Verletzungen und Infektionen führen, die dann eine chirurgische Behandlung notwendig machen. In dieser Situation sind orthopädische Maßnahmen ganz wichtig. Außerdem muss versucht werden, mit chirurgischen Methoden die arterielle Versorgung des Fußes mit Blut zu verbessern. Amputationen bei Diabetikern mit schweren Störungen dieser Art sind immer noch zu häufig (siehe auch Fragen 602, 611, 618).

Neue Behandlungswege: Was bringt die Zukunft?

Alle Diabetiker hoffen auf eine bessere Zukunft. Für den Typ-2-Diabetiker ist die hypokalorische Ernährung eine einschneidende Einschränkung, für den Typ-1-Diabetiker sind es das häufige Insulinspritzen, Blutzuckermessen und die permanente Eigenbeobachtung.

Die Forschunganstrengungen zur Erleichterung dieser Lebenserschwernisse laufen auf Hochtouren. Geheilt werden kann der Diabetes zwar immer noch nicht, aber wenigstens ist es gelungen, die gefürchteten Spätfolgen des Diabetes deutlich hinauszuzögern oder gar zu verhindern. Aber der Preis für den Diabetiker, der dies erreichen will, ist immer noch hoch.

In diesem Kapitel stellen wir Fragen zu den möglichen zukünftigen Methoden, den Typ-1-Diabetes (Fragen 629 ff.) und den Typ-2-Diabetes (Fragen 642 ff.) zu heilen.

Typ-1-Diabetes

629 **Gibt es schon Möglichkeiten der Früherkennung des Typ-1-Diabetes?**
Der Typ-1-Diabetes ist eine Autoimmunkrankheit mit genetischen Voraussetzungen und einem exogenen Auslöser der Krankheit. Der exogene Auslöser ist noch weitgehend unbekannt. Man weiß nicht, ob es sich um einen Virus, ein Toxin oder verschiedene Auslösermechanismen handelt. Die genetischen Voraussetzungen sind offenbar nicht einheitlich, sodass man mit den heutigen Methoden der genetischen Analysen (HLA-Typisierung, Bestimmung anderer genetischer Marker) noch nicht in der Lage ist, vorauszusagen, ob ein Individuum die genetischen Voraussetzungen für die Auslösung des Typ-1-Diabetes durch eine exogene Ursache hat. Obschon täglich neue Informationen über die Entstehung des Typ-1-Diabetes in den Forschungslaboratorien auf der ganzen Welt bekannt werden, ist ein echter Durchbruch noch nicht in Sicht.

630 **Kann der Ausbruch der Krankheit durch eine frühzeitige Diagnose hinausgezögert oder gar vermieden werden?**
Lange vor dem Ausbruch der Krankheit zirkulieren Antikörper gegen Bestandteile der Insulin produzierenden B-Zellen der Bauchspeicheldrüse im Blut. Antikörper-Tests können heute routinemäßig durchgeführt werden, sodass eine Früherkennung des Typ-1-Diabetes tatsächlich möglich ist, wenn man danach sucht. In diesem Sinn stellt sich die Frage, ob man bei Verwandten, insbesondere Kindern von Typ-1-Diabetikern solche Inselzell-Antikörper in bestimmten Abständen suchen soll, um die Krankheit frühzeitig zu erkennen. Ich glaube schon, dass solche Untersuchungen von wissenschaftlichem Interesse sind. Für das betroffene Individuum und die Familie solcher Kinder mit Inselzell-Antikörpern bringt die Erkenntnis allerdings mehr Verunsicherung als Nutzen. Denn nicht alle Menschen, bei denen Antikörper gegen Inselzellen festgestellt wurden, werden später einmal einen Diabetes entwickeln. Mit anderen Worten, nicht jede Autoimmun-Antwort, die charakteristisch ist für den Typ-1-Diabetes, wird immer mit einem Typ-1-Diabetes enden. Wir empfehlen Autoantikörper-Bestimmungen in Fa-

milien von Typ-1-Diabetikern deshalb nicht im großen Stil, außer, wenn diese von den verantwortlichen Angehörigen von Kindern mit erblicher Belastung gefordert werden. Die viel wichtigere Frage ist dann, was man mit solchen Befunden machen soll bzw. was man den Eltern solcher Kinder mit positiven Antikörpern empfehlen soll. Im Grunde genommen gibt es nichts anderes, als in gewissen Abständen den Blutzucker zu messen und auf den Typ-1-Diabetes zu warten, um die richtige Behandlung mit Insulin sofort einleiten zu können. Damit ist aber keine Prävention gegen den Typ-1-Diabetes erreicht. Es gibt also keine frühzeitige Diagnose des Typ-1-Diabetes und damit auch noch keine Prävention.

631 **Wird es einmal möglich sein, das Insulinspritzen durch eine einfachere Anwendung von Insulin zu ersetzen?**
Es gibt in der Tat viele solche Versuche mit oraler, transdermaler und auch intranasaler Verabreichung von Insulin. In allen diesen Fällen ist jedoch die Resorption des Insulins ins Blut sehr unzuverlässig: Nur ein Bruchteil des Insulins gelangt ins Blut. Deshalb sind bis heute alle diese Versuche im Grunde genommen gescheitert.

632 **Bauchspeicheldrüsen- und Inselzell-Transplantation gibt es seit Jahren. Weshalb hat sich diese Art der Heilung des Diabetes (noch) nicht durchgesetzt?**
Bauchspeicheldrüsen- und Inselzell-Transplantationen, die vorübergehend oder längere Zeit das eigene Insulin ersetzen und den Blutzucker normalisieren, gibt es in der Tat seit vielen Jahren. Die Transplantation der gesamten Bauchspeicheldrüse wird auch heute noch vielerorts durchgeführt, wenn ein Typ-1-Diabetiker gleichzeitig eine Nierentransplantation benötigt. Das Nierenversagen kann ja nur mit der Dialyse oder der Transplantation einer fremden Niere wirksam behandelt bzw. geheilt werden. Ein Mensch mit einer transplantierten fremden Niere benötigt lebenslang eine immunsuppressive Therapie mit mehreren Medikamenten, damit der Organismus die fremde Nieren nicht abstößt. In dieser Situation ist eine Transplantation einer Niere zusammen mit dem Pankreas oder mit Inselzellen durchaus gerechtfertigt, weil der Patient ohnehin eine immunsuppressive Therapie benötigt.
Eine Bauchspeicheldrüsen-Transplantation bei einem sonst gesunden

Typ-1-Diabetiker, der also kein anderes lebenswichtiges Organ benötigt, ist ethisch nicht gerechtfertigt, weil der Patient durch die immunsuppressive Therapie, die er lebenslänglich benötigt, mehr geschädigt
wird als durch die konventionelle Therapie des Diabetes mit Insulin. Die
Transplantation beim Diabetiker hat sich deshalb nicht durchgesetzt.
Zudem überleben fremde Pankreas-Transplantate schlecht und sind mit
Komplikationen behaftet. Aus diesem Grund ist man dazu übergegan-
gen, Inselzellen aus der Bauchspeicheldrüse verstorbener Menschen zu
isolieren und nur die Insulin produzierenden Zellen zu transplantieren.
Mit den modernen Methoden lassen sich die Inselzellen präparieren und
auch auf den Organismus des Typ-1-Diabetikers übertragen. Aber auch
in diesem Fall ist eine immunsuppressive Therapie notwendig. In vielen
Forschungslaboratorien hat man versucht, Inselzellen zu züchten und
sie in einer bestimmten Verpackung in den Empfängerorganismus zu
bringen, sodass keine Immunantwort ausgelöst wird. Auch diese Bemü-
hungen sind bis jetzt daran gescheitert, dass diese Kapseln mit den Inselzellen nur kurze Zeit funktionierten und die verkapselten Zellen zugrunde gingen. Es ist aber durchaus möglich, dass diese Forschungsrichtung
schließlich einmal zum Ziel führen kann.

633 Wird man eines Tages das unbeliebte In-den-Finger-Stechen zur Messung des Blutzuckers durch eine unblutige Blutzucker-Messmethode ersetzen können?

Auch auf diesem Gebiet sind seit vielen Jahren Erfolgsmeldungen nicht
nur in Boulevard-, sondern auch in sehr seriösen Zeitungen publiziert
worden. Leider hat es noch nie geklappt. Es ist bisher also noch nicht gelungen, den Blutzucker unblutig in einer für den Diabetiker praktikablen
Art während mehrerer Tage zuverlässig zu messen.

634 Glauben Sie, dass die Insulinpumpen weiterentwickelt werden können und in der Zukunft vermehrt eingesetzt werden?

Der Durchbruch für die Insulinpumpen hängt davon ab, ob die Forschung es schafft, den Blutzucker nicht invasiv zu messen. Dadurch
würde es möglich, die Information laufend auf die Pumpe zu übertragen, sodass diese jederzeit die richtige Menge Insulin injizieren könnte.
Der Fortschritt, den man mit Insulinpumpen erreichen kann, hängt damit von der Lösung dieser Frage ab (siehe auch Fragen 208, 429).

635 Wird es einmal ein Insulinpräparat geben, welches das Insulin nach physiologischem Bedarf bzw. nach der Höhe des Blutzuckers abgeben kann?

Versuche in dieser Richtung sind gemacht worden. Man kann sich vorstellen, dass Insulin, gekoppelt an eine andere Substanz, als Reservoir in den Körper gegeben wird und dass Insulin, von der Glukose verdrängt, ins Blut abgegeben wird. Aber auch diese Applikationsart von Insulin ist nicht über die Anfänge hinaus gediehen und wird kaum je zum Erfolg führen.

636 Glauben Sie, dass die weitere Entwicklung der Informationstechnologie für den Diabetiker ein wichtiges Hilfsmittel für die bessere Blutzuckereinstellung werden kann?

Seit Beginn der 80er-Jahre ist eine rasche Entwicklung elektronischer Apparate zur Messung des Blutzuckers im Gang, die dem Diabetiker den entscheidenden Schritt zur Blutzucker-Selbstkontrolle ermöglicht hat. Neue, relativ billige und handliche Messapparate erlauben dem Diabetiker, eine große Zahl von Blutzuckerwerten zusammen mit den wichtigsten Faktoren wie Zeit und Art der Mahlzeit, Insulindosis, Dauer und Intensität sportlicher Aktivität, interkurrente Krankheiten, Stress etc. zu speichern. Diese Apparate haben ein eingebautes Statistikprogramm, sodass auch Mittelwerte aller Blutzuckerwerte über viele Tage oder zu bestimmten Tageszeiten oder Situationen ablesbar sind. Zu diesen Messapparaten ist Software erhältlich, mit der die Daten im Computer weiter ausgewertet und in Form gut verständlicher Grafiken ausgedrückt werden.

Diabeteszentren und praktizierende Diabetologen verfügen über dieselbe Software und können die Daten des Diabetikers auf ihrem Computer speichern. Dieser Datenaustausch vermittelt dem Arzt genaue Hinweise auf therapeutische Vorschläge für den Patienten.

Einige Zentren beschäftigen sich mit der Möglichkeit, die Patientendaten telematisch zu erfassen und auf gleichem Wege Patienten therapeutisch zu beraten.

637 **Glauben Sie, dass die Weiterentwicklung dieser telematischen Übermittlungsmöglichkeiten den Gang ins Diabeteszentrum einmal ersetzen wird?**

Nein, am Anfang der Diabetes-Therapie steht das Erlernen des Insulin-spritzens, Blutzuckermessens und das Verstehen, was der Diabetes ist und für das Leben bedeutet. Diese ausgesprochen menschlichen, prakti-schen und vor allem auch seelischen Aspekte des Diabetes sind nicht aus dem Computer herauszuholen, sondern nur durch intensive zwi-schenmenschliche Beziehungen erfahrbar. Nur der gut geschulte Diabe-tiker, der seine Krankheit akzeptiert hat, wird von den Informatik-Telematic-Möglichkeiten wirklich profitieren können.

638 **Man liest überall in Zeitschriften über die Fortschritte in der Medizin dank Bio- oder Gentechnologie. Was muss man sich darunter vorstellen, und bringen diese modernen Technologien auch Fortschritte für die Diabetestherapie?**

Unter Biotechnologie versteht man einerseits die Anwendung moderner technischer Methoden in der medizinischen Forschung und Entwick-lung. Dazu gehören die Entwicklung von biokompatiblen Materialien zum Ersatz von Gelenken und Gefäßen, Herzschrittmachern und auch die Entwicklung von Glukosesensoren und Materialien, die sich dazu eignen, Insulin produzierende Zellen zu beherbergen, ohne entzündli-che Reaktionen im Körper auszulösen.

Mit der Gentechnologie andererseits versucht man, die genetischen, in der DNA verankerten Eigenschaften von Zellen so zu verändern, dass diese im Organismus wesentliche Funktionen besser ausüben können. Für den Diabetiker hat die Gentechnologie bereits Entscheidendes ge-leistet: die Herstellung von menschlichem Insulin aus Hefepilzen und Coli-Bazillen.

639 **Gibt es bereits Beispiele, wo die Gentechnologie für die Therapie des Typ-1-Diabetes weitere Fortschritte bringen könnte?**

Man versucht, künstliche Inselzellen herzustellen und zu implantieren, die Insulin produzieren, Insulin gemäß Blutzuckerspiegel abgeben und vom Empfängerorganismus nicht abgestoßen werden.

640 **Sind Sie der Meinung, dass solche gentechnisch veränderten Inselzellen eine echte Chance für die Behandlung des Typ-1-Diabetes darstellen?**

In der Tat ist dies aus meiner Sicht die einzige Möglichkeit, den Diabetes wirklich zu heilen. Ich glaube, dass die Forschung auf dem Gebiet immunologisch veränderter Zellen und auch auf dem Gebiet der Verpackung veränderter vitaler Inselzellen zurzeit sehr große Fortschritte macht und vielleicht in fünf oder zehn Jahren eine Heilung des Typ-1-Diabetes auf diesem Wege möglich sein könnte.

641 **Entspräche dies wirklich einer Heilung des Typ-1-Diabetes oder nur einem neuen Therapieansatz?**

Der Ersatz von Inselzellen, die dank einer Immunosuppression nicht abgestoßen werden und über längere Zeit funktionieren und den Blutzucker regulieren, ist vorläufig eine Therapie mit allen Nachteilen und unerwünschten Wirkungen der Immunosuppression im ganzen Körper. Wenn es gelänge, die Inselzellen durch Genmanipulationen so abzuändern, dass sie nicht mehr als fremd erkannt werden, würde sich die Immunosuppression erübrigen, und der Diabetes wäre dann quasi geheilt. Jedenfalls würde sich dann die so mühsame, stetige Überwachung des Blutzuckers und die Prozedur des Insulinspritzens erübrigen, wenigstens so lange, wie die Inselzellen ihre Funktion aufrechterhalten. Dies ist das Ziel vieler Diabetes-Forschungslaboratorien.

Typ-2-Diabetes

642 **Gibt es bereits Möglichkeiten der Früherkennung des Typ-2-Diabetes?**

Voraussagen darüber, wer ein Kandidat für den Typ-2-Diabetes ist, sind wesentlich treffsicherer als solche über den Typ-1-Diabetes, weil der Typ-2-Diabetes eine viel stärkere genetische Komponente hat. Auf der anderen Seite ist auch der Typ-2-Diabetes eine genetisch multifaktorielle Krankheit. Bei speziellen Formen des Diabetes, insbesondere beim MODY-Diabetes, sind bestimmte Mutationen nachweisbar, die das

Auftreten des Diabetes erklären. Bei den meisten Typ-2-Diabetikern ist es aber nicht so einfach, und der Zeitpunkt des Auftretens des Typ-2-Diabetes hängt von vielen verschiedenen Faktoren ab, insbesondere vom Übergewicht. Es gibt also auch beim Typ-2-Diabetes keine sichere Vorhersage, ob ein Individuum diese Krankheit bekommen wird oder nicht. Es laufen aber wichtige Forschungen zur Früherkennung der verschiedenen Formen des Typ-2-Diabetes (siehe auch Fragen 1 ff., 175, 176).

643 Kann durch eine frühzeitige Diagnose der Ausbruch der Krankheit hinausgezögert oder vermieden werden?

Beim Typ-2-Diabetes ist tatsächlich eine frühzeitige Diagnose durch Messung des Blutzuckers oder HbA1c möglich. Bei diesem Typus gibt es ja einen Übergang von der normalen Blutzuckerregulation zur gestörten Glukosetoleranz und dann zum manifesten Typ-2-Diabetes. Es lohnt sich also, bei Patienten mit einer positiven Familienanamnese für Typ-2-Diabetes den Blutzucker regelmäßig zu kontrollieren und bei den ersten Anzeichen einer verminderten Glukosetoleranz den Patienten diätetisch zu beraten, damit die Manifestation des Diabetes hinausgezögert werden kann. Viele Typ-2-Diabetiker, die bereits einen erhöhten Nüchternblutzucker hatten, können durch eine hypokalorische Ernährung eine Normalisierung des Blutzuckers erreichen. Die Frage ist nur, ob und wie vielen Typ-2-Diabetikern es möglich ist, das Gewicht auf längere Sicht so zu reduzieren, damit der Blutzucker wieder normal wird und dies auch bleibt.

644 Gibt es denn noch keine Möglichkeiten, das Gewicht mit Hilfe von Medikamenten zu reduzieren?

Doch, es gibt die berühmt berüchtigten Appetitzügler, alles Amphetamin-Derivate, die den Appetit zügeln, aber mit schwerwiegenden Nebenwirkungen behaftet sind. Diese Art von Medikamenten ist nicht zu empfehlen. Neuerdings werden Medikamente angeboten, welche die Stärke- oder Fettverdauung im Magen-Darm-Trakt verhindern, sodass Kohlenhydrate oder Fett unverdaut ausgeschieden werden. Es ist mit Sicherheit zu erwarten, dass solche Medikamente zu Vitamin-Mangelerscheinungen und anderen Störungen führen werden, und sie sind deshalb kaum zu empfehlen. Eine neue Forschungsrichtung verweist auf die Bedeutung des Leptins, ein relativ neu entdecktes Hormon, das in der Lage ist, das Sättigungszentrum im Hirn zu beeinflussen. Es ist denkbar, dass diese Entwicklung einmal dazu führen wird, dass Leptin oder ähnliche Substanzen mit Erfolg zur Appetitminderung verabreicht werden können (siehe auch Frage 83, 117 ff.).

645 **Ist es denkbar, dass Medikamente die Insulinresistenz des Typ-2-Diabetikers herabsetzen, damit das endogene Insulin wieder besser wirkt?**
Es gibt ein Hormon, den insulinähnlichen Wachstumsfaktor, in der Literatur als IGF I bezeichnet, welches dazu führt, dass Insulin wieder besser wirkt. Das IGF I scheint bei der Behandlung des insulinresistenten Typ-2-Diabetikers ein großes Potenzial zu haben, wurde aber bisher in größeren Versuchsreihen noch nicht getestet. Die Insulinsensibilität des Organismus wird durch Biguanide und Glitazone erhöht – Medikamente, die sich zum Teil schon gut bewährt haben.

646 **Was erhoffen Sie sich von der Gentechnologie für den Typ-2-Diabetiker?**
Insulin wird biotechnologisch hergestellt, ebenso IGF I. Falls Leptin sich als Appetitzügler nützlich erweisen sollte, wird auch diese Substanz biotechnologisch hergestellt. Mit anderen Worten, große Fortschritte in der Behandlung bzw. Heilung des Typ-1- und des Typ-2-Diabetes sind nur mit den Mitteln der Gentechnologie denkbar (siehe auch Fragen 638 ff.).

Anhang

Alle Fragen im Überblick

Das Wesen der Zuckerkrankheit und ihrer verschiedenen Formen
1 Was ist die Zuckerkrankheit? 14
2 Was ist Glykogen und wozu dient es? 14
3 Welche Funktion hat das Glykogen in der Muskulatur? 15
4 Dann ist also die Nutzung des Blutzuckers als Energiequelle beim Diabetes gestört? 15
5 Welches sind die wichtigsten Betriebsstoffe bzw. Energiequellen des Körpers? 15
6 Das Fettgewebe unter der Haut scheint doch eine träge Masse zu sein, die auch nur mühsam reagiert, wenn man an Gewicht abnehmen soll. Wie muss man sich die aktive Stoffwechselrolle der Fettzellen vorstellen? 16
7 Welches sind die Symptome des Diabetes? 17
8 Was bedeuten Hyperglykämie und Hypoglykämie? 17
9 Bei welchem Blutzuckerwert »beginnt« der Diabetes? 18
10 Was bedeuten Glukosurie und Azetonurie, und was hat Insulin damit zu tun? 18
11 Was ist der Unterschied zwischen Typ-1- und Typ-2-Diabetes? 19
12 Gibt es beim Typ-1-Diabetes auch eine genetische Komponente? 20
13 Welches ist die Häufigkeit der beiden Diabetes-Typen? 20
14 Werden alle übergewichtigen Menschen früher oder später Diabetiker? 20
15 Sterben auch heute noch Diabetiker im diabetischen Koma? 21
16 Kann auch der Typ-2-Diabetiker ins Koma fallen? 21
17 Benötigt der Typ-2-Diabetiker denn wirklich nie Insulin? . . . 21
18 Gibt es noch andere Diabetesformen? 21
19 Was ist der Schwangerschaftsdiabetes? 22
20 Kommt der Schwangerschaftsdiabetes auch bei Frauen mit negativer Familienanamnese bezüglich Diabetes vor? 22

21 Hat der erhöhte Blutzucker auch bei Diabetikerinnen einen schlechten Einfluss auf die Schwangerschaft bzw. die Entwicklung des Kindes? 23

22 Was ist eigentlich Insulin? 23

23 Wie entsteht der Insulinmangel beim Typ-1-Diabetes? 23

24 Was ist die Ursache dieser Autoaggressions- oder Autoimmunkrankheit, die zum Untergang der B-Inselzellen führt? 24

25 In welchen Altersgruppen tritt der Diabetes gehäuft auf? . . . 24

26 Sind Personen, die sich zucker- und fettreich ernähren, besonders gefährdet, einen Diabetes zu entwickeln? 25

27 Ist nur die Quantität oder auch die Qualität der Nahrungsmittel für das Übergewicht entscheidend? 25

28 Was bedeuten insulinempfindlich und insulinresistent? 26

29 Ist diese Insulinsensibilität am Tag und in der Nacht konstant, und ist sie abhängig von den Jahreszeiten? 26

30 Wann spricht man von einem »labilen« Diabetes? 27

31 Wird eine übergewichtige Person eher diabetisch als eine magere? 27

32 Gibt es einen Zustand, den wir als Prädiabetes bezeichnen? . . 28

33 Was bedeutet die Unterscheidung zwischen verminderter Glukosetoleranz und Diabetes? 28

34 Gibt es Mittel und Wege, den Diabetes vorauszusehen oder ihm vorzubeugen? 28

35 Ist es möglich, den Diabetes in seiner Evolution zu stoppen, wenn man ihn rechtzeitig erkennt? 29

36 Weshalb spricht man nach Ausbruch des Typ-1-Diabetes vom »honey moon«? 29

37 Ist der Diabetes bei Frau und Mann verschieden? 29

38 Welche Faktoren beeinflussen den Zuckerstoffwechsel beim Diabetiker? 30

39 Man hört manchmal, dass auch seelische Probleme und Stress den Diabetes verursachen können. Stimmt das? 30

Die Diabetes-Ernährung

Ernährung bei Diabetes

40 Welche Rolle spielt die Ernährung für die Stoffwechselkontrolle des Diabetikers? 33

41 Gibt es einen prinzipiellen Unterschied zwischen der
Ernährung für den Typ-1- und den Typ-2-Diabetiker? 33

42 Ist es schwierig, die Essgewohnheiten zu ändern, wenn der
Diabetes ausbricht? 33

43 Weshalb ist dann eine besondere Ernährung für den
insulinpflichtigen Typ-1-Diabetiker überhaupt wichtig? 34

44 Ein nicht gut eingestellter Diabetiker hat eine starke Polyurie:
Verliert er mit dem Wasser auch wichtige Mineralstoffe und
Vitamine? 34

45 Was ist eine hypokalorische Ernährung, und wer benötigt
sie? 34

46 Was versteht man unter einer Diabetes-Ernährung? 34

47 Welches sind die Grundregeln einer »richtigen« Ernährung
beim Gesunden wie auch beim Diabetiker? 35

48 Wie berechnet man sein Idealgewicht? 35

49 Gibt es eine andere Berechnung des Idealgewichts? 35

50 Gibt es einfache Tabellen, mit deren Hilfe man sein Gewicht
einstufen kann? 35

51 Können Sie einige Beispiele anführen? 36

52 Wie berechnet man den persönlichen Kalorienbedarf? 36

53 Gibt es eine Tabelle, anhand derer man seinen täglichen
Kalorienbedarf ablesen kann? 37

54 Stimmt der vom Arzt berechnete Kilokalorienbedarf immer? . 37

55 Wenn man eine strenge Diabetes-Ernährung einhält, kann
dann ein Mangel an Mineralstoffen, Spurenelementen und
Vitaminen eintreten? 38

56 Wo kann der Diabetiker sich in Ernährungsfragen Rat
suchen? 38

57 Gibt es besondere Regeln für die Ernährung eines
diabetischen Kindes? 38

58 Muss sich die Ernährung im Laufe der Jahre dem Alter
anpassen? 39

Das Wesen der Ernährung

59 Muss der Diabetiker stets die Zusammensetzung der
Nahrungsmittel kennen? 39
60 Ist es wichtig, dass Tag für Tag immer gleich viel gegessen
wird? 39
61 Worin unterscheiden sich Kohlenhydrate? 40
62 Wie viel Fett enthält die durchschnittliche Nahrung? 40
63 Gibt es noch andere Unterschiede zwischen den Fetten? 41
64 Wozu dienen die Proteine und welche eiweißhaltigen
Nahrungsmittel sind empfehlenswert? 41

Stoffwechselwirkungen der Nahrung

65 Was versteht man unter einer Kalorie? 42
66 Haben Kohlenhydrate, Fett und Protein verschiedene
metabolische Effekte? 42
67 Welches dieser Nahrungselemente ist das wichtigste für die
Veränderung des Blutzuckers? 43
68 Weshalb spricht man heute von der Bedeutung der
Faserstoffe in der Ernährung des Diabetikers? 43
69 Man liest täglich in der Presse Meldungen über das »böse«
Cholesterin. Kann ich mich durch »ungefährliche«
Nahrungsmittel davor schützen? 43
70 Stimmt es, dass die so genannte Mittelmeer-Diät für Diabetiker
günstig ist, obschon dort sehr viel Pasta, also Teigwaren,
gegessen werden? 44
71 Ist es günstiger, wenn ein Teller Spaghetti nach einer Portion
Salat gegessen wird? 45
72 Welches sind die metabolischen Wirkungen von Alkohol? . . 45

Austauschtabellen

73 Wozu dienen diese Tabellen und was bedeutet eigentlich ein
Brot-, Gemüse-, Obst-, Milch-, Eiweiß- oder Fettwert? 45
74 Wie rechnet man einen Ernährungsplan von 1750 kcal aus? . . 46
75 Gibt es Nahrungsmittel, die so wenige Kohlenhydrate
enthalten, dass man sie nicht mitberechnen muss? 47
76 Können Sie ein Beispiel einer hypokalorischen Ernährung
mit 1200 Kalorien nennen? 47

77 Würden Sie bitte in tabellarischer Form angeben, wie viel der
verschiedenen Nahrungsmittel den 10-Gramm-Werten
entsprechen? 47
78 Gibt es im deutschen Sprachgebiet auch andere Berechnungsmethoden und entsprechende Nahrungsmittel-Austauschtabellen? 52
79 Was bedeutet der glykämische Index von Nahrungsmitteln? . 57
80 Wie wird der glykämische Index eines Nahrungsmittels
berechnet? 57
81 Können Sie von einigen Nahrungsmitteln den glykämischen
Index nennen? 58
82 Welches ist die praktische Bedeutung des glykämischen
Indexes? 58

Das Hungergefühl
83 Gibt es eine Erklärung dafür, dass gewisse Menschen hungriger
sind als andere bzw. mehr essen können als andere? 59
84 Weshalb ist der Diabetiker oft hungrig? Gibt es physiologische
oder psychologische Gründe dafür? 59
85 Führt die unerkannte Hyperglykämie beim Diabetiker zu
Hungergefühl? 60
86 Gibt es irgendwelche Ratschläge für den »hungrigen
Diabetiker«? 60
87 Was darf man als Imbiss oder als Apéritif zu sich nehmen? . . 60
88 Was soll ein diabetisches Schulkind als Imbiss in der
Schulpause essen? 60

Ernährung des insulinpflichtigen Typ-1-Diabetikers
89 Muss der Typ-1-Diabetiker sich an eine hypokalorische
Ernährung halten? 61
90 Ist es möglich, dass ein Typ-1-Diabetiker trotz richtiger
Ernährung wegen der Insulintherapie schwere Hypoglykämien
durchmacht? 61
91 Darf ein Typ-1-Diabetiker mehr Fett zu sich nehmen als ein
Typ-2-Diabetiker? 62
92 Was ist für den Typ-1-Diabetiker, der keine Gewichtsprobleme
hat, mehr oder weniger »verboten«? 62

93 Darf ein Diabetiker Dragées zu sich nehmen oder
Hustensirup und andere Säfte, die Saccharose enthalten
bzw. mit Sorbit oder Xylit gesüßt sind? 62
94 Wie viel sollte der Diabetiker täglich trinken? 63
95 Darf ein Diabetiker auch etwas anderes als Wasser trinken? . 63
96 Dürfen Diabetiker Bier und Wein trinken? 63

Süßspeisen und Süßstoffe
97 Darf ein Diabetiker Haushaltszucker essen? 64
98 Wie kann der Diabetiker Getränke und Speisen süßen? . . . 64
99 Können diese Süßstoffe auch für die Herstellung von Kuchen
und Nachspeisen verwendet werden? 64
100 Darf Diabetiker-Schokolade von Diabetikern à discretion
gegessen werden? 64

Ernährung in speziellen Lebenssituationen
101 Müssen Kinder, Schwangere und ältere Menschen mit
Diabetes sich besonders ernähren? 65
102 Benötigt der »Kopfarbeiter« eine andere Ernährung als der
Handwerker? 66
103 Hat der Diabetiker auf Reisen besondere Probleme mit der
Ernährung? 66
104 Wie verhält es sich mit Reisen in fremde Länder? 66
105 Wie schwierig ist für einen insulinpflichtigen Typ-1-
Diebatiker das Essen im Restaurant? 67
106 Wie soll sich der übergewichtige Typ-2-Diabetiker im
Restaurant verhalten? 67
107 Wie soll sich ein Diabetiker verhalten, wenn er zum Essen
eingeladen ist? 67
108 Wie soll sich ein Sportler verhalten? 67
109 Wie soll sich der Typ-2-Diabetiker bei sportlichen Aktivitäten
verhalten? 68
110 Kann sich ein Diabetiker vegetarisch ernähren? 68
111 Was soll man einem Gastgeber empfehlen, der einen
Diabetiker zum Essen erwartet? 69
112 Muss eine Familie wegen eines Typ-1-Diabetikers die
Essgewohnheiten ändern? 69

Die psychologischen Schwierigkeiten des Diabetikers mit der
Ernährung im Alltag
113 Soll ein Diabetiker in jeder Situation zu seinem Diabetes
    stehen und erklären, weshalb er gewisse Nahrungsmittel
    nicht isst? 69
114 Bei Tisch sollte man sich wohl fühlen und während des
    Essens gute Gespräche führen. Ist dies für Diabetiker auch
    möglich? 70
115 In schwierigen psychologischen Situationen haben Menschen
    oft Lust auf Süßes, und überhaupt ist alles Verbotene
    besonders für Kinder und Jugendliche immer eine Sünde
    wert. Wie stehen Sie dazu? 70
116 Ist es nicht so, dass Körpergewicht und Gestalt auch soziales
    Prestige bedeuten und es deshalb für den Typ-2-Diabetiker
    psychologisch schwierig ist, an Gewicht abzunehmen? . . . 70

Die Therapie des Typ-2-Diabetes
117 Wie kann jemand erkennen, dass er einen Typ-2-Diabetes
    hat und den Arzt aufsuchen sollte? 72
118 Gibt es Möglichkeiten, den Typ-2-Diabetes zu heilen? 72
119 Benötigt ein Typ-2-Diabetiker manchmal andere Therapien
    als nur eine Ernährungsberatung? 72
120 Welche zusätzlichen Faktoren sind in der Therapie des
    Typ-2-Diabetes wichtig? 73

Ratschläge zur Gewichtsreduktion
121 Welche Ratschläge kann man jemandem geben, der
    abnehmen muss? 73
122 Nach welchen Regeln wird eine hypokalorische Ernährung
    aufgebaut? 74
123 Können Sie zwei Beispiele für einen kalorienreduzierten
    Ernährungsplan geben? 74
124 Was genau ist eine Portion Obst bzw. Brot? 76
125 Gibt es Tipps, wie man richtig isst, um abzunehmen? 77
126 Ist es zur Kontrolle des eigenen Körpergewichts notwendig,
    sich regelmäßig zu wiegen? 77

127 Ist es wichtig, was ein Typ-2-Diabetiker isst oder nur wie viel er isst? 78

128 Führt Alkohol zu Übergewicht? 78

129 Kann man bei einer kalorienreduzierten (hypokalorischen) Ernährung überhaupt noch von Genuss sprechen? 78

130 Welche Ratschläge sind bei einer hypokalorischen Ernährung wichtig? 78

131 Heutzutage sind verschiedene Arten von Diätnahrungsmitteln im Handel, die kalorienarm und reich an Fasern, Mineralstoffen und Vitaminen sind. Darf ein Diabetiker, der abnehmen muss, eine Mahlzeit damit ersetzen? 79

132 Muss jemand, der auf eine Diabetes-Ernährung angewiesen ist, die Nahrung täglich abwiegen? 79

133 Man hört immer wieder: »Ich mache eine Diät, aber ich nehme nicht ab.« Ist das möglich? 79

134 Weshalb gelingt es vielen übergewichtigen Typ-2-Diabetikern trotz Ernährungsschulung nicht, weniger zu essen und das Körpergewicht zu reduzieren? 80

135 Was kann man einem Typ-2-Diabetiker raten, der keinen Sport betreiben will? 80

136 Gibt es Kontraindikationen gegen intensiven Sport? 80

137 Nützt vermehrte körperliche Aktivität zur Gewichtsreduktion auch dann, wenn Diabetiker keine kalorienreduzierte Ernährung einhalten? 81

Therapie mit oralen Antidiabetika

138 Wann sollte eine Therapie mit oralen Antidiabetika begonnen werden? 81

139 Muss diese Therapie mit oralen Antidiabetika von einem Arzt überwacht werden? 81

140 Für welche Aspekte der Einstellung ist es wichtig, dass der Typ-2-Diabetiker von einem Diabetesteam betreut wird? . . 82

141 Hat während der Therapie mit Antidiabetika der Patient selbst eine individuelle Verantwortung für sein Wohlergehen? . . . 82

142 Führen Sulfonylharnstoffe auch zu schweren Hypoglykämien? 82

143 Woran erkennt man die Hypoglykämie durch Sulfonylharnstoffe? 83
144 Haben gewisse orale Antidiabetika für die Behandlung des
Typ-2-Diabetes auch eine Wirkung auf die
Gewichtsabnahme? 83
145 Welche oralen Medikamente stehen dem Typ-2-Diabetiker
zur Verfügung? 83
146 Welche dieser Präparate würden Sie nicht empfehlen? 84
147 Sollen Diabetiker, die auf ein solches Präparat schlecht
ansprechen, auf ein anderes umstellen? 84
148 Wirken die Sulfonylharnstoffe der zweiten Generation oder
Metformin besser oder haben sie weniger Nebenwirkungen? 84
149 Was sind α-Glucosidase-Hemmer und wie wirken sie? . . . 85
150 Haben Biguanide Nebenwirkungen? 85
151 Haben die Sulfonylharnstoffe Nebenwirkungen? 86
152 Gibt es Begleitkrankheiten bei Diabetikern, welche die
Anwendung von Biguaniden verbieten? 86
153 Gibt es Begleitkrankheiten des Diabetes, welche die
Anwendung von Sulfonylharnstoffen verbieten? 86
154 Bei welchen Patienten ist die Verwendung von α-Glucosidase-
Hemmern kontraindiziert? 87
155 Können Sulfonylharnstoffe auch dem normalgewichtigen
Typ-2-Diabetiker helfen? 87
156 Kann mit der Gabe von Sulfonylharnstoffen die Ernährung
freier gestaltet werden? 87
157 Können Sulfonylharnstoffe, NovoNorm® und Biguanide
ohne gefährliche Nebenwirkungen über viele Jahre verabreicht
werden? 87
158 Ist es sinnvoll, Sulfonylharnstoffe und Biguanide als
Kombinationstherapie zu verwenden? 87
159 Gibt es besondere Kriterien, nach welchen die
Sulfonylharnstoffe und NovoNorm® dosiert werden sollen? . 88
160 Wann sollen Sulfonylharnstoffe, Biguanide, NovoNorm®
und α-Glucosidase-Hemmer eingenommen werden? 88

Insulintherapie

161 Unter welchen Umständen muss der Typ-2-Diabetiker
vorübergehend mit Insulin behandelt werden? 88

162 Ist eine Insulintherapie auch bei Wahloperationen
notwendig? 89

163 Wann muss der Typ-2-Diabetiker auf Insulin umgestellt
werden? 89

164 Welche Insuline sind für die Therapie des Typ-2-Diabetes
geeignet? 90

165 Wie oft und wie viel Insulin müssen Typ-2-Diabetiker
spritzen? 90

166 Wie beginnt die Insulintherapie? 90

167 Sollen Typ-2-Diabetiker die Spritze oder den Pen benutzen? 90

168 Kann ein Diabetiker, der einmal Insulin benötigt hat, später
wieder ohne Insulin auskommen? 90

169 Welche körperliche Aktivität empfehlen Sie einem Typ-2-
Diabetiker, der sehr streng arbeitet, keine Zeit für und auch
keine Freude am Sport hat? 91

Besondere Probleme des Diabetes bei alten Menschen

170 In welchem Alter kann man noch einen Typ-2- und einen
Typ-1-Diabetes bekommen? 91

171 Ist es sinnvoll, bei einem 70-jährigen die Ernährung
hypokalorisch umzustellen? 92

172 Kann ein 70-jähriger Patient noch lernen, Insulin zu
spritzen? 92

173 Soll der alte Diabetiker den Pen oder die Insulinspritze
benutzen? 92

174 Wer soll im Alters- und Pflegeheim das Insulin spritzen? . . 92

Therapie des MODY-Diabetes

175 Wie manifestiert sich der MODY-Diabetes? 93

176 Welche Therapie benötigt der Patient mit MODY-Diabetes? . 93

Die Therapie des Typ-1-Diabetes

177 Wie manifestiert sich der Typ-1-Diabetes? 95
178 Gibt es Möglichkeiten, den Typ-1-Diabetes zu heilen oder
zu verhindern? 95
179 Wie behandelt man den Typ-1-Diabetes? 95

Behandlung mit Insulin

180 Welches sind die wichtigsten Therapieelemente des Typ-1-
Diabetes? 95
181 Wie beeinflussen sich die Therapie-Elemente gegenseitig? . 95
182 Was bedeutet es, dass die Insulintherapie individualisiert
oder persönlich gestaltet werden soll? 96
183 Wie kann ein Typ-1-Diabetiker herausfinden, wie viel Insulin
er wann spritzen muss – angepasst an seine Ernährungsweise
und seine körperliche Aktivität? 96
184 Wie soll der Diabetiker Ernährung und Insulin anpassen,
wenn er sich mehrere Stunden lang körperlich stark
anstrengt? 97
185 Weiß man, wie viele Kalorien man bei verschiedenen
Tätigkeiten bzw. Sportarten verbraucht? 97
186 Soll der Typ-1-Diabetiker Schweine-Insulin oder humanes
Insulin verwenden? 98
187 Welche Formen von Insulin gibt es heute und welche sind
in der Entwicklung? 98
188 Gibt es verschiedene Möglichkeiten, Insulin zu spritzen? . . 99
189 Gibt es verschiedene Insulin-Therapie-Schemata? 99
190 Was sind die Vorteile eines solchen Zwei-Spritzen-
Rhythmus? 100
191 Was sind die Schwierigkeiten des Zwei-Spritzen-
Rhythmus? 101
192 Wem kann ein Zwei-Spritzen-Rhythmus empfohlen
werden? 101
193 Welches ist das heute allgemein akzeptierte Insulin-Spritz-
Schema für adoleszente und erwachsene Typ-1-Diabetiker? 101
194 Wie funktioniert das Basis-Bolus-Insulin-Spritz-Schema
mit den neuen, noch rascher resorbierten rekombinanten
humanen Insulin-Analoga (Humalog®, NovoRapid®)? . . 103

195 Ist es möglich, vom Zwei-Spritzen-Schema auf das Basis-Bolus-Prinzip zu wechseln? 104

196 Wie soll das Insulin gespritzt werden? 104

197 Wo soll das Insulin gespritzt werden? 104

198 Soll man rasch wirkendes Insulin an derselben Körperstelle injizieren wie intermediär wirkendes Insulin? 105

199 Gibt es individuelle Unterschiede? 105

200 Ist es von Bedeutung, ob die Nadel senkrecht oder im Winkel von 45 Grad in die Haut gestochen wird? 105

201 Gibt es andere wichtige Ratschläge für die Technik der Insulininjektion? 106

202 Gibt es Schwierigkeiten am Ort der Insulininjektion? 106

203 Kann derselbe Pen abwechselnd für das rasch wirkende und das intermediär wirkende Insulin verwendet werden? 106

204 Kann der Pen beschädigt werden? 106

205 Darf man das Insulin aus der Flasche vom Pen mit der Spritze injizieren, wenn der Pen kaputt ist? 106

206 Muss die Nadel des Pens nach jeder Injektion ausgewechselt werden? 107

207 Auf dem Insulinfläschchen steht, dass Insulin bei 2–8 °C aufbewahrt werden soll. Ist dies praktisch möglich, und kann es auch kalt gespritzt werden? 107

Wege zur Verbesserung der Insulintherapie

208 Was sind Insulinpumpen und wie funktionieren sie? 107

209 Wie findet man heraus, wie hoch das Basisinsulin während des Tages und in der Nacht dosiert werden muss? 108

210 Misst die Pumpe den Blutzucker? 108

211 Wie viele Diabetiker verwenden diese Pumpe? 108

212 Gibt es besondere Indikationen für die Pumpe? 108

213 Kann man mit der Pumpe Sport betreiben? 109

214 Kann man mit der Pumpe auch baden und schwimmen? . . 109

215 Wie häufig muss die Infusionsstelle gewechselt werden, und kann der Patient dies selbst machen? 109

216 Benötigt der Pumpen-Patient eine besondere Schulung? . . 109

217 Kann man dank der Insulintherapie mittels Pumpe die physiologische Blutzuckerregulation besser verstehen? . . . 109

218 Kann man mit dem Basis-Bolus-Insulinschema eine ähnlich
gute Blutzuckereinstellung erreichen wie mit der
Insulinpumpe? 110
219 Was ist das FIT-Programm? 110

Therapeutische Synergien zwischen Ernährung und Insulin
(Basis-Bolus)
220 Welches sind die wichtigsten Ernährungsregeln für den Typ-1-
Diabetiker? 110
221 Muss das rasch wirkende Insulin immer vor der Mahlzeit
gespritzt werden? 111
222 Wie soll sich der Diabetiker verhalten, wenn vor der Mahlzeit
die Blutzuckerwerte sehr tief sind? 112
223 Ist es gefährlich, wenn man rasch wirkendes Insulin schon
30 Minuten vor dem Essen spritzt, insbesondere, wenn der
Blutzucker tief ist? 112
224 Ist es dennoch sinnvoll, Insulin 15–20 Minuten vor der
Mahlzeit zu spritzen, die Gefahr der Hypoglykämie jedoch mit
der Einnahme von 10–20 Gramm Traubenzucker zu bannen? 112
225 Soll man Insulin noch früher spritzen, wenn der Blutzucker
vor dem Essen schon hoch ist, z. B. über 10 mmol/l
(180 mg/dl)? 112
226 Erlaubt dieses Basis-Bolus-Therapieschema weniger Freiheit,
das zu essen, was man gerne möchte? 113
227 Ist es wichtig, dass man bei den Mahlzeiten den genauen
Stundenplan einhält? 113
228 Muss der Diabetiker etwas über die unterschiedlichen
Kohlenhydrate wissen bzw. wie rasch diese resorbiert
werden? 113
229 Kann ein Typ-1-Diabetiker seine Mahlzeiten täglich
bezüglich Quantität und Qualität variieren und die Insulindosis
jeweils vor den Mahlzeiten ändern, oder ist es besser, wenn er
die Ernährung bei ebenfalls relativ stabilen Insulindosen
beibehält? 114
230 Soll der Diabetiker die Insulindosis nach Quantität und
Qualität der Mahlzeit ausrichten oder umgekehrt die Menge
des Essens nach einer vorbestimmten Insulindosis richten? . 114

231 Kann ein Diabetiker mit dem Basis-Bolus-Prinzip eine große Mahlzeit auslassen? 114

232 Wie groß ist der Insulinbedarf während des Fastens (Basis) im Verhältnis zu demjenigen für die Mahlzeiten (Bolus)? . 115

233 Wie kann die Ernährung an das Insulinschema angepasst werden? 115

234 Ist dies auch beim Typ-2-Diabetiker so? 116

235 Wie wichtig ist beim Basis-Bolus-Insulin-Spritz-Schema das Einhalten eines strengen Essrhythmus? 116

236 Ist Insulin nur für den Stoffwechsel des Zuckers wichtig? . 116

Fragen, Probleme und Zweifel rund um die Insulintherapie

237 Einige Diabetiker haben von einem Tag auf den anderen sehr große Blutzuckerschwankungen. Wie soll ein Betroffener die Therapie adäquat anpassen? 116

238 Können labile Diabetiker auch das Zwei-Spritzen-Schema benutzen? 117

239 Was soll ein Diabetiker machen, der plötzlich viel höhere Blutzuckerwerte misst, nachdem er längere Zeit gut eingestellt war? 117

240 Muss ein Diabetiker unbedingt selbst Insulin spritzen? . . . 118

241 Sollen Insulin spritzende Diabetiker den Blutzucker vor dem Schlafen regelmäßig messen? 118

242 In welchen Situationen sollten Diabetiker vor dem Schlafen noch etwas essen? 118

243 Soll im Fall einer Hyperglykämie über 11 mmol/l (200 mg/dl) vor dem Schlafen mit einer Dosis rasch wirkenden Insulins korrigiert werden? 119

244 Ein Diabetiker mit dem Basis-Bolus-Insulin-Schema erwacht am Morgen mit einer Hyperglykämie über 11 mmol/l (200 mg/dl), Azeton im Urin und einer Glukosurie. Wie soll er sich verhalten? 119

245 Wie soll sich derselbe Diabetiker verhalten, wenn er morgens ohne Glukosurie 11 mmol/l (200 mg/dl) Blutzucker hat? . . 119

246 Was soll dieser Diabetiker tun, wenn er am Morgen mit einem Blutzucker unter 4 mmol/l (72 mg/dl) erwacht? 120

247 Wie kann ein Diabetiker mit dem Basis-Bolus-Insulin-

Schema wissen, ob eine Hypoglykämie durch das rasch
wirkende Insulin oder durch das Basisinsulin verursacht
wurde? 120
248 Wie soll der Diabetiker mit einem Zwei-Spritzen-Rhythmus
reagieren, wenn der Blutzucker zu hoch ist zwischen zehn und
elf Uhr am Vormittag, zwischen 13 und 17 Uhr nachmittags
und am späten Abend? 120
249 Welches sind die häufigsten Fehler bei der Insulintherapie? 121
250 Wenn ein Diabetiker merkt, dass seine Blutzuckereinstellung
nicht mehr adäquat ist, sollte er dann selbst Korrekturen
vornehmen oder den Arzt und die Diabetesberaterin
konsultieren? 121
251 Können hyperglykämische Entgleisungen während des Tages
mit zusätzlichen kleinen Dosen von rasch wirkendem Insulin
korrigiert werden? 122
252 Können solche ungeklärten Hyperglykämien auch durch
vermehrte körperliche Aktivität korrigiert werden? 122
253 Sollte eine Hyperglykämie vor der Mahlzeit
durch eine zeitliche Vorverschiebung des Bolus
korrigiert werden? 123
254 Soll der instabile Diabetiker Korrekturen nur mit dem rasch
wirkenden Insulin vornehmen oder auch mit dem
Basisinsulin? 123
255 Was muss ein Diabetiker machen, wenn er morgens merkt,
dass er in der vorangegangenen Nacht das Basis-Insulin
vergessen hatte? 123
256 Wie soll sich ein Diabetiker verhalten, der aus Versehen
die Basis-Dosis vor dem Schlafen zweimal gespritzt hat? . . 124
257 Sie behaupten, dass Routine in der Selbstbehandlung des
Diabetes gefährlich werden kann. Wie meinen Sie das? . . . 124
258 Wann soll das Basis-Insulin beim Wechsel von Winter- auf
Sommerzeit injiziert werden? 124
259 Wie kommt man im Ausland an das Insulinpräparat, das man
zu Hause spritzt, oder an die notwendigen Blutzucker-
Messutensilien? 124
260 Gibt es Medikamente, deren Wirkungen sich mit der
Insulinwirkung überlagern? 125

261 Hat die Pille negative Auswirkungen auf die Gesundheit
der Diabetikerin? 125

262 Jede fiebrige Infektionskrankheit führt zur Hyperglykämie.
Wie soll der Typ-1-Diabetiker reagieren? 125

263 Muss der kranke Diabetiker sich an den Ernährungsplan
halten, auch wenn er nicht mehr essen mag? 126

264 Wie wird ein Typ-1-Diabetiker auf eine Wahloperation
vorbereitet? 126

265 Verändert sich die Insulinsensibilität im Verlauf des
Menstruationszyklus? 127

266 Wie wirkt sich eine Schwangerschaft auf die Behandlung
der Diabetikerin aus? 127

Die Hypoglykämie bei der Insulintherapie

268 Wie manifestiert sich eine Hypoglykämie? 127

269 Einige Diabetiker verspüren Hypoglykämie-Symptome
schon bei Blutzuckerwerten um 5–7 mmol/l (90–126 mg/dl).
Weshalb? 128

270 Wie soll der insulinbehandelte Diabetiker auf diese
Symptome reagieren? 128

271 Gibt es andere Ursachen für solche Hypoglykämie-
Symptome? 128

272 Wie kann der Diabetiker diese Hypoglykämie erkennen? . . 128

273 Kann eine Hypoglykämie auch einen anderen Verlauf
nehmen? 129

274 Gibt es Diabetiker, die eine Hypoglykämie nicht oder
nicht mehr spüren? 129

275 Reagiert ein Diabetiker immer auf dieselbe Weise auf
eine Hypoglykämie? 130

276 Bemerkt ein Diabetiker immer, dass er in einer
Hypoglykämie ist? 130

277 Wie soll der Diabetiker reagieren, wenn die Hypoglykämie
trotz Einnahme von Zucker oder Fruchtsäften andauert? . . 130

278 Kann die Hypoglykämie unerwartet auftreten und wenn ja,
was könnten die Ursachen sein? 130

279 Kann ein Diabetiker auch eine Hypoglykämie erkennen,
wenn sie ihn im Schlaf überrascht? 131

280 Welches sind die Folgen einer akuten Hypoglykämie mit
Adrenalin-Symptomatik? 131
281 Hat die Verminderung der Hypoglykämie-Wahrnehmung
nach einer schweren Hypoglykämie praktische Konsequenzen
für den Patienten? 131
282 Wie soll der Diabetiker reagieren, wenn sich der Blutzucker
nach Einnahme von Zucker normalisiert hat, die Symptome
aber bestehen bleiben? 132
283 Welches sind die häufigsten Ursachen für eine
hypoglykämische Krise? 132
284 In welchen Lebenssituationen kann eine Hypoglykämie
vorausgesagt werden? 132
285 Was soll der Diabetiker machen, wenn er eine
Hypoglykämie spürt? 133
286 Warum gibt es nach einer durchgemachten
mittelschweren bis schweren Hypoglykämie meist
eine Hyperglykämie? 133
287 Wie soll der Betroffene auf diese Hyperglykämie
reagieren? 133
288 Weshalb muss der Betroffene nach der Normalisierung
des Blutzuckers durch die Glukagonspritze zusätzlich noch
Zucker zu sich nehmen? 133
289 Die Hypoglykämie ist beim Autofahren besonders gefährlich.
Wie kann sich der Diabetiker davor schützen? 134
290 Wie geht es weiter, wenn er die Hypoglykämie nicht spürt
und nicht mehr handlungsfähig ist? 134

Diabetes bei Pankreas-Erkrankungen
291 Welche Erkrankungen führen zu Diabetes? 135
292 Welche Therapie benötigen diese Diabetiker? 135

Die Selbstkontrolle des diabetischen Patienten
293 Was bedeutet die Selbstkontrolle eines Diabetikers? 138
294 Wie wichtig ist die Blutzucker-Selbstkontrolle für den
Typ-1-Diabetes bzw. für den Typ-2-Diabetes? 138
295 Kann ein Diabetiker subjektiv, also anhand der Symptome

feststellen, ob er hyperglykämisch oder hypoglykämisch ist, ohne eine Blutzuckerbestimmung vornehmen zu müssen? . 139

296 Weshalb muss man manchmal Glukose und Azeton im Urin messen, und wie sind die Resultate zu interpretieren? . 139

297 Was muss der Diabetiker bei der Blutzuckerprobe beachten? 140

298 Gibt es bei der Messung des Blutzuckers mögliche Fehlerquellen? 140

299 Man kann in der Apotheke verschiedene Typen von Blutzucker-Messgeräten kaufen. Welche empfehlen Sie? . . 140

300 Kann der Blutzucker auch ohne Messgerät gemessen werden? 141

301 Wann sollen die Glukosurie und die Azetonurie gemessen werden? 141

302 Wie oft soll der Blutzucker gemessen werden? 141

303 Wie misst man Glukose und Azeton im Urin? 142

304 Einige Diabetiker beklagen sich darüber, dass die von ihnen gemessenen kapillaren Blutzuckerwerte nicht übereinstimmen mit denen, die im Krankenhaus im venösen Blut gemessen wurden. Wie kann so etwas vorkommen? 142

305 Viele Diabetiker beklagen sich, dass die von den Ärzten angegebene Nierenschwelle von 11 mmol/l (200 mg/dl) bei ihnen nicht stimme, d. h. dass sie auch bei 12 mmol Blutzucker/l noch keine Glukosurie nachweisen können. Wie erklären Sie das? 142

306 Überreaktionen vom Diabetiker können in gewissen Situationen gefährlich sein. Wann ist das so? 143

307 Sollte der Diabetiker die Resultate der Blutzucker-Selbstkontrolle, der Glukosurie und der Azetonprobe in einem Protokoll festhalten? 144

308 Welche Daten sollen im Protokoll festgehalten werden? . . 144

309 Ist es sinnvoll, besondere Ereignisse wie eine schwere Hypoglykämie und hyperglykämische Entgleisungen im Protokoll farblich zu markieren? 144

310 Sollen diese Protokolle aufbewahrt werden? 146

311 Soll der Patient dem Arzt das »Diabetes-Tagebuch« zeigen? 146

312 Wird ein solches Protokoll vom Betroffenen oft gefälscht? . 146

313 Soll auch ein Typ-2-Diabetiker ein Protokoll führen? 146

314 Wie oft ist eine Kontrolle durch den Diabetologen
notwendig? 146
315 Welche Organe sind von Spätfolgen des Diabetes betroffen,
und wie kann man diese frühzeitig erkennen, bevor definitive
Schäden eingetreten sind? 147
316 Kann ein Diabetiker frühe Zeichen und Symptome von
Spätkomplikationen feststellen? 148
317 Wie kann ein blinder Diabetiker den Blutzucker messen? . . 148

Die Schulung und Beratung des Diabetikers

Schulung
318 Wozu muss der Diabetiker überhaupt geschult werden? . . 150
319 Wenn Ernährung und Lebensgewohnheiten geändert werden,
müssen dann auch die Angehörigen und gegebenenfalls die
Mitarbeiter geschult werden? 150
320 Wer führt die Schulung durch? 151
321 Für welche Informationen ist der Arzt zuständig? 151
322 Wofür ist die Diabetesberaterin verantwortlich? 151
323 Was kann der Diabetiker von der Diätassistentin erlernen? . 152
324 Können die meisten Typ-1-Diabetiker mit diesen
Informationen eine optimale Blutzuckereinstellung
erreichen? 152
325 Kann auch ein Diabetiker ohne viel Schulbildung diese
Krankheit verstehen? 153
326 Mit welchen Ausnahmesituationen muss der gut geschulte
Patient selbstständig umgehen können? 153
327 Gibt es Formen der Diabetesinstruktion, die in Gruppen
stattfindet? 153
328 Wie sind solche lokalen Diabetesgesellschaften organisiert? 153
329 Wie finde ich das nächste Diabeteszentrum, damit ich mich
orientieren kann? 154
330 Kann eine Schulung in Gruppen auch für Typ-2-Diabetiker
nützlich sein? 154
331 Sind Ratschläge, die man in der Gruppe oder auch von
einzelnen Diabetikern bekommt, immer zu befolgen? 154

332 Sind Diavorträge, Videos, Filme und multimediale
Programme nützlich für die Diabetikerschulung? 155
333 Muss sich der Diabetiker vor gefährlichen und falschen
Informationen in den Medien und in Läden, die
Nahrungsmittel, diätetische Produkte oder Heilmittel anbieten,
in Acht nehmen? 155
334 Gibt es im Internet wichtige Informationen? 155

Funktionelle Insulintherapie (FIT-Programm)
335 An wen richtet sich das FIT-Programm? 156
336 Können Sie den FIT-Lehrgang beschreiben? 156
337 Was ist das Ziel des FIT-Programms? 156
338 Wo und wie wird das FIT-Programm angeboten? 156
339 Welches sind die ersten Phasen des FIT-Programms? . . . 156
340 Wie geht es weiter im FIT-Programm? 157
341 Die Diabetesschulung und insbesondere das FIT-Programm
scheinen mir sehr personalintensiv zu sein. Kann ein Teil der
Schulung auch mit Gruppen von Diabetikern durchgeführt
werden? 157

Beziehungen zwischen Diabetiker, Arzt und Diabetes-Schulungsteam
342 Warum muss ein Diabetiker regelmäßig zu
Kontrolluntersuchungen? 158
343 Muss der behandelnde Arzt unbedingt ein Diabetologe
sein? 158
344 Was nützt das Diabetes-Schulungsteam zusätzlich zum
Diabetologen? 159
345 Wie kann der Diabetiker ein Gleichgewicht finden zwischen
Selbstkontrolle und eigener Kompetenz einerseits und der
Hilfestellung von Arzt, Beraterin und Diätassistentin
andererseits? 159
346 Wie findet der Betroffene nach der Diagnose Diabetes
den »richtigen« Arzt oder das »beste« Diabeteszentrum? . . 159
347 Ist es wichtig, dass der behandelnde Arzt mit einer
Diabetesberaterin zusammenarbeitet bzw. gute
Verbindungen zu einem Diabeteszentrum hat? 159
348 Der Besuch eines Diabeteszentrums ist für die meisten

Diabetiker in der Stadt möglich, wie werden aber die
vielen Diabetiker auf dem Land versorgt? 160
349 Gibt es Fragen, die vom Diabetologen, andere, die besser
von der Diabetesberaterin beantwortet werden sollten? . . . 160
350 Gibt es Dinge, die Diabetiker gern verschweigen? 160
351 Was soll ein Diabetiker unternehmen, wenn er das Gefühl hat,
dass der behandelnde Arzt ihn nicht wirklich unterstützt und
ihm keine echte Hilfestellung bietet? 161
352 Wie weit kann sich ein Diabetiker auf seine Kenntnis des
Diabetes stützen und die Verantwortung für seine Krankheit
selbst übernehmen? 161
353 Ist es wünschenswert, dass der Diabetiker seinen Diabetologen
über andere gesundheitliche Probleme informiert? 161
354 Kann der Diabetiker auch Hilfe bei anderen Ärzten finden? 161
355 Soll der Diabetologe den Patienten darauf hinweisen, dass
Zahnfleischprobleme beim Diabetes gehäuft auftreten? . . . 162
356 Ist es manchmal erforderlich, für die Betreuung von
Diabetikern Psychologen oder Psychiater hinzuzuziehen? . 162

Die Selbsthilfegruppen
357 Was sind eigentlich Selbsthilfegruppen? 162
358 Gibt es solche Selbsthilfegruppen nur für Diabetiker? . . . 163
359 Wie oft treffen sich die Menschen in Selbsthilfegruppen? . 163
360 Befürworten Sie persönlich solche Selbsthilfegruppen? . . . 163
361 Wird in Selbsthilfegruppen offen über Mängel in der Schulung
oder über Schwierigkeiten mit dem Arzt gesprochen? . . . 163
362 Gibt es aus ärztlicher Sicht auch negative Aspekte der
Selbsthilfegruppen? 164
363 Wie komme ich am ehesten in Kontakt mit einer Selbsthilfegruppe, die meinen Interessen und Problemen entspricht? . 164
364 Ist es möglich, via Internet mit Diskussions- und Selbsthilfegruppen in Kontakt zu treten? 164

Probleme im Zusammenhang mit Pubertät, Partnerschaft, Menopause und Sexualität

365 Hat die Pubertät einen Einfluss auf die Stoffwechselkontrolle
a) beim jungen Mann?
b) bei der jungen Frau? 166
366 Welche Probleme sind beim Übergang vom Kind zum
Erwachsensein zu lösen? 167
367 Wie sind die angesprochenen Probleme lösbar? 167
368 Sind die sexuellen Empfindungen, Libido und Potenz beim
Diabetes verändert
a) bei der Frau?
b) beim Mann? 168
369 Sind Erektionsstörungen beim diabetischen Mann häufiger
als beim Stoffwechselgesunden? 168
370 Darf die junge Typ-1-Diabetikerin orale Antikonzeptiva
(die Pille) nehmen? 169
371 Man behauptet, dass es bei Einnahme der Pille zu
Gewichtszunahme komme, manchmal sogar zu Schwellungen
an den Beinen, zu Ödemen? 169
372 Sollte eine junge Diabetikerin, die die Pille gut verträgt,
Pillenpausen machen? 169
373 Wie verläuft die Menopause bei der diabetischen Frau? . . 170
374 Birgt die Abänderung besondere Gefahren bei der
Diabetikerin? 170
375 Gibt es andere Früh- und Spätsymptome, die sich durch eine
Östrogen-Therapie günstig beeinflussen lassen? 170
376 Ist die Impotenz beim älteren Diabetiker immer als eine
Spätkomplikation des Diabetes zu werten? 171
377 Kann die Impotenz beim jungen Diabetiker behandelt
werden? 171
378 Ist diese Therapie auch bei älteren Diabetikern möglich? . . 171
379 Ist in diesem Sinn auch eine Hormontherapie mit Testosteron
beim Mann möglich? 172
380 Gibt es Informationen zu diesem Problemkreis im Internet? 172

Der Diabetes bei Kindern und Jugendlichen

381 Welche Art Diabetes haben Kinder und Jugendliche? 174
382 Welches sind beim Kind die Symptome des Diabetes? . . . 174
383 Sollen Kinder von diabetischen Eltern oder Großeltern
regelmäßig auf eine Frühform des Diabetes getestet werden? 174
384 Soll man bei Kindern mit Diabetes in der Familie einen
Glukosetoleranztest durchführen, wenn sie starken Durst
haben? 174
385 Müssen sich Eltern von Kindern sorgen, wenn Typ-2-
Diabetiker in der Familie gehäuft vorkommen und die Kinder
übergewichtig sind? 175
386 Wie berechnet man für diabetische Kinder a) den
Kalorienbedarf, b) die Aufteilung der Nahrung in Eiweiß,
Kohlenhydrate und Fett und c) wie sind die Mahlzeiten über
den Tag zu verteilen? 175
387 Sind Süßigkeiten strikt verboten? 176
388 Welches Insulin-Spritzschema empfehlen Sie
a) bei kleinen Kindern bis zur Pubertät
b) in der Adoleszenz? 176
389 Wie groß ist der Insulinbedarf bei Kindern? 177
390 Wo soll Insulin gespritzt werden? 177
391 Wer spritzt Insulin? 177
392 Wer ist verantwortlich für die Insulintherapie
a) beim Kleinkind
b) während der Pubertät? 178
393 Wie weit können Eltern die Verantwortung für die
Diabetestherapie eines diabetischen Kindes übernehmen, und
wie oft benötigen sie Hilfe vom Arzt oder einer
Diabetesberaterin? 178
394 Wie kontrolliert man bei kleinen Kindern die
Stoffwechsellage? 178
395 Wie oft müssen die Eltern den Blutzucker des Kindes
messen? 179
396 Sind andere Kontrollen wichtig? 180
397 Azetonurie, die mit azetonämischem Erbrechen einhergeht,
kommt auch bei nicht diabetischen Kindern vor. Ist die Azetonu-

rie beim diabetischen Kind immer auf einen Insulinmangel
zurückzuführen? 180
398 Wie können Kinderfinger, die für die Blutzuckermessung
gestochen werden müssen, vor bleibenden Schäden geschützt
werden? 180
399 Verspüren Kinder dieselben Hypoglykämie-Symptome
wie erwachsene Diabetiker? 181
400 Wie können die Eltern merken, dass ihr Kind
hypoglykämisch ist? 181
401 Ist es notwendig, dass der Lehrer, die Babysitterin oder wer
immer gerade für ein Kind verantwortlich ist, weiß, dass das
Kind einen Diabetes hat und hyperglykämisch oder
hypoglykämisch entgleisen kann? 181
402 Kann sich die Insulindosis rasch ändern beim
a) Säugling
b) Kleinkind
c) in der Pubertät
d) bei Krankheit
e) bei intensivem, langdauerndem Sport? 182
403 Soll auch bei Kindern ein Protokoll über Blutzucker,
Urinzucker und Azeton geführt werden? 183
404 Sollen Spezialprotokolle über Hypoglykämien und die
Umstände, wie diese zu Stande kamen, geführt werden? . . 183
405 Müssen die Eltern von diabetischen Kindern geschult
werden? 183
406 Von welchem Alter an soll das Kind selbst geschult werden? 183
407 Gibt es im Internet bereits Informationen über den Diabetes
bei Kindern? 184

Schwangerschaft, Geburt und Kind bei Diabetikerinnen
408 Sind der Menstruationszyklus und die Fruchtbarkeit bei
Diabetikerinnen gestört? 186
409 Kann eine Diabetikerin ohne Probleme schwanger werden
und Kinder gebären? 186
410 Worauf muss die Diabetikerin achten, wenn sie schwanger
werden möchte? 186

411 Muss die Diabetikerin die Schwangerschaft und die Geburt
planen? 186

412 Gelten diese Voraussetzungen für Typ-1- und Typ-2-
Diabetikerinnen? 187

413 Sind die therapeutischen Voraussetzungen also für Typ-1-
und Typ-2-Diabetikerinnen verschieden? 187

414 Erfordert die Schwangerschaft eine besondere
Ernährung? 187

415 Ist eine übermäßige Gewichtszunahme in der
Schwangerschaft schädlich? 187

416 Führt das Schwangerschaftserbrechen zu
Einstellungsproblemen? 188

417 Schadet es dem Fötus, wenn die diabetische Mutter schlecht
eingestellt ist? 188

418 Warum ist es wichtig, dass die Diabetikerin schon vor der
Konzeption gut eingestellt ist? 188

419 Wie kann eine Typ-2-Diabetikerin in angemessener Frist
lernen, den Blutzucker richtig einzustellen? 188

420 Welche Gefahren bestehen bei schlecht eingestellten
Diabetikerinnen für das Neugeborene? 189

421 Wie groß ist die Gefahr für Mutter und Kind, wenn die
Frau bereits 15–20 Jahre vor der Schwangerschaft diabetisch
war? 189

422 Kommt es darauf an, wie lange eine werdende Mutter den
Diabetes hatte? 189

423 Bei welchen Spätkomplikationen ist das Risiko einer
Schwangerschaft besonders groß? 190

424 Welche Blutzuckerwerte sind für den Fötus schädlich? . . . 190

425 Gibt es während der Schwangerschaft systematische
Veränderungen der Insulinempfindlichkeit, mit anderen
Worten, bleibt die Insulindosis, die eine Schwangere benötigt,
dieselbe wie am Anfang der Schwangerschaft oder verändert
sie sich? 190

426 Ist es dann notwendig, die Therapie zu ändern? 191

427 Dann ist es also notwendig, dass schwangere
Diabetikerinnen eine sehr strenge Selbstkontrolle des
Blutzuckers vornehmen? 191

428 Welches Insulin-Spritz-Schema ist für schwangere
Diabetikerinnen am besten? 191
429 Kann die Insulinpumpen-Behandlung bei sehr labilen
Diabetikerinnen eine bessere Einstellung bringen? 191
430 Können Diabetikerinnen in der Regel eine spontane Geburt
abwarten? 191
431 Wann ist ein Kaiserschnitt angezeigt? 192
432 Hat die Schwangerschaft auf das Allgemeinbefinden und die
Spätkomplikationen einer Diabetikerin negative oder positive
Einflüsse? 192
433 Dann ist es also für eine Schwangere ungünstig, wenn sie
ohne zu wollen schwanger wird und sich deshalb nicht auf
die Mutterschaft vorbereitet hat? 192
434 Welchen HbA1c-Wert sollte eine Diabetikerin haben, bevor
sie schwanger wird? 192
435 Was sollen Diabetikerinnen machen, die sich ein Kind
wünschen, aber Schwierigkeiten mit einer guten Einstellung
haben? 193
436 Mit welchen Ärzten muss eine Diabetikerin wegen einer
Schwangerschaft sprechen? 193
437 Welche Untersuchungen müssen bei einer schwangeren
Diabetikerin regelmäßig durchgeführt werden? 193
438 Wie kommt es zur Makrosomie des Kindes, zu den
»big babies«, und sind diese großen Kinder von
Diabetikerinnen besonders gefährdet? 193
439 Gibt es eine Therapie gegen die Makrosomie? 194
440 Haben diabetische Frauen eine besondere Disposition zu
Frühgeburten? 194
441 Wann soll der Geburtstermin festgelegt werden? 194
442 Gibt es Kinder, die mit einem Diabetes geboren werden? . . 194
443 Muss das Kind in einem Krankenhaus mit einer besonders
gut ausgerüsteten neonatologischen Abteilung geboren
werden? 194
444 Soll zur Geburt der behandelnde Diabetologe hinzugezogen
werden? 194
445 Wie wichtig ist die gute Einstellung während der
Geburt? 195

446 Wie soll man die metabolische Situation während des
Geburtsvorgangs meistern? 195
447 Wer übernimmt während der Geburt die Verantwortung für die
Insulintherapie? 195
448 Wie ernährt sich die Diabetikerin am Tag der Geburt? . . . 195
449 Ändert sich der Insulinbedarf gleich nach der Geburt? . . . 195
450 Welches Insulinschema soll nach der Geburt eingehalten
werden? 196
451 Wie sollte das Kind neonatologisch überwacht werden? . . 196
452 Können diabetische Mütter ihre Kinder stillen? 196
453 Hat das Stillen einen Effekt auf den Stoffwechsel der
Mutter? 196
454 Hat die Diabetikerin besondere Schwierigkeiten beim
Stillen? 196
455 Kann eine Diabetikerin auch stillen, wenn sie gerade in
einer hyperglykämischen Phase ist? 196
456 Wie lange dauert es, bis eine Frau nach der Geburt ihren
Stoffwechsel wieder unter Kontrolle hat? 197
457 Sind die Pfunde, die eine Frau nach der Geburt an
Übergewicht hat, wesentlich für das Stoffwechsel-
Gleichgewicht? 197
458 Was kann eine Diabetikerin machen, die in der
Schwangerschaft zu viel zugenommen hat? 197
459 Welches sind die besten Methoden der Schwangerschaftsverhütung, wenn von einer Schwangerschaft abgeraten
werden muss? 197
460 Wenn beide, Mutter und Vater, einen Typ-2-Diabetes haben,
haben die Kinder eine Chance von 50 Prozent, ebenfalls einen
Typ-2-Diabetes zu bekommen. Soll man einem solchen Paar
von Kindern abraten? 198

Der Schwangerschaftsdiabetes
461 Weshalb kommt es vor, dass eine gesunde Frau in der
Schwangerschaft einen Diabetes entwickelt? 200
462 Kann man behaupten, dass jede Frau mit einem Schwangerschaftsdiabetes potenziell eine Typ-2-Diabetikerin ist – auch

wenn sie nach der Geburt wieder eine normale
Glukosetoleranz hat? 200

463 Welche Frauen haben ein besonders hohes Risiko, einen
Schwangerschaftsdiabetes durchzumachen? 201

464 Wann ist es möglich, einen Schwangerschaftsdiabetes zu
diagnostizieren? 201

465 Weiß man, wie der hohe Blutzucker den Fötus schädigt und
welche Gefahren für den Fötus bestehen? 202

466 Welche Untersuchungen sollte jede Schwangere machen
lassen, um sicher zu sein, dass sie keinen Schwangerschaftsdiabetes hat? 202

467 Ist es sinnvoll, dass bei jeder Frau, die eine Schwangerschaft
wünscht, ein Glukosetoleranztest durchgeführt wird? 203

468 Welchen Frauen soll geraten werden, einen Glukosetoleranztest während der Schwangerschaft durchführen zu lassen, um
die Möglichkeit eines Schwangerschaftsdiabetes zu
verifizieren? 203

469 Reicht es aus, dass sich eine Frau mit Schwangerschaftsdiabetes allein von einem Gynäkologen behandeln lässt? . . 203

470 Wie muss eine Frau mit Schwangerschaftsdiabetes vom Arzt
behandelt werden? 204

471 Muss eine Frau mit Schwangerschaftsdiabetes eine
Blutzucker-Selbstkontrolle üben? 204

472 Wenn eine Frau mit Schwangerschaftsdiabetes stark
zunimmt, was empfehlen Sie dann? 204

473 Welches Insulin-Spritz-Schema ist bei der Frau mit
Schwangerschaftsdiabetes zu empfehlen? 205

474 Kommt es vor, dass Frauen mit Schwangerschaftsdiabetes
während einer Insulintherapie Hypoglykämien bekommen? 205

475 Inwieweit muss eine Frau mit einem Schwangerschaftsdiabetes
geschult werden? 205

476 Ist eine Schulung angezeigt? 206

477 Wann kann die Betroffene die Ernährungstherapie und die
Insulintherapie beenden? 206

478 Ist es möglich, dass eine Frau mit einem Schwangerschaftsdiabetes auch nach der Geburt Diabetikerin bleibt? 206

479 Wie kann eine Frau mit Schwangerschaftsdiabetes nach der

Geburt wissen, dass sie völlig gesund ist und nicht mehr an
einem Diabetes leidet? 207
480 Soll sich eine Frau mit Schwangerschaftsdiabetes nach der
Geburt regelmäßig auf einen möglicherweise vorhandenen
Typ-2-Diabetes testen lassen? 207
481 Muss die Frau mit Schwangerschaftsdiabetes nach der Geburt
besonderen Kontrollen unterworfen werden? 207
482 Muss man dem Neugeborenen der Mutter mit Schwangerschaftsdiabetes besondere Aufmerksamkeit zuwenden? . . . 207
483 Kann eine Frau mit Schwangerschaftsdiabetes das Kind
normal stillen? 207
484 Hat das Kind einer Frau mit Schwangerschaftsdiabetes ein
erhöhtes Risiko, später einen Typ-2-Diabetes zu entwickeln? 208
485 Besteht ein Risiko, dass eine Frau, die einmal einen
Schwangerschaftsdiabetes hatte, bei der nächsten
Schwangerschaft wieder einen Schwangerschaftsdiabetes
bekommt? 208

Diabetes und Sport

486 Kann ein Diabetiker sportlich genauso viel leisten wie der
Stoffwechselgesunde? 210
487 Gilt dies auch für Diabetiker mit Spätkomplikationen? . . . 210
488 Welchen Einfluss hat Sport auf den Stoffwechsel des
Diabetikers? 210
489 Kann ein Diabetiker auch am Anfang seiner Krankheit Sport
treiben? 211
490 Nützt ein täglicher Spaziergang mit dem Hund? 212
491 Kann Sport auch zu hyperglykämischen Entgleisungen
führen? 212
492 Wie soll sich ein völlig untrainierter Diabetiker auf seine
sportlichen Aktivitäten vorbereiten? 212
493 Wie soll sich ein untrainierter diabetischer Büroangestellter
verhalten, wenn seine Kollegen ihn zu einem Fußballspiel
überreden wollen? 213
494 Muss ein Diabetiker den Sport aufgeben, wenn er danach
häufig nächtliche Hypoglykämien hat? 213

495 Wie hoch ist der Insulinbedarf an einem normalen Sporttag
und wie soll man die Insulintherapie planen? 213

496 Wie plant man einen körperliche Einsatz von vier bis acht
Stunden? 213

497 Soll ein Diabetiker Ernährungs- und Einstellungsprobleme
mit Insulin an Sporttagen mit seinem Arzt besprechen? . . . 214

498 Wie kann ein Diabetiker lernen, wie viel mehr er bei der
Ausübung einer neuen Sportart essen muss bzw. wie viel
Insulin er weniger spritzen muss? 214

499 Können Sie den ungefähren Kalorienbedarf für verschiedene
körperlichen Aktivitäten angeben? 214

500 Muss das diabetische Kind beim Sport besonders vorsichtig
sein? 215

501 Gibt es für den Diabetiker einen Unterschied zwischen
Skilanglauf und Ski alpin? 215

502 Wie lange darf ein nicht trainierter Diabetiker Ski laufen? . 216

503 Gibt es für einen gut trainierten Diabetiker Vorsichtsmaßnahmen oder gar Verbote für intensives Alpin-Ski
laufen? 216

504 Muss der Diabetiker kalorienreichere Nahrung zu sich
nehmen, wenn er intensiv Sport treibt? 216

505 Wie soll sich der diabetische Sportler verhalten, wenn er
vor dem Training mit einem hohen Blutzucker erwacht?
Sind Insulinkorrekturen dann angebracht? 216

506 Soll der Diabetiker weniger Insulin zum Frühstück spritzen,
wenn der Blutzucker nach einem intensiven Trainingstag
zu tief ist? 217

507 Wie soll man einer eventuellen Hypoglykämie während
der sportlichen Aktivität begegnen? 217

508 Sie haben betont, dass die Basisdosis Insulin nach einem
intensiven Sporttag reduziert werden soll. Gilt dies auch beim
Skifahren? 217

509 Ein Diabetiker pflegt sein Training nüchtern vor dem
Frühstück zu absolvieren. Soll er dann schon vor dem
Training Insulin spritzen? 217

510 Wie soll sich der Langläufer am Trainingstag verhalten? . . 218

511 Ist Bodybuilding für Diabetiker geeignet? 218

512 Ist Doping für Diabetiker besonders gefährlich? 218
513 Was soll ein Tennisspieler tun, wenn er merkt, dass er
eine Hypoglykämie hat? 218
514 Wie soll sich der Auto- oder Motoradfahrer auf einer
langen Fahrt verhalten? 219
515 Wann und wie viel sollte ein Diabetiker vor längerem
Schwimmen essen? 219

Reisen und Zeitverschiebung
516 Darf ein Diabetiker ohne allzu große Risiken Auto fahren? . 221
517 Worauf sollte der Diabetiker achten, wenn er viele Stunden
am Steuer sitzt? 221
518 Gibt es für den Insulin spritzenden Diabetiker
Schwierigkeiten, lange Reisen im Flugzeug
durchzustehen? 221
519 Ändert sich auf Reisen die Blutzuckereinstellung? 222
520 Was sollte ein Diabetiker bei sich haben, wenn er reist? .. 222
521 Muss der Diabetiker bei einer längeren Reise alle für die
Behandlung seines Diabetes notwendigen Utensilien mit sich
nehmen, oder kann er sich darauf verlassen, dass er in seinem
Urlaubsland alles so vorfindet, was er braucht? 222
522 Warum soll der Diabetiker den Diabetikerausweis bei sich
haben? 222
523 Kann der Diabetiker ohne Bedenken alle Impfungen durchführen lassen, die gefordert werden – insbesondere bei Reisen
nach Asien und Afrika? 223
524 Dürfen Diabetiker bedenkenlos Mittel gegen die
Reisekrankheit nehmen? 223
525 Beim Reisen ist man manchmal gezwungen, die
Essgewohnheiten zu ändern. Kann der Diabetiker sich an die
Küche anderer Länder anpassen, und kann die Ernährung die
Therapie beeinflussen? 223
526 Sind Infektionen des Magen-Darm-Trakts mit Diarrhoe und
Erbrechen besonders gefährlich für Diabetiker auf Reisen? . 224
527 Was soll der Diabetiker machen, wenn er sich erbrechen
musste? Kann er ohne Insulin auskommen? 224

528 Was soll ein Diabetiker machen, der auf der Reise eine mittelschwere Diabetesentgleisung bekommt? 224
529 Kann das mitgebrachte Insulin durch die hohen Temperaturen
Schaden nehmen und weniger wirksam sein? 225
530 Muss die Insulintherapie wegen der Zeitverschiebung bei einer
Flugreise geändert werden? 225
531 Ist es notwendig, dass der Diabetiker vor der Reise lernt, wie
er die Adaptationen der Insulintherapie vornehmen soll? . . 225
532 Ist dies vor allem bei Flügen nach Ost und West notwendig? 225
533 Müssen die Bolusdosen des rasch wirkenden Insulins nicht
angepasst werden? 226
534 Wie berechnet man die Basisdosis vor einem Flug von
West nach Ost? 226
535 Können Sie noch einige Berechnungsbeispiele der
Reduktion des Basisinsulins für verschiedene Stunden der
Zeitverschiebung bei einem Flug von West nach Ost
angeben? 226
536 Wie verhält man sich bei einem Flug von Ost nach
West? 227
537 Dann fehlt also Insulin für die sechs Stunden, die der Tag
länger dauert. Wie überbrücke ich diese sechs Stunden? . . 227
538 Wann sollte der Betroffene rasch wirkendes Insulin
spritzen? 227
539 Wie geht das in der Praxis? 228

Die psychologischen Schwierigkeiten des Diabetikers

Mit der Krankheit leben lernen: Stufen der Akzeptanz
540 Ist es möglich, dass Diabetiker die Schwierigkeiten, die
diese Krankheit mit sich bringt, meistern und ein
ausgeglichenes Leben führen können? 230
541 Weshalb ist es so fundamental wichtig, diese Krankheit zu
akzeptieren und sie nicht zu negieren? 230
542 Wie verändern Emotionen den Blutzucker des Diabetikers? 231
543 Wann kann man von sich sagen, dass man als Diabetiker
seine Krankheit wirklich akzeptiert hat? 231

544 Welche Geisteshaltung hilft einem Diabetiker, seine
Krankheit zu akzeptieren? 231

545 Aber ist es denn wirklich möglich, dass ein Diabetiker,
insbesondere ein junger, nicht zuerst einmal gegen diese
Krankheit rebelliert, die sein Leben doch so negativ
beeinflusst? 232

546 Auf welche Weise kann eine Krankheit wie der Diabetes
zur Reifung der Persönlichkeit führen? 232

547 Meinen Sie, dass ein Diabetiker seine Krankheit ein für
alle Mal akzeptieren kann? 233

548 Gibt es Zeiten und Situationen im Leben, die die Akzeptanz
des Diabetes beeinflussen? 234

549 Wie kann sich ein Diabetiker wieder fangen, wenn er durch
Schwierigkeiten aus der Bahn geworfen wird? 234

550 Was kann man einem Menschen sagen, der sich durch die
Probleme des Diabetes in existenzieller Angst befindet? . . 234

551 Kann eine gute Diabeteseinstellung auf andere Bereiche
der Persönlichkeit auch positive Einflüsse haben? 235

552 Was raten sie einem schwer depressiven Diabetiker? 235

553 Sie haben die oft beobachteten Schwierigkeiten im Leben
des Diabetikers angesprochen, die dazu führen, dass er seine
Krankheit ablehnt. Können Sie darüber noch etwas mehr
sagen? 235

554 Dann ist es also so, dass der Kontakt mit den Mitmenschen
ein wichtiges Element für die Akzeptanz des Diabetes ist? . 236

555 Wie kann und soll sich die Beziehung zwischen dem
Diabetiker und seinen Mitmenschen gestalten? 236

Leben mit einem diabetischen Kind

556 Wie kann man einem Kind helfen, seine Krankheit zu
akzeptieren? 236

557 Wie sollen sich Eltern eines diabetischen Kindes verhalten,
damit dieses sich selbstbewusst entwickeln kann? 237

558 Welche Schwierigkeiten ergeben sich in einer Familie mit
gesunden Kindern und einem diabetischen Kind? 237

559 Sollen Süßigkeiten in einer solchen Familie auch den
gesunden Kindern vorenthalten werden? 238

560 Kann der Ausbruch des Diabetes bei einem Kind die
Spannungen in der Familie erhöhen? 238
561 Eltern sind oft verunsichert, wenn ihr Kind schlecht
eingestellt ist. Was können sie tun? 238
562 Gibt es Beobachtungen, die darauf hinweisen, dass gewisse
Verhaltensweisen der Eltern von diabetischen Kindern sich
auf deren Entwicklung ungünstig auswirken können? 239
563 Was müssen Eltern leisten, damit sich ein diabetisches Kind
»normal« entwickelt? 239
564 Was können Eltern tun, damit ein gut geschultes Kind auf
einen schlechten Blutzucker nicht depressiv reagiert? 240
565 Was sollen die Eltern tun, wenn sie merken, dass ihr Kind
heimlich Süßigkeiten isst und Lügen erzählt? 240
566 Schaden zu strikte Ernährungspläne der gesunden
psychischen Entwicklung des Kindes? 240
567 Kann ein diabetisches Kind den Kindergarten und die
normale Schule besuchen? 241
568 Müssen auch Verwandte, Nachbarn und Bekannte über den
Diabetes des Kindes informiert werden? 241
569 Gibt es Gründe, weshalb die Eltern eines diabetischen Kindes
dieses daran hindern sollten, sich einer Sportgruppe
anzuschließen? 241

Adoleszenz und Diabetes
570 In der Adoleszenz gehen viele Veränderungen in Körper
und Psyche vor sich. Hat der Diabetiker besondere Mühe in
dieser Entwicklungsphase? 242
571 Gibt es besondere Probleme mit dem Zuckerstoffwechsel
in der Pubertät? 242
572 Ist es für einen diabetischen Jugendlichen einfacher, die
Adoleszenz zu meistern, wenn er den Diabetes schon
jahrelang hat ? 243
573 Welche Ratschläge würden Sie einem diabetischen
Jugendlichen geben, damit er seine Unsicherheit und
Schwierigkeiten besser überwinden kann? 243
574 Wie schwierig ist die Ablösung von den Eltern? 244
575 Können die Schulleistungen unter dem Diabetes leiden? . . 244

576 Kann sich übermäßiger Ehrgeiz in der Schule und beim
Sport negativ auswirken? 244
577 Wie begegne ich einem Diabetiker, der behauptet, er habe
keine Freunde und auch keine Freundin, eben weil er
Diabetiker sei? 245
578 Wie geht man mit einem Diabetiker um, der sagt, er könne
nie ein normales Leben führen? 245
579 Wie antworten Sie auf die Frage eines Diabetikers, ob er
neuen Freunden gegenüber sagen soll, dass er einen Diabetes
habe? 245
580 Kann man als Diabetiker wirklich alles machen,was die
Freunde auch so tun? 245
581 Sollte man seiner neuen Freundin etwas vom Diabetes
sagen? 245
582 Viele Betroffene hadern mit ihrem Schicksal. Sie fragen sich:
Weshalb trifft der Diabetes ausgerechnet mich? Was
habe ich im Leben falsch gemacht? 246

Ängste des Diabetikers
583 Wie entstehen Ängste? 246
584 Hat der Diabetiker mehr Angst als der »Gesunde«? 246
585 Ich als Diabetikerin bin Mutter und Hausfrau und übe
zudem eine sehr aufwendige Arbeit aus. Dennoch habe ich
im Hinterkopf häufig das Gefühl und die Angst, dass ich
kein normales Leben führen kann. Weshalb? 247
586 Wie erklären Sie dem Diabetiker, dass diese Form der
Insulin-Abhängigkeit etwas ganz anderes ist als die
Abhängigkeit von Suchtmitteln? 247
587 Viele Diabetiker leben mit der Angst, dass die Mitmenschen
sie einfach als krank einstufen, weil sie nichts von Diabetes
verstehen oder verstehen wollen. Wie kann man damit
umgehen? 248
588 Es gibt Diabetiker, die aus Angst vor dem Urteil des Arztes
nur für den Blutzucker leben und dabei ihre Persönlichkeit
einschränken. Wie kann man sich dagegen wehren? 248
589 Was soll ein Diabetiker machen, wenn das Therapie-Schema

seinem Leben und seiner Arbeit nicht angepasst ist und er
das Gefühl hat, dass er nur für seinen Diabetes lebt? 248
590 Wie soll ich mit meiner Angst vor Hypoglykämien umgehen?
. . . . 248
591 Gibt es noch andere Mechanismen, um die Angst vor
Hypoglykämien unter Kontrolle zu halten? 249
592 Gibt es viele Diabetiker, die beim Insulinspritzen Angst vor
der Nadel haben? 249
593 Was kann ich als Diabetiker tun, damit meine Ängste vor
den Spätkomplikationen mich nicht lähmen? 250
594 Wie kann ein Diabetiker mit seinen Ängsten vor
Spätkomplikationen rational umgehen? 251
595 Wie steht es mit anderen Diabeteskomplikationen? 251
596 Viele Diabetiker haben Angst vor Impotenz. Ist diese
Angst berechtigt? 251
597 Muss die diabetische Frau Angst haben, dass sie keine
gesunden Kinder haben kann? 252
598 Sie haben mir erklärt, wie ich vernunftmäßig mit meinen
Ängsten umgehen kann. Dennoch hat der Diabetiker oft das
Gefühl, dass er kein normales Leben führen kann. Ich weiß
zwar, dass Politiker, Professoren, Geschäftsleute, Spitzensportler und viele andere erfolgreiche Menschen Diabetiker
sind, doch auch sie werden oft wieder das Gefühl haben,
dass sie keine »normalen« Menschen sind. 252
599 Wie kann ein Diabetiker verhindern, dass die vielen Ängste
ihn in schwere Depressionen fallen lassen? 253
600 Ist es nicht auch sehr wichtig, dass ein Diabetiker von
seinen Nächsten Sympathie und Liebe spürt? 253

Spätkomplikationen des Diabetes
601 Überall hört und liest man von diabetischen Spätkomplikationen. Wie sind Diabetiker davon betroffen? . . . 255
602 Woran kann man erkennen, dass man betroffen ist und zum
Arzt gehen sollte? 255
603 Wie merkt man, dass man eine diabetische
Retinopathie hat? 255

604 Wie kann der Diabetiker feststellen, dass seine Nieren vom
Diabetes geschädigt sind? 256
605 Welche Zeichen weisen auf eine diabetische Neuropathie
hin? 256
606 Gibt es eine primäre Prävention gegen die Entstehung der
diabetischen Spätkomplikationen? 256
607 Gibt es eine Erklärung, wie der hohe Blutzucker zu den
diabetischen Spätkomplikationen führt? 257
608 Wie kann der blinde Diabetiker den Blutzucker einstellen,
wenn er die Resultate auf seinem Blutzuckermessgerät nicht
mehr ablesen kann? 257
609 Kann das weitere Fortschreiten der diabetischen
Augenkrankheit verhindert werden? 257
610 Wie kann das Fortschreiten der diabetischen Nierenkrankheit
beeinflusst werden? 258
611 Wie kann ich meine Füße vor Verletzungen, Verbrennungen,
Infektionen schützen? 258
612 Was kann der Diabetiker, der bereits eine Neuropathie hat,
bei Verletzungen, Verbrennungen und Infektionen an den
Füßen tun? 259
613 Sind Verletzungen beim Diabetiker ohne
Spätkomplikationen gefährlicher als beim Stoffwechselgesunden? 259
614 Soll der Diabetiker mit Brennen in den Füßen, plötzlich
einschießenden Schmerzen in den Beinen und
Wadenkrämpfen still liegen oder sich bewegen? 259
615 Gibt es andere wirksame Therapien gegen die Parästhesien
(Ameisenlaufen, Kribbeln, Brennen) und die neuritischen
Schmerzen? 259
616 Stimmt es, dass Diabetiker häufiger und früher im Leben als
Stoffwechselgesunde einen Herzinfarkt erleiden können? . 260
617 Spürt der Diabetiker den kommenden Herzinfarkt nicht
dadurch, dass er Angina pectoris hat? 260
618 Sie haben gesagt, dass vor allem die Herzkranzgefäße und
die langen Arterien von der Arteriosklerose betroffen sind.
Um welche Arterien handelt es sich, und wie zeigt sich diese
Krankheit? 260

619 Welche Faktoren außer dem hohem Blutzucker führen zur
Arteriosklerose? 260
620 Ist das Zigarettenrauchen schon gefährlich, bevor diabetische
Spätkomplikationen bestehen? 261
621 Können sie zusammenfassend die Untersuchungen aufzählen,
die der Diabetiker neben den täglichen Blutzuckermessungen
und den viertel- bis halbjährlichen Messungen des glykosylierten
Hämoglobins regelmäßig durchführen lassen sollte? 261
622 Man hört immer wieder, dass die diabetischen
Spätkomplikationen für den Diabetes gar nicht typisch seien
und ohnehin kämen, ob man den Diabetes nun gut oder
schlecht einstellt. Stimmt das? 262
623 Soll dies alles bedeuten, dass ein Diabetiker, der Spätkomplikationen entwickelt, sozusagen selbst schuld ist an
diesen schwerwiegenden, invalidisierenden
Krankheiten? 263
624 Können Frauen mit Spätkomplikationen, die sich ein Kind
wünschen, schwanger werden und ein gesundes Kind zur
Welt bringen? 263
625 Ich habe gehört, dass der Diabetes auch zu Störungen im
Bereich der Sexualität führen kann. Stimmt das? 264
626 Gibt es eine Therapie für die Impotenz bei Diabetes
mellitus? 264
627 Können auch andere Organe, die vom vegetativen
Nervensystem beeinflusst sind, beim Diabetes Schaden
nehmen? 265
628 Was versteht man unter dem Begriff »diabetischer Fuß«?
Ist dies eine besonders schwerwiegende Komplikation? . . 265

Neue Behandlungswege: Was bringt die Zukunft?

Typ-1-Diabetes
629 Gibt es schon Möglichkeiten der Früherkennung des Typ-1-
Diabetes? 268
630 Kann der Ausbruch der Krankheit durch eine frühzeitige
Diagnose hinausgezögert oder gar vermieden werden? . . . 268

631 Wird es einmal möglich sein, das Insulinspritzen durch
eine einfachere Anwendung von Insulin zu ersetzen? 269

632 Bauchspeicheldrüsen- und Inselzell-Transplantation gibt es
seit Jahren. Weshalb hat sich diese Art der Heilung des
Diabetes (noch) nicht durchgesetzt? 269

633 Wird man eines Tages das unbeliebte In-den-Finger-Stechen
zur Messung des Blutzuckers durch eine unblutige Blutzucker-
Messmethode ersetzen können? 270

634 Glauben Sie, dass die Insulinpumpen weiterentwickelt
werden können und in der Zukunft vermehrt eingesetzt
werden? 270

635 Wird es einmal ein Insulinpräparat geben, welches das Insulin
nach physiologischem Bedarf bzw. nach der Höhe des
Blutzuckers abgeben kann? 271

636 Glauben Sie, dass die weitere Entwicklung der Informations-
technologie für den Diabetiker ein wichtiges Hilfsmittel für die
bessere Blutzuckereinstellung werden kann? 271

637 Glauben Sie, dass die Weiterentwicklung dieser telematischen
Übermittlungsmöglichkeiten den Gang ins Diabeteszentrum
einmal ersetzen wird? 272

638 Man liest überall in Zeitschriften über die Fortschritte in der
Medizin dank Bio- oder Gentechnologie. Was muss man sich
darunter vorstellen, und bringen diese modernen Technologien
auch Fortschritte für die Diabetestherapie? 272

639 Gibt es bereits Beispiele, wo die Gentechnologie für die
Therapie des Typ-1-Diabetes weitere Fortschritte bringen
könnte? 272

640 Sind Sie der Meinung, dass solche gentechnisch veränderten
Inselzellen eine echte Chance für die Behandlung des Typ-1-
Diabetes darstellen? 273

641 Entspräche dies wirklich einer Heilung des Typ-1-Diabetes
oder nur einem neuen Therapieansatz? 273

Typ-2-Diabetes

642 Gibt es bereits Möglichkeiten der Früherkennung des Typ-2-
Diabetes? 273
643 Kann durch eine frühzeitige Diagnose der Ausbruch der
Krankheit hinausgezögert oder vermieden werden? 274
644 Gibt es denn noch keine Möglichkeiten, das Gewicht mit
Hilfe von Medikamenten zu reduzieren? 274
645 Ist es denkbar, dass Medikamente die Insulinresistenz des
Typ-2-Diabetikers herabsetzen, damit das endogene Insulin
wieder besser wirkt? 275
646 Was erhoffen Sie sich von der Gentechnologie für den
Typ-2-Diabetiker? 275

Wichtige Adressen

Deutscher Diabetiker Bund e. V.
Bundesgeschäftsstelle
Danziger Weg 1
58511 Lüdenscheid
Tel.: (0 23 51) 98 91 53
Fax: (0 23 51) 98 91 50
Internet: http://www.diabetikerbund.de

Der Deutsche Diabetiker Bund e. V. (DDB) ist die älteste und größte
Selbsthilfeorganisation von Diabetikern, Angehörigen und Interessier-
ten in der Bundesrepublik Deutschland. Er ist Mitglied der Deutschen
Diabetes-Union e.v. (DDU) und dadurch in der International Diabetes
Federation (IDF) vertreten. Zweck des DDB ist die Förderung und so-
ziale Rehabilitation der in Deutschland ansässigen Diabetiker.
Die Adressen der jeweiligen Landesverbände erhalten Sie bei der Bun-
desgeschäftsstelle.

Deutsche Diabetes Gesellschaft e. V. (DDG)
Geschäftsstelle
Berufsgenossenschaftliche Kliniken Bergmannsheil
Universitätsklinik
Bürkle-de-la-Camp-Platz 1
44789 Bochum
Tel.: (02 34) 9 30 95–6
Fax: (02 34) 9 30 95–7
Internet: http://www.deutsche-diabetes-gesellschaft.de

Die Deutsche Diabetes Gesellschaft ist eine wissenschaftliche Fachor-
ganisation, die sich der Erforschung und Behandlung von Diabetes mellitus widmet.

Deutscher Diabetiker Verband e. V.
Bund diabetischer Kinder und Jugendlicher

Dr. Dr. med. h. c. Heinz Bürger Büsing
Hahnbrunner Straße 46
67659 Kaiserslautern
Tel.: (06 31) 7 64 88
Fax: (06 31) 9 72 22

Adressen von Diabetiker-Sportgruppen erfahren Sie beim:

BVS Bayern e. V.
Fachverband für Rehabilitationssport im BLSV
Kapuzinerstraße 25 a
80337 München

Adressen von Selbsthilfegruppen und Patientenhilfen erhalten Sie über:

Nationale Kontakt- und Informationsstelle zur Anregung und Unterstüt-
zung von Selbsthilfegruppen (NAKOS)
Albrecht-Achilles-Straße 65
10709 Berlin
Tel.: (0 30) 8 91 40 19
Fax: (0 30) 8 93 40 14

Österreichische Diabetes-Gesellschaft
Rudolfstiftung Spital Wien
Departement Medizin
Juchgasse 25
A-1030 Wien
Tel.: (01) 711 65–3100
Fax: (01) 711 65–2006

Schweizerische Diabetesgesellschaft
Forchstrasse 95
CH-8032 Zürich
Tel.: (01) 383 13 15
Fax.: (01) 422 89 12

D-Journal
Postfach 1830
Ch-8032 Zürich

Stiftung KOSCH (Koordination und Förderung von Selbsthilfegruppen
in der Schweiz)
Geschäftsstelle
Laufenstrasse 12
CH-4053 Basel
Tel.: (061) 333 86 01

Informationen aus dem Internet

Deutscher Diabetiker Bund e. V.
http://www.diabetikerbund.de

Deutsche Diabetes Gesellschaft e.V.
http://www.deutsche-diabetes-gesellschaft.de

Deutsche Diabetes Gesellschaft e. V.
http://www.diabetes-psychologie.de
(Führer für Menschen mit Diabetes, Adressen von Psychologen aus Deutschland und Österreich)

Deutscher Diabetiker-Verband e. V.
http://www.dsk.de

International Diabetes Federation
http://www.idf.org

Deutsche Diabetes-Union
http://diabetes-union.de

http://www.diabetiker-mailbox.de (allgemeine Informationen zur Krankheit, Tipps, Adressen)
http://www.diabetes-forum.de (Rat, Tipps, Adressen von Selbsthilfegruppen und Gesprächskreisen)

DIABETES JOURNAL (Offizielles Organ der DDG)
Internet: http://www.diabetes-journal.de

http://www.diabetes-austria.com

http://www.diabetesgesellschaft.ch

Literatur zum Weiterlesen

Ahrens, Kathrin: Ernährungsplan Diabetes mit KH-Austauschtabelle.
    Kirchheim, Mainz 1999
Berger, Willi/Grimm Jean-Jacques: Praxis der intensivierten Insulin-
    therapie. Ein Leitfaden für Diabetiker/innen und ihr Beratungsteam.
    Thieme, Stuttgart 1995
Estridge, Bonnie/Davies, Jo: Diabetes und Schwangerschaft. Ehren-
    wirth, Bergisch Gladbach 1995
Franke, Rosemarie/Hauner, Hans: Ernährung ist die beste Medizin,
    Diabetes Typ 2. Rowohlt, Reinbek 1999
Froesch, Ernst/Schoenle, Eugen: Diabetes. Daran denken – erkennen –
    behandeln; 6. Aufl. Thieme, Stuttgart 1998
Grüsser, Monika/Jörgens, Viktor/Berger, Michael: Vor dem Essen
    Insulin. Kirchheim, Mainz 2000
Herwig, Jürgen/Scholl-Schilling, Gabriele: Mein Kind hat Diabetes.
    Urania, Berlin 2000
Hirsch, Axel: Diabetes ist meine Sache. Kirchheim, Mainz 1999
Howorka, Kinga: Insulinabhängig? Funktioneller Insulingebrauch:
    Der Weg zur Freiheit mit nahezu normalem Blutzucker. Kirchheim,
    Mainz 1999
Hürter, Peter/Lange, Karin: Kinder und Jugendliche mit Diabetes.
    Springer, Berlin 2001
Jäckle, Renate/Hirsch, Axel/Dreyer, Manfred: Gut leben mit Typ-1-
    Diabetes. Urban & Fischer, München 2000
Jörgens, Viktor/Grüßer, Monika/Kronsbein, Peter: Wie behandle ich
    meinen Diabetes. Kirchheim, Mainz 2001
Kemmer, Friedrich: Diabetes und Sport ohne Probleme. Kirchheim,
    Mainz 1998
Kohlmann, Carl-Walter/Küstner, Ernst/Kulzer, Bernhard (Hrsg.):
    Diabetes und Psychologie. Huber, Bern 1995
Mehnert, Hellmut/Standl, Eberhard: Diabetes. Mit der Krankheit leben
    lernen. Trias, Stuttgart 1997
Müller, Sven-David/Pfeuffer, Christiane: Genußvoll essen bei
    Diabetes. Midena Verlag, München 1998

Müller, Sven-David/Pfeuffer, Christiane: Backen mit Genuss bei
    Diabetes. Midena Verlag, München 2000
Schmeisl, Gerhard W.: Schulungsbuch für Diabetiker. Gustav Fischer,
    Stuttgart
Stock, Dietmar/Haisch, Jochen/Braun, Stephanie: Diabetes: Neue
    Schritte zur Bewältigung. Asanger Verlag, Heidelberg 1995

Glossar

Adoleszens: Jugendalter, Lebensabschnitt kurz vor der Pubertät bis zum Erwachsenenalter.

Aldosteron: Hormon der Nebennierenrinde, das den Natriumstoffwechsel reguliert.

Arteriosklerose: Arterienverkalkung.

Autoimmunkrankheit (Autoaggressionskrankheit): Krankheit infolge des Angriffs der Immunabwehr auf eigene Körperzellen (im Fall des Typ-1-Diabetes auf die insulinproduzierenden B-Inselzellen der Bauchspeicheldrüse).

Azeton: entsteht im Urin aus Ketosäuren bei unvollständiger Verbrennung von Fetten und Aminosäuren.

Azidose: Ansäuerung des Blutes durch Ketonsäuren (Ketoazidose) oder Milchsäure (Laktazidose).

B-Inselzellen: insulinsezernierende, blutzuckerregulierende Zellen der Bauchspeicheldrüse, die beim Typ-1-Diabetiker zerstört wurden.

Basisinsulin: intermediär wirkendes Insulin, das vor dem Zubettgehen und oft ein zweites Mal um die Mittagszeit gespritzt wird.

Basis-Bolus-Insulinspritzschema: zwei Spritzen eines intermediär wirkenden Insulins vor dem Zubettgehen und um die Mittagszeit und drei Spritzen rasch oder ultrarasch wirkendes Insulin vor jeder Hauptmahlzeit.

Biguanide: orale Antidiabetika, die das Ansprechen der Körperzellen auf Insulin verbessern und die Neubildung von Glukose durch die Leber hemmen.

Blutfette (Blutlipide): im Blut zirkulierende Fettpartikel, beispielsweise:

Freie Fettsäuren: aus dem Unterhautfettgewebe abgegebene Energieträger.

High Density Lipoproteine (HDL) = weniger cholesterinhaltige (»gute«) Fettpartikel, schützen vor der Entwicklung einer Arteriosklerose.

Low Density Lipoproteine (LDL) = stärker cholesterinhaltige

(»böse«) Fettpartikel, mitbeteiligt an der Entwicklung der Arteriosklerose.

Blutzucker (Blutglukose): Traubenzuckergehalt des Blutes (1 mmol/l = 18 mg/dl).

Blutzuckereinstellung:

sehr gute: Blutzucker zwischen 4-10 mmol/l (72-180 mg/dl), HbA1c < 7%.

gute: Blutzucker zwischen 6-12 mmol/l (102-200 mg/dl), HbA1c < 8%.

mittlere: Blutzucker zwischen 6-15 mmol/l (102-270 mg/dl), HbA1c < 9%.

schlechte: Blutzucker zwischen 8-20 mmol/l (144-360 mg/dl), HbA1c > 9,5%.

Bei allen Einstellungen gibt es mehr oder weniger häufige Ausreißer des Blutzuckers nach oben und unten.

blutzuckersenkende Faktoren: Dazu zählen Hormone wie das Insulin sowie körperliche Aktivität und Sport.

blutzuckersenkende Medikamente: orale Antidiabetika, insbesondere Sulfonylharnstoffe und Repiglide (fördern Insulinsekretion aus den B-Inselzellen) sowie Biguanide und Glitazone (erhöhen die Insulinsensibilität der Zellen).

blutzuckersteigernde Faktoren: Dazu zählen Hormone wie Cortison, Cortisol, Wachstumshormon, Adrenalin (alles so genannte Stresshormone), Glukagon, Plazenta-Hormone, ferner psychische Faktoren wie Stress, Trauer, Depression und auch Krankheiten, zum Beispiel mit Fieber einhergehende Infektionskrankheiten, Grippe, Operationen und Unfälle.

Bolusinsulin: rasch oder ultrarasch wirkendes Insulin, das 15 bis 30 Minuten oder unmittelbar vor der Mahlzeit gespritzt wird.

Coma diabeticum: Bewusstseinsverlust bei schwerster Stoffwechselentgleisung.

ketoazidotisches: mit Ketoazidose.

hyperosmolares: bei massiver Erhöhung des Blutzuckers ohne wesentliche Ketoazidose (eher bei älteren Menschen).

Dawn-Phänomen: übermäßiger kompensatorischer Blutzuckeranstieg nach einer oft unerkannten schweren Hypoglykämie am frühen Morgen.

Diabetes mellitus: Zuckerkrankheit.

Diabetesdiät: Ernährung für Diabetiker.

Diabetes-Kontrollheft: Jeder Patient führt ein Protokoll (Heft, evtl. Blutzuckermessgerät mit Datenspeicher), in dem Blutzuckerwerte, Azetonproben, Insulindosen und spezielle Ereignisse notiert sind.

Diabetes-Selbstkontrolle: Messung des Blutzuckers, die der Diabetiker selbst durchführt und nach der er teilweise die Verantwortung für die Diabetestherapie übernimmt.

diabetische Spätkomplikationen: Folgekrankheiten des Diabetes, zum Beispiel

Arteriosklerose, die früh und in schwerer Form auftreten kann.

diabetische Nephropathie: Störung der Nierenfunktion bis zum Erlöschen.

diabetische Neuropathie: Störung der Funktion der peripheren sensiblen Nerven und des vegetativen Nervensystems.

diabetische Retinopathie: Veränderungen der Mikrozirkulation in der Netzhaut des Auges bis zur Erblindung.

diabetischer Fuß: Kombination von neuropathischen und arteriosklerotischen Veränderungen am Fuß, die zu Ulzerationen, Infektionen und Gangrän bis hin zur Amputation führen können.

Ernährungsanamnese: Aufschreiben der Mahlzeiten (Qualität, Quantität, Beschaffenheit) über 1 bis 2 Wochen.

Fit-Programm: funktionelle Insulintherapie nach entsprechend intensiver Diabetesschulung.

Glukagon: Hormon aus den A-Zellen der Bauchspeicheldrüse, das den Blutzucker erhöht.

Glykämischer Index: Maß für den Blutzuckeranstieg nach Einnahme eines Nahrungsmittels, das 50g Kohlenhydrate enthält.

Glykogen: energiereiches langkettiges Kohlenhydrat in Leber und Muskel, aufgebaut aus Glukosemolekülen.

HbA1c: glykosyliertes Hämoglobin, einfach zu bestimmendes Maß für den mittleren Blutzucker der letzten drei Monate.

»honey moon«: zeitlich begrenzte Phase der Erholung der B-Inselzellen nach Ausbruch des Typ-1-Diabetes.

Hypoglykämie: erniedrigter Blutzucker.

hypoglykämisches Coma: Bewusstseinsverlust infolge des zu tiefen Blutzuckers.

Hyperglykämie: erhöhter Blutzucker.

Insulin: Hormon der B-Inselzellen, das beim Diabetiker fehlt oder nicht genügend wirkt.

Insulin-Antagonisten: Hormone, die dem Insulin entgegenwirken und den Blutzucker erhöhen.

Insulinpen: »Füllfederhalter«, der eine Ampulle Insulin enthält und per Knopfdruck die gewünschte Insulinmenge unter die Haut spritzt.

Insulinpumpe: extern tragbare kleine Pumpe, die mit Insulin gefüllt ist und über einen Katheter subkutan eine Basisrate und auf Knopfdruck Bolusinsulin für die Mahlzeiten abgibt.

Joule (J): Maßeinheit für Energie; 1 Joule entspricht 4,2 Kilokalorien.

Kilokalorie (kcal): Maßeinheit für Energie; entspricht einer bestimmten Menge eines Nahrungsmittels.

Kohlenhydrate (KH): sind die quantitativ wichtigsten Energieträger (50–60% der gesamten Kalorien) in einer gesunden Ernährung. Sie werden aus dem Darm als Traubenzucker, Fruchtzucker und Milchzucker in das Blut aufgenommen.

Koronarsklerose: Arteriosklerose der Herzkranzgefäße.

Korrekturinsulin: rasch wirkendes Insulin, das außerhalb des Spritzschemas zum Korrigieren von zu hohen Blutzuckerwerten gespritzt wird.

Makrosomie: so genannte »big babies«, das heißt Kinder von Diabetikerinnen mit einem Geburtsgewicht von mehr als 4 kg und Gefährdung nach der Geburt wegen Hypoglykämien und Atemschwierigkeiten infolge unreifer Lungenentwicklung.

Mittelmeerdiät: Ernährung mit viel langsam resorbierten Kohlenhydraten (Teigwaren), Gemüse, Früchten, Olivenöl und viel Fisch.

MODY (= Maturity-Onset Diabetes of the Young): besondere Formen des Diabetes bei Jugendlichen, oft auch schlanken Menschen, die primär keine Insulintherapie benötigen.

Neurohypoglykämie: fehlende Wahrnehmung tiefer Blutzuckerwerte, weil übliche Adrenalin-Symptome fehlen, beginnend mit Störungen der Hirnfunktion bis zur Bewusstlosigkeit.

Prädiabetes: Zustand vor dem Ausbruch des Diabetes.

»rebound«-Hyperglykämie: »unerklärliche« Hyperglykämie nach durchgemachter Hypoglykämie.

Schwangerschaftsdiabetes: Diabetes, der bei einer vorher Stoffwechsel-gesunden Frau im zweiten bis dritten Drittel der Schwangerschaft zum Vorschein kommt.

Süßstoffe: Substanzen zum Süßen von Nahrungsmitteln, die keine Kohlenhydrate enthalten (Acesulfam K, Aspartam, Cyclamat, Saccharin).

Sulfonylharnstoffe: orale Antidiabetika, regen die Insulinproduktion durch die B-Inselzellen an und werden meistens vor den Mahlzeiten zweimal täglich eingenommen.

Typ-1-Diabetes: jugendlicher oder juveniler Diabetes = insulinpflichtiger Diabetes = Insulin Dependent Diabetes Mellitus (IDDM).

Typ-2-Diabetes: Altersdiabetes, Erwachsenendiabetes = nicht insulinpflichtiger Diabetes = Non Insulin Dependent Diabetes Mellitus (NIDDM).

Zweispritzen-Schema: zwei Spritzen eines Mischinsulins von rasch und intermediär wirkendem Insulin vor dem Morgen- und Abendessen.

Register

Die Zahlen beziehen sich auf die Nummern der jeweiligen Frage, in denen der Begriff behandelt wird. Die Stichwörter sind alphabetisch nach Substantiven geordnet.

A

α-Glucosidase-Hemmer 148, 149, 154, 160, 644 (siehe auch Antidiabetika)
– Nebenwirkungen 149
A-Zellen 2
Abbruchblutung 370
Ablehnung des Diabetes 345, 356, 547, 553, 556
Ablösungsprozess des Jugendlichen 562, 572, 573, 574
Abmagerungsdiät, siehe kalorienreduzierte/hypokalorische Ernährung
Aborte 21, 410, 411, 417, 418, 422, 461, 463, 470, 597, 624 (siehe auch Totgeburt)
ACE-Hemmer 604, 610, 616
Acesulfam K® 98
Actrapid® 115, 187, 193, 220, 223, 231
Adipositas siehe Gewicht: Übergewicht
Adoleszente und Jugendliche 101, 115, 128, 170, 193, 194, 327, 357, 365, 381–407, 566, 569, 570–575
Adrenalin 2, 38, 254, 286, 488, 542
– Symptome 268, 273, 274, 276, 279, 280, 285, 399
Aktivität, körperliche 33, 52, 54, 58, 90, 108, 120, 137, 165, 169, 180–185 (Tabelle), 192, 220, 237, 242, 252, 283, 284, 293, 321, 323, 340, 486–515, 519, 636
Akzeptanz des Diabetes 356, 393, 405, 540–555
Aldosteron 44 , 366
Alkohol 27, 61, 72, 73, 90, 96, 121, 122, 125, 128, 129, 133, 146, 340, 350, 367, 496, 571
Alkoholexzesse 350, 580
Alkoholismus 129, 291, 586
Alltagsgewohnheiten 135, 171, 237, 318, 319, 540
Altersdiabetes 25 (siehe auch Typ-2-Diabetes)
Ameisenlaufen 117, 268, 316, 615
Aminosäuren 64, 66, 150, 186, 231, 273
Amphetamine, Derivate 511, 644 (siehe auch Appetitzügler)
Amputation 611, 628 (siehe Spätkomplikationen)
Anästhesie 264, 447 (siehe Operationen)
Angina pectoris 117, 617 (siehe Spätkomplikationen)
Angst 38, 271, 368, 383, 519, 541–543, 583–600
– als Schutzmechanismus 583, 590
– der werdenen Mutter 96
– des Kindes 399, 556
– existentielle 550
– vor der Nadel 592

– vor Hypoglykämien 590, 591
– vor Impotenz 368, 596
– vor Insulinabhängigkeit 586
– vor Spätkomplikationen 588, 593
Anorexie 566 (siehe Essstörungen)
Antibiotikum 526, 613
Antidiabetika
– α-Glucosidase-Hemmer 148, 149,
  154, 160, 644
– Biguanide 144, 148, 150, 152,
  157, 158, 160, 645
– Glitazone 148, 645
– orale 110, 119, 138–160, 163, 413,
  470, 477
– Repiglide 145, 148, 157, 159, 160
  (siehe NovoNorm®)
– Sulfonylharnstoffe 145 (Tabelle),
  146, 149
Antikonzeptiva, orale 370 (siehe auch
  Pille, Minipille)
Antikörper, siehe Inselzell-Antikörper
Aperitivgetränke 87, 96 (siehe auch
  Alkohol)
Appetitzügler 511, 644 (siehe Amp-
  hetamine-Derivate)
Arbeit (Kalorienbedarf) 26, 27, 52,
  53, 102, 185 (Tabelle), 499 (Ta-
  belle)
Arterien 152, 304, 315, 342, 376,
  411, 418, 601
Arteriosklerose 62, 69, 70, 91, 120,
  220, 374, 423, 488, 584, 616– 621,
  625, 628 (siehe auch kardiovasku-
  läre Spätkomplikationen)
Aspartam® 98 (siehe Süssstoffe)
Aspirin-Cardio® 616, 628
Atemnot 177, 417, 465
Atonie des Magens 627 (siehe auch
  Spätkomplikationen)
Augen, siehe diabetische Augen-

krankheiten, Sehstörungen, Untersuchungen, Spätkomplikationen, Retinopathie
Augenarzt (Ophthalmologe) 315,
  321, 354, 603, 621
Augenfundus (Augenhintergrund)
  342, 354, 621
Augenkrankheit, diabetische, siehe
  Spätkomplikationen, Retinopa-
  thie
Augenspiegelung 342, 603, 621
Autoaggressionskrankheit, siehe Au-
  toimmunkrankheit
Auto fahren 289, 514, 516, 519, 524
Autoimmunkrankheit 23, 24, 31,
  629, 630
Azeton
– im Blut, siehe Azetonämie
– im Urin (Azetonurie) 6, 10 (Ta-
  belle), 244, 245, 296, 301, 303,
  306, 308, 349, 382, 394, 396,
  403, 489, 491, 492 (siehe auch
  Ketoazidose)
Azetonämie 263, 397 (siehe auch
  Erbrechen)
Azetongeruch der Ausatmungluft
  (Äpfel) 6
Azetonprobe 192, 262, 296, 301,
  303, 306, 307, 394, 402
Azetonurie, siehe Azeton im Urin
Azidose 6, 150 (siehe auch Ketoazi-
  dose)

B
B-Blocker 616
B-Inselzellen 22, 23, 24, 32, 35, 36,
  39, 43, 144, 145, 147, 148, 168,
  217, 221, 237, 397, 465, 479,
  630, 632, 641
– veränderte 632, 638, 639, 640

B-Zellen, siehe B-Inselzellen

Ballondilatation (Arterien) 616, 618

Basis-Bolus-Schema, siehe Insulintherapie: Basis-Bolus-Schema

Basisinsulindosis, siehe Insulintherapie: Basisinsulindosis

Basisrate, siehe Insulintherapie: Basisrate

Bauchhaut 197, 208, 249

Bauchspeicheldrüse, siehe Pankreas

BE, siehe Broteinheiten

Beckenarterien 423, 624

Bedtime injection, siehe Insulintherapie

Behinderung, geistige 325

Beinarterien 69, 120, 620, 628

Bergsteigen 108, 327, 402, 486

Beruhigungsmittel, siehe Medikamente

Berührungssinn 136, 315, 602, 621

Betriebsstoffe des Körpers 5 (Abbildung)

Bettflasche 611, siehe Neuropathie

Bewusstseinsstörung 6, 273, 279

Bewusstseinsverlust 16, 273 (siehe auch Coma diabeticum, hypoglykämisches Coma)

Bier 27, 61, 96, 128, 133, 491, 493

Big Babies, siehe Makrosomie

Biguanide, siehe Antidiabetika

Biotechnologie 186, 638, 646

Blasen am Fuß 316, 503, 602 (siehe auch Neuropathie)

Blut, erniedrigter pH-Wert 6 (siehe auch Coma diabeticum)

Blutdruck, erhöhter 120, 136, 139, 261, 342, 352, 374, 423, 459, 487, 595, 604, 610, 619, 620, 621 (siehe auch Hypertonie)

Blutdruckabfall 6, 271, 295, 627

Blutgefäße 62, 70, 220, 418, 601, 607, 618 (siehe auch Arterien)

Blutlipide 91 (siehe auch HDL, LDL)

Blutzucker
- diabetischer 8 (Tabelle), 9, 10, 11, 18, 20, 21, 28, 32, 33, 175
- erhöhter, siehe Hyperglykämie
- erniedrigter, siehe Hypoglykämie
- labiler, siehe Diabetes: Labilität
- mittlerer (HbA1c) 314
- normaler 8 (Tabelle)
- nüchtern 8 (Tabelle), 10 (Tabelle), 19, 32, 138, 141, 145, 163, 190, 301, 304, 331, 424, 461, 470, 509, 643
- postprandialer (nach dem Essen) 2, 5, 9, 20, 43, 32, 63, 67, 68, 70, 71, 77, 79, 80, 82, 89, 92, 117, 132, 138, 141, 142 145, 148, 163, 176, 183, 184, 190, 234, 304, 383, 419, 461, 468, 470, 480, 484, 485
- toxischer 69, 232 (siehe auch Glykosylierung, HbA1c)
- als Energiequelle 1, 4, 22, 66, 184, 283, 290
- Monitoring 264, 446, 482 (siehe auch Blutzuckerselbstkontrolle)
- Normalisierung 19, 28, 30, 32, 38, 118, 139, 245, 262, 282, 288, 289, 290, 402 , 470, 475, 517, 603, 604, 632, 643
- physiologische Regulation 1, 29, 542

Blutzuckeranstieg
- nach sportlicher Aktivität
- und körperlicher Belastung 252, 488, 491, 492, 502

Blutzuckereinstellung
– mit Insulin, siehe Insulintherapie
– Mittelwert, siehe HbA1c
– Optimum 324, 622
Blutzuckerentgleisung 10, 30, 38, 82,
    94, 119, 173, 175, 196, 184, 237,
    238, 239, 251, 254, 294, 301, 309,
    319, 326, 339, 365, 401, 402, 408,
    416, 445, 446, 491, 517, 523, 528,
    564, 571, 575, 591, 613, 624, 627
    (siehe auch ketoazidotische Ent-
    gleisung, labiler Blutzucker)
Blutzuckerkontrolle
– und Spätkomplikationen 606, 607,
    609, 610, 619, 621, 622, 624 (sie-
    he auch Glykosylierung, HbA1c)
– vor, während, nach Schwanger-
    schaft und Geburt 20, 410–440,
    445–450, 461–485
Blutzuckerkorrekturen 248, 250, 254,
    264, 291, 221, 295, 302, 307, 314,
    324, 388, 393, 394, 405, 505,
    519
Blutzuckermessgeräte 297, 298, 299,
    317, 322, 349, 521, 590, 608, 636,
    649
Blutzuckermessmethode, unblutige
    633, 634
Blutzuckermessung beim Kind 192,
    382, 383, 384, 388, 393, 394, 395,
    398, 399, 402, 405, 558, 562
Blutzuckerselbstkontrolle 166, 175,
    180, 194, 293–317, 322, 328, 345,
    388, 427, 471, 540, 549, 584, 597,
    636, 643
– bei Kinden und Jugendlichen 388,
    392, 398, 399, 606, 558
– bei Sport, siehe Sport
– beim Autofahren 289
– beim Reisen 259, 289, 516–539

– beim Schlafen 241, 242, 248,
    494, 496
– in der Nacht 184, 193, 232, 233,
    244–246, 256, 264, 283, 296,
    402, 506
Blutzuckerspitzen 82, 107, 176, 223,
    239, 245
Blutzuckerstreifen 297, 298, 299,
    300, 303, 317, 395, 517, 520
BMI, siehe Body Mass Index
Body Mass Index (BMI) 49
Bolusinsulin, siehe Insulintherapie
Bouillon 76 (Tabelle), 123 (Tabelle),
    125, 263
Brennen der Füße 117, 602, 611,
    612, 614, 615 (siehe auch Spät-
    komplikationen, Neuropathie, Pa-
    rästhesien)
Brot 27, 61, 68, 69, 76 (Tabelle), 78,
    103, 104, 111, 123 (Tabelle), 124
    (Tabelle), 132, 277, 525
Broteinheit (BE) 78
Brotwert (BW) 73, 74, 76 (Tabelle),
    184, 220, 226, 283, 494, 514, 520
Bulimie 566 (siehe auch Essstörun-
    gen)
Butter 62, 76 (Tabelle), 123 (Tabel-
    le), 125, 220
BW, siehe Brotwert

C

C-Peptid-Konzentration im Blut 383
Capsalcin-Salbe® 615
Chirurgie: Behandlung 18, 354, 618,
    626, 628
Cholesterin
– als Schutzfaktor (siehe HDL-
    Cholesterin)
– „böses" 69, 619 (siehe LDL-
    Cholesterin)

– erhöhtes 64, 69, 220, 374, 595, 619, 620
– HDL 69, 619
– in der Nahrung 62, 63, 64, 350
– LDL 69, 619
Chylomikronen 66 (siehe auch Fett in der Nahrung)
Claudicatio intermittens 69, 117, 120, 618, 620, 628
Coca Cola 263, 526
Coca Light 526
Coma diabeticum 6, 11, 15, 16, 18, 119, 318, 381, 491
– hyperosmolares 16, 119
– ketoazidotisches 6, 381
Coma, hypoglykämisches, siehe Hypoglykämie, hypoglykämischer Schock
Computer 299, 307, 636, 637, 647, 648
Cortisol 29, 38, 254, 286 (siehe auch Hormone)
Creme, anästhesierende 615 (siehe Neuropathie)
Cyclamat 98

D
Darm
– Motilitätsstörung 627 (siehe Neuropathie)
– Resorption der Nahrung 61, 64, 66, 68, 148, 149, 181, 221, 233, 292, 627, 644
Darmstörungen 154, 239, 525, 526, 627
Dawn-Phänomen 193, siehe Hyperglykämie nach Hypoglykämie
DCCT-Studie 622
Dentalhygiene 355
Depotinsulin, siehe Insulintherapie

Depression 541, 542, 547, 552, 562, 564, 575, 599
Desserts 76 (Tabelle), 99, 106, 111, 124 (Tabelle), 220, 226, 559
Diabetes
– bei Pankreas-Erkrankungen 291, 292
– Beratung 56, 260, 325, 328, 345, 346, 349, 363 (siehe auch Diabetesschwester, Ernährungsberatung)
– Definition 1
– Diagnose 9, 11, 32, 33, 117, 346, 464, 603, 621, 630, 643
– Ernährung, siehe Ernährung
– Information, telematische 334, 335, 364, 380, 407, 647–656
– Kontrollheft, siehe Diabetes-Protokoll
– Labilität 30, 35, 37, 173, 212, 234, 237, 238, 241, 251, 292, 294, 302, 402, 429
– Protokoll 299, 307–313, 331, 339, 342, 403, 404, 406, 419, 427, 522
– Rebellion 544, siehe Akzeptanz
– Schulung 92, 134, 143, 166, 179, 180, 216, 218, 219, 293, 314, 318–364, 380, 391, 531, 561, 563, 575, 623, 637, 656
– Schulungsteam, siehe Diabetes-Schulung
– Stufen der Akzeptanz 540–555
– Symptome 6, 7, 10, 11, 117, 175, 177, 295, 382
– Tagebuch, siehe Diabetes-Protokoll
– Therapie: Zukunft 629–641
– Zentrum 338, 347, 348
Diabetes Typ 1

– Häufigkeit 12, 13, 25
– Heilung 632, 641, 646
– Therapie 177–290
Diabetes Typ 2
– Häufigkeit 13
– Heilung 646
– Therapie 117–174
Diabetesgesellschaft 328, 329, 334,
  346, 348, 351, 521, 529
Diabetesschwester 56, 200, 204, 237,
  240, 250, 264, 298, 320, 322, 325,
  332, 342, 343, 344, 347, 349, 363,
  392, 393, 404
Diabetiker-Lager 312, 327, 406, 569
  (siehe auch Diabetes-Schulung)
Diabetiker-Schokolade 100
Diabetikerausweis 520, 522
Diabetologe 11, 56, 250, 260, 264,
  306, 314, 320–355, 392, 402, 437,
  444, 447, 464, 469, 471, 487, 492,
  497, 528, 588, 597, 636
Diabinese®, siehe Antidiabetika,
  Sylfonylharnstoffe
Dialyse 632
Diarrhoe 149, 154, 525, 526
Diät 133
– Mittelmeer-Diät 70
– Reduktionsdiät 45, 470, 475, 643
  (siehe auch kalorienreduzierte/hy-
  pokalorische Ernährung)
Diätnahrungsmittel 131, 333
Disaccharid 61
Discobesuch 340, 571
Diskussionsgruppen 334, 335, 364
Diurese, osmotische 7, 44 (siehe auch
  Glukosurie)
Doppeltsehen 273
Drogen 15, 350, 571, 580, 586
Druckstellen an den Füßen 611, 612
Durchblutung 422, 607

– der Beine 628
– des Herzens 315
Durchblutungsstörungen 152, 628
  (siehe auch Arteriosklerose, periphere Zirkulation)
Durchfall, siehe Diarrhoe
Durst 7, 11, 94, 175, 177, 382, 384

E

Ehepaar, diabetisches 460
Ehepartner 322, 460
Eiweiß (Protein) 22, 64, 66, 69, 76
  (Tabelle), 89, 162, 179, 220, 236,
  386, 458
Eiweißmangel 64
Eiweißwerte (EW) 73 (Tabelle), 74,
  76 (Tabelle)
Elektrokardiogramm (EKG) 136,
  315, 342, 352, 616
Eltern von diabetischen Kindern 11,
  192, 319, 365, 380, 382, 383,
  385, 388, 391, 392, 393, 394,
  395, 400, 403, 404, 405, 406,
  460, 552, 556–569, 571, 574,
  586, 630
Emla-Crème® 615 (siehe auch
  anesthäsierende Creme)
Emotionen 519, 541, 542, 547, 570,
  581
Energiebedarf 1, 3, 51, 52, 62, 89,
  102, 185 (Tabelle), 386, 397,
  414, 499 (Tabelle)
Energiebilanz 92, 121
Energiedefizit 10
Energiedepot 3, 6, 10
Energiequelle des Körpers 4, 5, 65,
  273, 283
Energiereserven 236
Energiespeicher 5, 22 (siehe auch
  Fettgewebe, Glykogen)

Energieträger 91, 386
Energy-Drinks 92, 128
Entfernung des Glaskörpers, chirurgi-
    sche, siehe Vitrektomie
Entfernung des Pankreas, chirurgi-
    sche, 18, 291
Entgleisung des Blutzuckers, siehe
    Blutzuckerentgleisung
Entgleisung, ketoazidotische, 55, 606
    (siehe auch Blutzuckerentgleisun-
    gen, ketoazidotisches Coma diabe-
    ticum)
Entzündungen 18, 24, 30, 161, 291,
    611, 638
– des Pankreas, siehe Pankreas-
    Entzündungen
Enzyme 6, 22, 64, 220, 292
Epilepsie 273, 290
Erbrechen 262, 263, 397, 414, 416,
    524, 526
– azetonämisches 263, 397
Erektion: junger Mann 366
Erektionsstörungen 369, 376, 377,
    378, 596, 625, 626 (siehe auch
    Impotenz, Spätkomplikationen)
Ernährung 27, 38, 40–116, 176, 220,
    263, 319, 323, 324, 327, 330, 332,
    333, 344, 419, 461, 475, 477,
    566
– des Fötus 624
– hypokalorische/ kalorienreduzierte
    28, 32, 34, 45, 75, 84, 106, 118,
    120, 122, 123 (Tabelle), 125–134,
    137, 138, 140, 156, 161–163, 170,
    171, 176, 413, 428, 458, 461, 462,
    470, 475, 643, 458, , 472, 517, 643
– im Alltag: Schwierigkeiten
    113–116, 263
– und Insulin (Synergien) 89–96,
    180, 181–184, 189, 194, 220–236,

263, 314, 318, 321, 322, 419,
    500, 569
Ernährungsanamnese 27, 121, 323,
    475 (siehe auch Ernährungsproto-
    koll)
Ernährungsberatung 20, 54, 56, 76,
    92, 119, 133, 140, 250, 320, 323,
    325, 327, 330, 332, 333, 344,
    345, 348, 385, 419, 458, 462,
    469, 472, 643 (siehe auch Ernäh-
    rungsschulung)
Ernährungsfehler 30, 342, 350
Ernährungsplan 56, 73, 74, 76 (Ta-
    belle), 100, 123 (Tabelle), 128,
    133, 176, 189, 194, 220, 263,
    293, 334, 344, 419, 475, 488,
    489, 542, 566, 590
– kalorienreduzierter/hypokalori-
    scher 122, 123 (Tabelle), 124
    (Tabelle), 125–130
Ernährungsprotokoll 133, 308
Ernährungsschulung 92, 134,
    318–323, 393 (siehe auch Ernäh-
    rungsberatung)
Ernährungstherapie 116, 117, 163,
    477, 517, 643
Erwachsenendiabetes 25 (siehe auch
    Diabetes Typ 2)
Erwachsenwerden 365, 366, 556,
    570–582
Essen
– Exzesse 30, 115, 566
– im Restaurant 105, 106, 331, 493
Essgewohnheiten: Änderungen 27,
    42, 43, 112, 134, 229, 525 (siehe
    auch Lebensgewohnheiten)
Essrhythmus 42, 235
Essstörung 566 (siehe auch
    Anorexie, Bulimie)
EW 76 (Tabelle) (siehe Eiweißwerte)

F

Familie des Diabetikers 11, 12, 19, 51, 112, 117, 314, 319, 321, 322, 357, 383–385, 405, 463, 484, 489, 540, 548, 552, 556–569, 573, 598, 630

Familienanamnese (Diabetes) 19, 20, 643

Fasten 5, 9, 22, 66, 232, 235, 331, 339

Fehler
– bei der Therapie 30, 55, 249, 251, 284, 306, 322, 342
– bei Messung des Blutzuckers 298, 300, 303, 342
– beim Essen 55, 133, 249, 251, 284, 322, 342, 350
– beim Spritzen 30, 257, 342
– wegen Vergessen einer Insulininjektion 255
– wegen Zerstreutheit 257 (siehe auch Insulintherapie-Fehler, Routine)

Fehlfunktionen der Insulinpumpe 208

Ferienlager für Diabetiker 327, 577

Fertilität der Diabetikerin 408, 597

Festessen 114, 340

Fett
– in der Nahrung 10, 26, 27, 59, 60, 62, 63, 64, 66, 69, 70, 73 (Tabelle), 74 (Tabelle), 76 (Tabelle), 78, 82, 89, 91, 92, 100, 121–123 (Tabelle), 125, 127, 133, 179, 220, 263, 323, 386, 504, 644, siehe Gewicht: Übergewicht
– und Übergewicht 28, 51, 52, 58, 59, 72, 126, 127, 199, 465, 488, siehe Gewicht: Übergewicht

– pflanzliche und tierische Fette 62, 63

Fettgewebe 5, 6, 10, 22, 26, 52, 66, 72, 83, 196, 197, 200, 390, 542

Fettreserven des Körpers 26, 236, 397

Fettsäuren
– freie 5, 6, 10, 273, 397, 542
– gesättigte/ungesättigte 5, 63, 66, 69, 70, 220

Fettsucht 49 (siehe auch Gewicht: Übergewicht)

Fettwert (FW) 73 (Tabelle), 76 (Tabelle)

Fieber 30, 239, 262, 308, 397, 402, 523

Filtrationsrate, glomeruläre 305

FIT-Programm 217, 219, 336–341

Fleisch 27, 44, 59, 62, 64, 69, 76 (Tabelle), 103, 106, 111, 112, 123 (Tabelle), 125, 220, 263

Flimmern vor den Augen, siehe Hypoglykämie-Symptome

Flugreise 518, 519, 521, 530, 534–536, 538, 586

Fluoreszenz-Angiographie 315, 342, 621 (siehe auch Retinopathie)

Fötopathie, diabetische 21, 266, 411, 417–420, 421, 422–424, 430, 437–439, 440, 443, 451, 464, 465, 472, 482, 624 (siehe auch Makrosomie)

Frauenarzt, siehe Gynäkologe

Frauwerden 365–367 (siehe auch Erwachsenwerden, Pubertät)

Freundschaft 107, 114, 319, 401, 548, 552, 555, 556, 565, 570, 577, 579, 580, 581

Fruchtsaft 94, 104, 108, 124 (Tabelle), 220, 256, 263, 277, 289, 290,

306, 387, 495, 496, 501, 504, 507,
517, 520
Früherkennung des Typ 1-Diabetes
629, 630
Früherkennung des Typ 2-Diabetes
35, 642
Fruktose 61
Fuß
– Blasen 316, 503
– »diabetische Füße« 117, 136, 315,
316, 342, 352, 487, 503, 602, 611,
612, 614, 618, 621, 628
– kalte 117
– Oberflächersensibilität 315, 342,
352, 503, 602, 605, 621, 628 (siehe auch Neuropathie)
– Verbrennung 602, 611, 612 (siehe
auch Neuropathie)
– Verletzungen 316, 503, 602, 611,
612, 628 (siehe auch Neuropathie)
Fußball 486, 487, 493, 584
Fußpulse 621, 315 (siehe auch Spätkomplikationen, „diabetische
Füße“)
FW, siehe Fettwerte

G
Gangrän 595, 628 (siehe auch Fuß:
»diabetische Füße«)
Gastgeber von Diabetikern 107, 111,
113
Geburt bei diabetischer Mutter 19, 21,
410, 411, 417, 430, 431, 436,
438–441, 444–450, 456, 457,
461–465, 477–481, 559, 624
Gefäße, siehe Blutgefäße
Gehirn 6, 52, 83, 96, 102, 240, 273,
370, 417, 451, 487, 645
Geisteshaltung und Akzeptanz
540–555

Gemüse 44, 68, 73, 74, 76 (Tabelle),
77, 78, 86, 87, 104, 106, 111,
112, 123 (Tabelle), 130, 220
Gemüsesaft 87
Gemüsewerte (GW) 73
Genmanipulation 641
Genmutationen bei MODY Diabetes
642
Gentechnologie 638, 639, 646
Geschlecht und Kalorienbedarf 52
Geschlechtsverkehr 375
Gestagene 365, 370, 371 (siehe auch
Pille)
Getreide 76 (Tabelle), 78, 123 (Ta-
belle)
Gewebe des Körpers 2 (Abbildung),
3 (Abbildung), 5 (Abbildung), 6,
118, 138, 148, 232, 283, 304,
418, 438, 465, 607, 618, 628
Gewicht
– Idealgewicht 47, 48, 49, 50, 52,
53, 89, 323, 499 (Tabelle)
– Körpergewicht 45, 49, 51, 52, 57,
116, 126, 127, 134, 389, 644
– Sollgewicht siehe
Idealgewicht
– Übergewicht 5, 11, 14, 19, 21,
26–28, 31, 32, 34, 39, 41, 46, 49,
50–52, 59, 62, 70, 72, 83, 84, 86,
100, 106, 116–118, 120, 156,
163, 175, 176, 181, 182, 294,
321, 330, 385, 389, 413, 428 457,
462, 463, 470, 477, 484, 488,
489, 595, 642
– Untergewicht 49, 389
Gewichtsabnahme 6, 7, 11, 14, 32,
33, 41, 116, 118, 121–137, 139,
144, 156, 163, 177, 350, 382,
472, 488, 489, 643, 644
Gewichtskontrolle 40, 45, 50–52,

82, 126, 342, 386, 453, 458, 465,
469, 477, 481
Gewichtszunahme 19, 39, 51, 58, 85,
92, 144, 371, 414, 415, 463, 472,
481
Glace 76 (Tabelle), 99, 228, 525
Glaskörperblutung 603 (siehe auch
Retinopathie)
Glitazone 148
Glucobay® 148 (siehe auch α-Gluco-
sidasehemmer)
Glukagon 2, 38, 254, 279, 286, 287,
288, 290, 292
Glukoneogenese 61, 66, 96, 150, 231
Glukose, siehe Traubenzucker
– im Harn, siehe Glukosurie
– in der Nahrung 61, 81, 289, 416,
452
– Infusion 264, 279, 290, 448
Glukoseintoleranz, siehe verminderte
Glukosetoleranz
Glukosesensoren 638
Glukosetoleranz, verminderte 19, 32,
33, 462, 481, 643
Glukosetoleranztest 384, 464, 466,
467, 468, 479, 480, 485
Glukosurie 6, 7, 10, 11, 16, 85, 94,
117, 118, 119, 175, 177, 192, 244,
245, 262, 293, 293, 296, 301, 303,
305, 307, 315, 382, 384, 394, 395,
396, 402, 437, 455
Glykogen 1, 2, 3, 22, 66, 108, 184,
236, 283, 288, 508
Glykosylierung der Proteine 10, 69,
139, 314, 418, 465, 607, 621
Grippe 30, 239
Grundnahrungsmittel 104, 525
Grundschulalter 386, 388
Grundumsatz 185 (Tabelle), 499 (Tabelle)

Gruppendynamik 341, 556
Gymnastik (Kalorienbedarf) 185
(Tabelle), 499 (Tabelle), siehe
Sport
Gynäkologe 260, 354, 466, 468,
469, 471, 597

H

Halsschlagader 315
Hämochromatose 291, 292
Hauptmahlzeit 77, 86, 145, 160,
193, 160, 193, 194, 220, 221,
233, 251, 386, 388
Hausarbeit, siehe leichte, mittel-
schwere, schwere Arbeit
Haut 5, 6, 189, 196, 199, 200, 201,
217, 290, 304, 390, 398, 402,
451, 602
– blasse 268 (siehe auch Hypogly-
kämie)
Hautfalte 196 (siehe Insulinspritzen)
Hautrötungen 202, 208, 215, siehe
Insulintherapie mit der Pumpe
HbA1c 10, 117, 139, 312, 314, 342,
434, 467, 510, 607, 621, 622,
636, 643
HDL (High Density Lipoproteine)
69, 488, 619
HDL-Cholesterin, siehe Cholesterin
Heiss/Kalt-Diskrimination 315 (sie-
he Kontrolle der Füße, Neuropa-
thie)
Heizkissen 611
Herz
– Kontrolle 315
– Kreislaufkrankheiten 62, 120,
315, 487, siehe Koronarsklerose
– Missbildungen 21, 417, siehe Fö-
topathie
Herzinfarkt 69, 70, 120, 161, 584,

595, 596, 616, 617, 620 (siehe auch Angina pectoris, Koronarsklerose)

Herzklopfen 146, 268, 279

Herzkranzgefäße 601, 616, 618, 626, 628 (siehe auch Herzinfarkt, Koronarsklerose)

Herzschrittmacher 638

Herztöne des Fötus 437

High Density Lipoproteine (HDL) 69, 488, 619

Hochleistungssport 486

Hoden 365

Honey moon 36

Hormone
– anabole 236, 511
– blutzuckersenkende 1, 38 (siehe auch Insulin)
– blutzuckersteigernde 2, 38, 39, 286, 425, 449, 461, 470, 474, siehe Adrenalin, Cortisol, Wachstumshormon
– der Plazenta 19, 266, 425, 437, 449, 461, 470, 474

Humalog®, siehe Insulinpräparate

Humaninsulin, siehe Insulin: Humaninsulin

Hunger 52, 83–88, 148, 268
– Heisshunger 130, 177

Hungerzentrum 148, siehe Sättigungszentrum

Hustensirup 93

Hypercholesterinämie, siehe erhöhtes Cholesterin

Hyperglykämie 1 (Definition), 8 (Tabelle)
– nach Hypoglykämie 29, 38, 193, 286
– nach Sport 252, 488, 491, 492, 502

– ohne Glukosurie 16, 175, 245, 305
– Symptome 6, 7, 10, 11, 117, 175, 177, 295, 382
– Wahrnehmung 134, 143
– wegen seelischer Probleme und Stress 39, 237, 541, 542, 543, 549

Hypertonie, arterielle 411, 423, 610 (siehe auch Blutdruck, erhöhter)

Hypofutter 104

Hypoglykämie 8 (Tabelle) (siehe auch Neurohypoglykämie)
– bei Insulintherapie 2, 8, 38, 43, 66, 90, 96, 97, 102, 109, 149, 172, 184, 201, 223, 238, 239, 247, 256, 260, 268–290, 306, 309, 319, 336, 340, 386, 393, 395, 397, 402, 404, 405, 494, 498, 516, 517, 577, 591
– bei Auslassen einer Mahlzeit 231, 247, 249, 278
– bei Neugeborenen 420, 438, 451, 465, 482
– bei Spritzfehler 256
– Blutzuckerselbstkontrolle 269–270, 272, 277, 281, 282, 285, 290, 295, 399, 590–591
– erniedrigter Blutzucker 2, 5, 22, 38, 108, 142, 159, 176, 199, 234, 265, 268, 269, 273–276, 283, 339, 438, 448, 488, 508, 517, 619
– hormonale Gegenregulation 286
– Prävention 102, 104, 105, 108, 192, 213, 220, 224, 251, 294
– Schock (Coma) 142, 290, 420
– tödliche 142, 420
– und Alkohol 96
– und Sulfonylharnstoffe 141, 142, 143, 145, 146, 148, 151, 153

– und/nach Sport 489, 494, 496, 507, 510, 513
– vor dem Essen 306
– vor dem Schlafen 242, 243,
– während dem Schlafen 96, 254, 279, 306, 386, 402, 494, 496
– während der Schwangerschaft 416, 417, 439, 455, 474
– Wahrnehmung 260, 273–275, 281, 295, 400, 622, 627
Hypoglykämie-Symptome: 143, 268–277, 279, 280, 282, 285, 286, 289, 295, 399, 400, 627, siehe Adrenalin-Symptome, Neurohypoglykämie
– Flimmern vor den Augen 273
– Kältegefühl 268, 280, 316
– Kopfschmerzen 280, 590
– Schleier vor den Augen 268
– Schwindelgefühl 268
– Schwitzen 262, 268, 271, 279, 399
– Sehstörungen 268, 273
– Unsicherheit 268, 282, 290, 399
– Unwohlsein 268, 269, 282
– Veränderungen im Verhalten 273
– Zittern 268, 279
Hypophyse 29, 38, 365, 370
Hypos, siehe Hypoglykämie
Hypothalamus 52, 83, 370
Hypotonie 271, 627 (siehe auch tiefer Blutdruck)

I
Idealgewicht (Sollgewicht) 47, 48, 49, 53, 89, 323, 499 (Tabelle)
IGF I, siehe insulinähnlicher Wachstumsfaktor
Imbiss 87, 88, 494, 566 (siehe auch Zwischenmahlzeit)
Immunabstoßung 23

Immunantwort 632
Immunsuppression 641
Imodium®-Kapseln 526
Impotenz als Spätkomplikation 376–380, 596, 625, 626 (siehe auch Erektionsstörungen)
Index, glykämischer 79, 80, 81 (Tabelle), 82
Infektionen
– an den Füssen 239, 611, 612, 628 (siehe auch Neuropathie)
– des Magen-Darm-Trakts 525, 526
– und Insulinbedarf 30, 161, 239, 262, 308, 397, 402, 523
Informatik 307, 636, 637
Inselzell-Antikörper 23, 32, 383, 478, 629, 630
Inselzellen
– immunologisch veränderte (Transplantation) 638–641
Inselzelltransplantation 178, 632
Insuffizienz, respiratorische (big babies) 438
Insulin 22 (Definition)
– körpereigenes 1–5, 10, 11, 22, 23, 28, 36, 145, 465, 561
– Mangel 23, 66, 397
– Reserve, endogene 30, 36, 175, 237
– Resistenz 19, 26, 28, 30, 58, 365, 389, 415, 425, 449, 461, 471, 478, 645
– Rezeptoren 28
– Sensibilität 27, 28, 29, 38, 109, 120, 148, 181, 192, 265, 283, 265, 340, 425, 488
Insulinpräparate
– Actrapid® 115, 187, 193, 220, 231

– Analoge, siehe ultraraschwirkende Insuline
– Haltbarkeit 207, 259, 529
– Humalog® 82, 187, 194, 221, 223, 225, 227, 388, 653
– Humaninsulin 186, 194
– intermediärwirkendes Insulin 162, 166, 187, 189, 193, 196, 198, 203, 206, 221, 227, 233, 248, 249, 255, 308, 386, 388, 402, 416, 419, 496, 510
– Lente-Insulin® 187
– Mischinsuline 164, 187, 189 (Abbildung), 248, 388, 419
– NovoRapid® 82, 187, 194, 221, 223, 225, 227, 388
– NPH-Insuline 164, 187, 189, 308, 395
– raschwirkendes Insulin 115, 187, 193 (Abbildung), 220, 223, 231, 331 (siehe auch Actrapid®)
– rekombinantes Insulin 187, 194 (Abbildung) (siehe auch Humalog®, NovoRapid®)
– Rinder-Insulin 187 (siehe auch Lente-Insulin)
– Schweine-Insulin 186–188
– ultraraschwirkendes Insulin 187, 194 (Abbildung), 231 (siehe auch Humalog®, NovoRapid®)
– Zink-Kristall-Insulin 187 (siehe auch Lente-Insulin)
Insulintherapie 180–290
– Insulinbedarf nach der Geburt 449
– Insulinbedarf während der Schwangerschaft 266, 413, 419, 425, 426, 428, 429, 449, 470–477
– Insulindosis vor einer Operation 264
– Insulin-Korrekturen 105, 264, 302, 314, 339, 394, 405, 471, 505, 519 (siehe auch Blutzuckerkorrekturen)
– Insulinpen 167, 173, 188, 196, 203, 204–206, 240, 249, 259, 388, 517, 520, 522, 592
– Insulinresorption 197, 198, 202, 390, 631
– Insulinspritzfehler 30, 249, 256, 257
– Technik der Insulininjektion 166, 167, 196–207, 314, 349, 390–392
– Überreaktion 30, 249, 278, 306
– Umstellung auf Insulin 163, 176
Insulintherapie mit der Pumpe 208–218, 429, 435, 446, 573, 634
– Basisrate, Dauerinfusion 208, 209
Insulintherapieschemata
– Basis-Bolus-Insulinspritzschema 193, 194, 195, 203, 218, 221, 226, 227, 231, 232, 233, 234, 235, 238, 244, 247, 292, 294, 250, 302, 317, 388, 428, 450, 470, 473, 559, 566, 592
– Basis-Dosis vor dem Schlafen 193, 233, 234, 243, 248, 256, 264, 283, 388, 494, 496, 510
– Basisinsulindosis 209, 213, 239, 244, 247, 254, 256, 258, 264, 308, 339, 508
– Bedtime injection 193, 212, 232, 233, 234, 242, 256, 264, 283, 388, 402, 494, 496, 510
– Beginn, Dauer, Abklingen der Insulinwirkung 187, 189 (Abbildung), 193 (Abbildung), 194 (Abbildung)
– Bolusinsulin 4, 82, 89, 208, 216, 219, 232, 247, 251, 253, 255,

287, 292, 308, 339, 388, 402, 510, 517, 533
– Umschulung auf Basis-Bolus-Schema 193, 195, 391 (siehe auch FIT-Programm)
– Zwei-Spritzen-Schema 165, 176, 189 (Abbildung), 190–192, 195, 22, 240, 242, 248, 292, 388, 395, 428, 470, 473, 477, 489, 517, 559, 566
Internet 304, 332–335, 363, 364, 380, 407, 647–656

J
Jugendliche und Adoleszente, siehe Adoleszente
Juvenile Diabetes Foundation 486

K
Kaffee 76 (Tabelle), 92, 94, 95, 112, 123 (Tabelle)
Kaiserschnitt 431, 437, 448, siehe Schwangershaft
Kalium (K+) 44, 55
Kalorie: Definition 65
Kalorienbedarf 7, 26, 47, 52, 53, 65, 386, 499 (Tabelle)
Kalorienreduktion, siehe kalorienreduzierte/hypokalorische Ernährung
Kältegefühl, siehe Hypoglykämie-Symptome
Katheter der Insulinpumpe 208, 214–216
Ketoazidose 6, 55, 119, 177, 212, 381, 542, 606 (siehe auch Azeton, Coma diabeticum)
Ketosäuren 6, 10, 397 (siehe auch Azeton, ketoazidotische Entgleisung)

KH, siehe Kohlenhydrate
Kinder
– diabetischer Eltern 11, 383, 384, 385, 460
– einer diabetischen Mutter 21, 368, 372, 409, 410–455, 624, 630
– einer Frau mit Schwangerschaftsdiabetes 461–485
– übergewichtige 21, 385
Kinder, diabetische 11, 25, 170, 346, 367, 381–407
– Azeton im Urin 263, 301, 308, 394, 396, 397, siehe Azetonurie
– Blutzuckerkontrolle 394, 395, 398
– Diabetes-Protokoll 308, 312, 331, 403
– Ernährung 101, 112, 114, 115, 319, 386, 387, 388, 453, 569
– Erwachsenwerden 365, 366, 367, 556, 570–582
– Hypoglykämie 393, 395, 399–404, 404
– Imbiss 88 (siehe auch Zwischenmahlzeit)
– Infektionskrankheiten 262
– Insulinbedarf 388, 389, 392–394, 402
– Insulinspritzen 197, 240, 388, 390–392
– Insulintherapieschemata 189, 192, 193 (Abbildung), 194 (Abbildung), 388
– Krankheiten 397, 402 (siehe auch akute, infektiöse, fieberhafte Krankheit)
– psychologische Schwierigkeiten 556–569
– Schulung 327, 392, 406, 564
– Sport 500

– Urinzuckerkontrolle 396 (siehe auch Test des Urinzuckers)
Kinderpsychiater 574
Kleinkind 101, 388, 392, 402, 540, 559, 566
Kohlenhydrate (KH) 60, 61, 66, 67, 70, 71, 73–76 (Tabellen), 77–92, 97–112, 123
– versteckte 103
Komplikationen, vaskuläre, siehe Arteriosklerose
Kondome 459
Kontrolle
– der Augen 315, 316, 321, 342, 352, 354, 603, 609, 621
– der Füße 315, 342, 352, 611, 612
– des Herzens 315, 342, 352, 616–620 (siehe auch EKG)
Kontrollheft, siehe Diabetes–Protokoll
Konzentrationsschwäche 11 (siehe auch Hyperglykämie-Symptome)
Kopfschmerzen, siehe Hypoglykämie-Symptome
Koronarographie 616 (siehe auch Koronarsklerose)
Koronarsklerose 70, 152 (siehe auch Arteriosklerose)
Körpergewicht 45, 49, 51, 57, 116, 126, 134, 389, 644
Körpergröße 48, 49, 50, 51, 52, 182
Korpulenz 116
Korrekturen der Insulintherapie 105, 239, 243, 248, 250, 251, 254, 264, 302, 307, 314, 339, 394, 405, 471, 505, 519, 523, 527, 613
Krankheiten
– akute, infektiöse, fieberhafte 39, 161, 168, 228, 262, 291, 402, 503, 525, 526, 547, 636

– der Leber, siehe Leberkrankheiten
– psychische 240
Krankenschwester, Gemeindeschwester 174, 348
Kribbeln 117, 602, 615 (siehe auch diabetische Neuropathie, Parästhesien)

L
Labilität
– des Blutzuckers, siehe labiler Blutzucker, Blutzuckerentgleisungen
– des Diabetes, siehe Diabetes: Labilität
Lactose (Milchzucker) 61
Lagesinn 315
Laien-Organisation 328, 346
Langlauf 501
Lasertherapie 603, 609 (siehe auch diabetische Retinopathie)
Laufen 185 (Tabelle), 499 (Tabelle), 501, 619
LDL (Low Density Lipoproteine) 69, 619 (siehe auch Blutlipide)
LDL-Cholesterin, siehe Cholesterin
Lebensgewohnheiten 27, 42, 43, 112, 125, 131, 135, 171, 318, 319, 342, 525, 540, 587
Lebensqualität 337, 388, 544, 545
Leber 2, 6, 10, 22, 38, 61, 62, 66, 69, 72, 96, 150, 181, 217, 231, 288, 397, 542
Leberkrankheiten 152
Leberzirrhose 152
Leptin 26, 83, 85, 644, 646
Leptinresistenz 26
Libido 366, 368, 369, 376, 379, 625
Liegen 185 (Tabelle) (siehe auch Kalorienbedarf)

Liköre 96
Lügen 312, 565
Lungenentzündung (Pneumonie) 161
Lungenreifung, ungenügende 30, 417,
    438, 465 (siehe auch diabetische
    Fötopathie)
Lust auf Süßes 115, 387
Lustkiller 596 (siehe auch Angst)

M

Mädchen 365–368, 489, 499 (Tabel-
    le), 571
Magen-Darm-Störungen 30, 148,
    154, 239, 525, 526, 644
Magenatonie 627
Magenulcus 154
Mahlzeit: Auslassen 231, 247, 249,
    278
Makrosomie (Big Babies) 415, 417,
    422, 438, 439 (siehe auch diabeti-
    sche Fötopathie)
Malzzucker (Maltose) 61
Mannwerden 366, 367 (siehe auch
    Erwachsenwerden, Pubertät)
Marzine® 524
Medikamente
– Beruhigungsmittel 586, 615
– harntreibende 511
– koronarerweiternde 377
Meer 327, 330, 611
Melix®, siehe Antidiabetika
Menopause 51, 373–375
Menstruationszyklus 30, 37, 265,
    365, 368, 370, 372, 408, 571
Messgeräte, siehe Blutzuckermess-
    geräte
Metformin 144, 148, 150, 644 (siehe
    auch Biguanide)
Mikroalbuminurie 315, 621 (siehe
    auch diabetische Nephropathie)

Mikrozirkulation: Verschlechterung
    6, 603, 609 (siehe auch diabeti-
    sche Nephropathie, Retinopathie)
Milchsäure 3, 150, 152, 231
Milchsäureazidose 150, 152
Milchwert (MW) 73 (Tabelle), 74,
    76 (Tabelle), 100
Milchzucker (Lactose) 61
Mineralstoffe 44, 55, 76, 131
Mini-Kühlbox 529
Minipille 459
Missbildungen beim Kind 410, 411,
    417, 418, 422, 437, 597 (siehe
    auch diabetische Fötopathie)
Missgeburt 410, 463
Mitarbeiter 290, 319
Mitmenschen 540, 554, 555, 587
Mittelmeer-Diät 70
MODY-Diabetes 18, 155, 175, 176,
    364, 622, 642
Monitoring
– der fötalen Herztöne 437
– des Blutzuckers bei Neu-
    geborenen 451
– des Sauerstoffgehalts im Blut –
    des Neugeborenen 451
Müdigkeit 11, 177, 280, 590
Muskel 2, 3, 4, 6, 22, 51, 52, 64, 66,
    108, 152, 177, 181, 184, 199,
    200, 220, 283, 304, 390, 488,
    492, 508, 618
Mutter eines diabetischen Kindes
    12, 192, 240, 406 (siehe auch El-
    tern, Vater)
Muttermilch 452, 453, 483, 556, 585
    (siehe auch Stillen)
MW siehe Milchwert

N

Nabelschnur 465
Nachturin 315 (siehe auch Glukosurie)
Nadel 196, 199, 200, 201, 202, 203, 206, 208, 398, 522, 592
– Angst 592
Nahrung, siehe Ernährung
– Resorption 61, 68, 71, 79–82, 220, 292
– Stoffwechselwirkungen 65–82
Nahrungsfasern 68, 70, 73, 76, 77, 82, 89
Nahrungsmittel, siehe Ernährung, Nahrungsmittelaustauschtabelle
Nahrungsmittelaustauschtabelle 73–78 (Tabelle), 104 (siehe auch Ernährung)
Natrium (Na+) 44, 55
Nausea 148, 231, 268, 414, 416, 524, 526, 527
Nebennierenmark 2, 38, 488, 542
Nebennierenrinde 29, 38, 366
Nebenwirkungen der Pille (Antikonzeptiva) 370, 371
Negativismus 548, 576
Nephropathie, diabetische 16, 305, 315, 316, 342, 411, 423, 584, 594, 601, 602, 604, 610, 621, 624, 632 (siehe auch Spätkomplikationen)
Nervenschädigung 465 (siehe auch Neuropathie)
Nervensystem 26, 29, 38 273, 274, 280, 417, 542, 625, 627
Nervosität 279
Netzhaut 422, 603, 609, 621, 624 (siehe auch Retinopathie)
Neugeborene 381, 410, 420, 451, 482, 483, 484 (siehe auch Fötopathie)

Neurohypoglykämie 273, 274, 275, 276, 286, 627
Neuropathie, diabetische 139, 423, 492, 503, 605, 611, 612, 617, 618, 628 (siehe auch Polyneuropathie)
Neutralfett (Triglyzeride) 5, 6, 10, 22
Nieren 315, 316, 342, 601, 604, 632
– Transplantation 632
Nierenbeckenentzündung 30, 261
Nierenfunktion 16, 305, 315, 342, 423, 624
Nierenkrankheit, diabetische, siehe diabetische Nephropathie
Nierenschwelle für Glukose 16, 175, 245, 305
Nierenversagen 584, 604, 632
Nikotin (Rauchen) 620
Nitroglyzerin 377
NovoNorm®, siehe Antidiabetika, Repiglide
NovoRapid®, siehe Insulin, ultraraschwirkendes
Nüchternblutzucker, siehe Blutzucker, nüchtern

O

Obst 76 (Tabelle), 78, 108, 123 (Tabelle), 124 (Tabelle), 184, 277, 289, 290, 514, 525, 559
Obstwerte (OW) 73 (Tabelle), 74, 76 (Tabelle), 108, 256, 283, 495, 496, 501, 515, 519
Ödeme 371, 423, 604
Öle 62, 63, 69, 220
Olivenöl 62, 69, 70, 220
Operation 161, 162, 168, 264, 618
Ophthalmologe, siehe Augenarzt
Optimismus 544, 547, 548

Orangensaft 81, 280, 290, 513, 517
Organschäden bei Diabetes 6, 64,
    315, 398, 411, 451, 465, 603 (sie-
    he auch Spätkomplikationen)
Orthopädist 503, 602, 611 (siehe auch
    Neuropathie)
Osteoporose 375
Östrogene 265, 366, 368, 370, 371,
    374, 375, 437, 461
OW, siehe Obstwert

P

Pädiater (Kinderarzt) 346, 402, 561
Pankreas (Bauchspeicheldrüse) 1, 2,
    5, 17, 18, 22, 23, 38, 43, 148, 168,
    178, 186, 208, 217, 291, 292, 397,
    465, 478, 479, 485, 622, 630, 632
– chirurgische Entfernung 18, 291
– Entzündungen (Pankreatitis) 18,
    24, 291–292
– Transplantation 178, 632
Pankreatitis, siehe Pankreas-
    Entzündungen
Parästhesien 117, 602, 611, 612, 614,
    615 (siehe auch diabetische Neu-
    ropathie)
Partner(in) 135, 279, 314, 321–323,
    356, 358, 368, 460, 548, 552, 556,
    581, 584, 598
Patient-Arzt-Schulungsteam: Bezie-
    hungen 311, 312, 314, 319,
    342–356, 588
Patisserie 27, 99, 559
Pediküre 611
Pen, siehe Insulintherapie: Insulinpen
Pessimismus 547
Pflegeheim 174
Pille 260, 261, 370, 371, 372 (siehe
    auch Minipille)
Plazenta (Mutterkuchen) 19, 266,

418, 425, 437, 449, 461, 470,
    474, 477, 624
Plazentarschwäche 437
Polydipsie 11 (siehe auch Diabetes-
    Symptome)
Polyneuropathie, diabetische 274,
    316, 317, 369, 376, 487 (siehe
    auch diabetische Neuropathie)
Polyurie 11, 44 (siehe auch Diabe-
    tes-Symptome, Wasserhaushalt)
Polyvitaminpräparate 131
Potenz, Störungen 368, 369, 379
    (siehe auch Spätkomplikationen)
Potenzpille (Viagra®) 377, 596, 626
Prädiabetes 31, 32
Praecoma diabeticum 394, 489, 491
    (siehe auch Coma diabeticum)
Prävention der diabetischen Fötopa-
    thie 411, 417–420, 422–424, 427,
    430, 437–439, 443, 451, 465,
    482
Prävention des Diabetes 34, 178,
    630
Priapismus 626
Prostaglandin E2 377, 626
Prostata 354
Proteine, siehe Eiweiß, Glykosylie-
    rung
Protokoll, siehe Diabetes-Protokoll,
    Ernährung-Protokoll
Psychiater 356, 552, 575
Psychologe 356, 360, 552, 556, 574,
    591, 593
Psychologie 38, 84, 113–116, 319,
    350, 365, 367, 377, 379, 459,
    540–600
Psychopharmaka 260, 615
Psychotherapie 575
Pubertät 25, 30, 240, 365–368, 388,
    389, 392, 402, 548, 571, 572 (sie-

he auch Adoleszente, Jugendliche, Erwachsenwerden)
Pulse, periphere 139, 315, 342, 352, 621
Pumpe, siehe Insulintherapie mit der Pumpe

R

Rad fahren 120, 135, 619
Rastinon® 145 (siehe auch Sulfonylharnstoffe)
Rebound-Reaktion, siehe Hyperglykämie nach Hypoglykämie
Regression, psychische 548
Reifung der Lunge, siehe Fötopathie
Reifungsprozess der Persönlichkeit 545, 546, 552, 569
Reis 27, 61, 70, 76 (Tabelle), 81, 104, 111, 123 (Tabelle), 132
Reisen 259, 267, 308, 516–539
– Ernährung 103–106, 517, 525
Repaglinide 145 (siehe auch Antidiabetika, NovoNorm®
Restaurant, siehe Essen im Restaurant
Retinopathie, diabetische 315, 316, 342, 422, 601, 602, 603, 609 (siehe auch Spätkomplikationen)
Rotwein 111, 128
Routine (bei der Diabeteseinstellung) 256, 257, 342

S

Saccharin 98
Saccharose (Tafelzucker) 61, 81, 93
Salat 68, 71, 76 (Tabelle), 86, 106, 111, 112, 123 (Tabelle), 125, 130, 525
Salatsauce 103 (siehe auch versteckte Kohlenhydrate)
Sättigungsgefühl 52, 82, 83

Sättigungszentrum 52, 148, 644
Sauerstoff im Blut 451, 465, 465, 482, 607, 618, 628
Sauerstoffversorgung, siehe Durchblutung, Arteriosklerose
Säugling 61, 402, 566
– Insulinbedarf 402 (siehe auch Kleinkind)
Schädigungen, zerebrale 420, 465
Schilddrüsenüberfunktion 30
Schlaf (Kalorienbedarf) 499 (Tabelle)
Schlafmittel 260, 586
Schleier vor den Augen, siehe Hypoglykämie-Symptome
Schmerzempfindung 315, 316, 487, 602, 617 (siehe auch Neuropathie)
Schmerzen
– in den Beinen 117, 614, 618, 628 (siehe auch Claudicatio intermittens, Neuropathie)
– in der Fußsohle, siehe neuritische Schmerzen
– Kopfschmerzen, siehe Hypoglykämie-Symptome
– Muskelschmerzen 492, 618
– neuritische 117, 602, 614–617
Schnäpse 96, 128, 496
Schokolade 27, 76 (Tabelle), 86, 92, 100, 228, 513, 559
Schuhe, orthopädische 628
Schuhwerk 136, 487 (siehe auch diabetischer Fuß)
Schuld(gefühl) 560, 562, 564, 576, 620, 623
Schule und Kinder 88, 189, 192, 356, 382, 386, 387, 393, 399, 547, 567, 569, 575, 576, 584
Schulung

– der Blutzuckerselbstkontrolle
318–341, 406, 475
– der Diabetiker, siehe Diabetes-
Schulung
– der Eltern diabetischer Kinder
405, 406, 561 (siehe auch Diabetes-Schulung)
– der Frau mit Schwangerschaftsdiabetes 470–473, 475, 476
– der Insulin-Pumpen-Patienten 216
– der schwangeren Diabetikerin 411,
418
– im FIT-Programm 218, 219,
336–341
– in Selbsthilfegruppen 357–364
– von Kindern und Jugendlichen
392, 406, 561 (siehe auch Diabetes-Schulung)
Schutz gegen die erektile Dysfunktion 596
Schutz vor Fußverletzungen 136, 611
(siehe auch Neuropathie)
Schutzfaktoren gegen Arteriosklerose
69, 70, 374, 488 (siehe auch HDL,
fettarme Ernährung)
Schwangerschaft bei Diabetikerinnen
21, 212, 266, 321, 370, 408–460,
584, 624
– Änderungen der Therapie 266,
426, 449
– Blutzuckerselbstkontrolle 427,
435, 456, 471, 477, 481
– Ernährung 414, 415, 419, 428,
458, 461, 462, 469, 470, 472, 475,
477
– Risiko der Mütter 423, 437, 464,
484, 624
– Risiko des Fötus, Kindes 423, 437,
465, 624 (siehe auch Prävention
der diabetischen Fötopathie)

– Risiko eines Abortes 461, 597
Schwangerschaftsdiabetes 19, 20,
423, 461–485
Schwangerschaftserbrechen 416,
433
Schwangerschaftsunterbrechung
433, 459
Schwangerschaftsverhütung 260,
459
Schweiß, kalter, siehe Hypoglykä-
mie-Symptome
Schweißsekretion, gestörte 627 (sie-
he auch Spätkomplikationen)
Schwellkörper 369 376, 377, 625,
626 (siehe auch Erektionsstörun-
gen)
Schwimmen 120, 135, 185
(Tabelle), 214, 499 (Tabelle),
515
Schwindelgefühl 268 (siehe auch
Hypoglykämie-Symptome)
Schwitzen, siehe Hypoglykamie-
Symptome
Scopoderm® 524
Seekrankheit 524
Sehstörungen, siehe Hypoglykämie-
Symptome
Sehvermögen 516, 603
Selbsthilfegruppe 334, 356–364,
577, 593
Selbstkontrolle, siehe Blutzucker-
selbstkontrolle
Selbstverantwortung 348
Selbstvertrauen 488
Self demand feeding (Kleinkinder)
566
Sexualhormone 389 (siehe auch
Östrogene, Testosteron)
Sexualität 365–380, 389, 625
Sirup 93

Sitzen (Kalorienbedarf) 185 (Tabelle), 499 (Tabelle)
Skifahren 402, 487, 499 (Tabelle), 501–508
Skilager 327
Skilaufen (Kalorienbedarf) 185 (Tabelle), 499 (Tabelle)
Soja 64, 76 (Tabelle)
Sojabrot 124 (Tabelle)
Solidarität, familiäre 558, 560
Sollgewicht, siehe Idealgewicht
Sonnenblumenöl 62, 63, 69, 76 (Tabelle)
Sorbet 92
Sorbit (Sorbitol) 93, 100, 387
Sozialarbeiter 356 (siehe auch Psychologe)
Spätkomplikationen 171, 175, 232, 349, 369, 601–628
– „Claudicatio intermittens", siehe Claudicatio intermittens
– „diabetischer Fuß" 117,136, 342, 352, 487, 503, 602, 611, 612, 618, 621, 628, 614
– Früh-Symptome des Typ-2-Diabetes 11, 117, 134
– Herz-Kreislauf 62, 69, 117, 120, 161, 315, 423, 492, 595, 596, 616–618, 620, 628 (siehe auch Arteriosklerose)
– Impotenz, siehe Impotenz als Spätkomplikation, Erektionsstörungen
– Neuropathie, siehe Neuropathie
– Parästhesien 117, 268, 316, 602, 615
– Polyneuropathie 274, 316, 317, 369, 376, 487
– Prävention und Kontrollen 35, 118, 119, 138, 139, 141, 293, 294,

314, 321, 336, 342, 348, 395, 611, 616, 619, 620, 621, 622
– psychologische Schwierigkeiten und Ängste 134, 541, 588, 593, 594, 623
– Retinopathie, siehe Retinopathie
– Schwangerschaft 410, 411, 421, 422, 423, 432, 441, 475, 624
– Selbstdiagnose 602–605
– Sport 487
– Störung des Sexualempfindens bei Frauen 626
– Therapie 136, 609, 610, 612, 614, 615, 626, 628
Spazieren 120, 135, 490
Spirale 459
Spitz-Stumpf-Diskrimination 315, 621
Spitzensportler 52, 486, 512, 598
Sport 26, 27, 52, 102, 108, 109, 120, 135–137, 169, 176, 185 (Tabelle), 213, 237, 252, 289, 308, 327, 357, 385, 402, 460, 486–515, 569, 573, 576
– als Stress 252, 488, 491, 492, 502, 526
– Sportexzesse 350
– Sportlager 330, 569, 577
– und Blutzuckerselbstkontrolle 108, 184, 252, 495
– und Ernährung 26, 27, 52, 108, 109, 137, 488, 489, 497, 569
Spritzfehler, siehe Insulintherapiefehler
Spritzschema
– Basis-Bolus-Schema, siehe Insulintherapie
– Zweispritzen-Schema, siehe Insulintherapie

Spritztechnik, siehe Insulintherapie
Spurenelemente 55, 458
Stärke 1, 38, 61, 68, 112, 149, 288,
    644 (siehe auch Glykogen)
Stehen (Kalorienbedarf) 185 (Tabel-
    le), 499 (Tabelle)
Steroide, anabole 511
Stillen 452–455, 457, 458, 483
Stoffwechsel
– des Zuckers 38, 181, 189, 236,
    571
– Optimierung 324, 337, 622
Stoffwechseleinstellung 21, 56, 118,
    237, 317, 418, 446, 456, 541, 549,
    569, 571 (siehe auch Blutzucker-
    einstellung)
Stoffwechselentgleisung, siehe Blut-
    zuckerentgleisung
Stoffwechselkontrolle 39, 40, 365,
    456, 594 (siehe auch Blutzucker-
    kontrolle)
Stoffwechselwirkungen der Nahrung
    65–72
Stress 38, 39, 161, 168, 192, 237,
    239, 252, 254, 271, 402, 445, 488,
    491, 492, 502, 519, 526, 541, 542,
    636
Stresshormone 38, 39 (siehe auch
    Adrenalin, Cortisol, Wachstums-
    hormon)
Struktureiweiß (Glykosylierung) 69,
    139 (siehe auch HbA1c)
Stugeron® 524
Sulfonylharnstoffe
– blutzuckersenkende Wirkung 142,
    143, 145 (Tabelle), 148, 151, 153,
    155–160, 176 siehe Antidiabetika,
    Hypoglykämie
– Maximal-Dosis 151, 153, 159, 187
– Minimaldosis 159

– Nebenwirkungen siehe Neben-
    wirkungen der Sulfonylharnstof-
    fen
Süßigkeiten 59, 62, 76 (Tabelle), 78,
    97–100, 115, 280, 387, 406, 559,
    565, 568 (siehe auch Süßspeisen)
Süßigkeitsverbot 115, 387, 559, 565
Süßspeisen 76 (Tabelle), 97–100,
    106
Süßstoffe 93, 95, 97–100, 112, 123
Sympathicus-Nerv 29, 542
Sympathikotonus 399
Symptome
– der Hyperglykämie siehe Hyper-
    glykämie-Symptome
– der Hypoglykämie siehe Hypo-
    glykämie-Symptome
– der Spätkomplikationen siehe
    Spätkomplikationen, Symptome
– des Diabetes siehe Diabetes,
    Symptome

T
Tafelzucker (Saccharose) 61, 97,
    285
Taschenapotheke 520
Teigwaren 27, 61, 70, 76 (Tabelle),
    78, 111, 123 (Tabelle), 525
Temperatur (Haltbarkeit des Insu-
    lins) 207, 529
Tennis 108 , 486, 495, 513
Testosteron 365, 366, 369, 376, 379
    (siehe auch anabole Hormone)
Thrombosen 261, 370, 459
Tod 6, 11, 15, 16, 142, 150, 152,
    179, 293, 318, 420, 546, 548,
    584, 591, 595
Totgeburt 21 (siehe auch Aborte,
    Missgeburten)
Toxine 24, 629

Training, körperliches 120, 252, 488, 491, 493, 497, 501, 502, 509–511, 619

Traubenzucker (Glukose) 7, 81, 97, 220, 224, 285, 504, 507, 520

Travel® 524

Tricks 327, 569

Triglyzeride (Neutralfette) 5, 6, 10

Trinkmenge 7, 86, 94, 95, 130, 262, 455

Tropenkrankheit 523

Tumor 18, 291

U

Übergewicht, siehe Gewicht: Übergewicht

Unterhautfettgewebe 196, 199, 290, 390

Unwohlsein, siehe Hypoglykämie-Symptome

Urinzucker, Test 10, 141, 192, 293, 296, 305, 308, 349, 384, 394–396, 402, 403 (siehe auch Glukosurie)

V

Vagus-Nerv 29

Vater des diabetischen Kindes 192, 240, 406, 556, 585 (siehe auch Eltern)

Vegetarier 110

Veränderung im Verhalten, siehe Hypoglykämie-Symptome

Verbotenes 76, 88, 92, 100, 115, 387, 413, 503, 559, 565

Vererbung des Diabetes 11, 12, 51

Verfassung
– körperliche, siehe Training
– psychologische siehe Psychologie

Verletzungen an den Füßen, siehe diabetische Füße

Verzuckerung des Eiweiß 607 (siehe auch Glykosylierung, HbA1c)

Viagra® (Potenzpille) 377, 596, 626

Vibrationssinn 315 (siehe auch Neuropathie)

Videos 332 (siehe auch Diabetiker-schulung)

Virus und B-Inselzellen 24, 629 (siehe auch Autoimmunkrankheit)

Visus 603 (siehe auch Retinopathie)

Vitamine 44, 55, 76, 77, 131, 458, 472, 644

Vitrektomie 603 (siehe auch Retinopathie)

Vollkornbrot 68, 76 (Tabelle), 123 (Tabelle)

Vollkorngetreide 68

Vollreis 68

W

Waage
– Körpergewicht 126
– Nahrungsmittel 54, 73, 132, 350

Wachstumsfaktor, insulinähnlicher (IGF I) 365, 645, 646, 653

Wachstumshormon 29, 38, 254, 286, 365, 461, 511

Wachstumsschub (Pubertät) 365, 366, 571

Wadenkrämpfe 117, 614 (siehe auch Neuropathie)

Waldarbeiter (Kalorienbedarf) 52

Wanderungen 340, 487, 656

Wasseransammlung in den Beinen 604 (siehe auch Ödeme)

Wasserhaushalt 3, 6, 7, 44, 94, 122, 126, 262, 402, 438, 455, 465, 511, 604

Wasserverlust 6, 7, 44, 94, 122, 262,

402, 455 (siehe auch Glukosurie, osmotische Diurese)
Wegwerf-Pen 196
Weight-Watcher-Organisation 330
Wein 27, 87, 96, 111, 128, 129, 496
Weißbrot 76 (Tabelle), 80, 81
Wut 541, 542 (siehe auch Psychologie)

X

Xylit 93, 100, 387 (siehe auch Süßstoffe)

Z

Zähne: Pflege 355
Zeitverschiebung 237, 258, 267, 530–539 (siehe auch Reisen)
Zellulose 68, 71 (siehe auch Nahrungsfasern)
Zigaretten rauchen 619, 620 (siehe auch Nikotin)
Zirkulation, periphere arterielle 217

(siehe auch Arterien, Arteriosklerose, Pulse)
Zittern siehe Hypoglykämie-Symptome
Zucker
– im Blut, siehe Blutzucker
– im Urin, siehe Glukosurie
Zucker in der Nahrung (Saccharose) 26, 38, 61, 76 (Tabelle), 81, 92, 93, 95, 96, 98, 99, 103, 112, 123 (Tabelle), 270, 277, 280, 282, 286, 288, 290, 295, 306, 406, 504, 526
Zuckeraustauschstoffe 100 (siehe auch Sorbit, Xylit)
Zuckerkrankheit, siehe Diabetes
Zuckermoleküle 2, 61
Zwilling eines Diabetikers 12, 14
Zwischenmahlzeit 90, 104, 123, 189, 194, 229, 235, 247, 249, 251, 278, 386, 388, 498, 517 (siehe auch Imbiss)
Zyklus, siehe Menstruationszyklus